LA RELAXATION
UNE PSYCHOTHERAPIE D'AVENIR

DÉPASSER LES DUALISMES PSYCHOTHERAPIQUES

5-7, rue de l'Ecole polytechnique ; 75005 Paris

http://www.librairieharmattan.com
diffusion.harmattan@wanadoo.fr
harmattan1@wanadoo.fr

ISBN : 978-2-296-09967-8
EAN : 9782296099678

Ouvrage coordonné par
Yves Ranty

LA RELAXATION
UNE PSYCHOTHERAPIE D'AVENIR

DÉPASSER LES DUALISMES PSYCHOTHERAPIQUES

Actes du Onzième Colloque International de Relaxation

SFRP – IFERT
Mars 2008 – Limoges

L'Harmattan

LISTE DES AUTEURS ET INTERVENANTS

Philippe Anton (IDE, relaxateur SFRP) Limoges
Marika Bergès-Bounes (psychologue, psychanalyste, relaxateur ARTEA) Paris
Christine Bonnet (psychomotricienne, relaxateur ARTEA) Paris
Isabelle Charent (médecin) Paris
Jean-Pierre Clément (psychiatre, professeur agrégé) Limoges
Martine Cotton (orthophoniste, relaxateur) Le Bouscat
Monique Dechaud-Ferbus (psychanalyste SPP, relaxateur, Présidente de l'AEPPC)
Mireille Dubucq-Koumotoo (infirmière, relaxateur) Limoges
Hervé Fisher (pédopsychiatre) Brive
Benoît Fouché (médecin sophrologue, président de la Société Française de Sophrologie) Paris
Carmine Grimaldi (médecin, psychothérapeute) Ancona - Italie
Laurence Hilbert (IDE, relaxateur) Bordeaux
Marie José Hissard (psychologue, relaxateur SFRP-IFERT) Paris
Johanna Hegyi (psychologue, Société de Thérapie Symbolique Hongroise) Cluj - Roumanie
Catherine Hurel-Gillier (médecin sexologue, relaxateur RSD) Caen
Kazuyoshi Koike (dentiste, relaxateur Training Autogène) Tokyo - Japon
Catherine Larre-Douillard (gynécologue, relaxateur RSD) Neuilly sur Seine
François Laspougeas (psychopédagogue, relaxateur) Saint-Yrieix
Paul Lehrer (médecin, professeur de psychiatrie) Piscataway – New Jersey - USA
Jean-Pierre Meyer (pédopsychiatre, relaxateur SFRP-IFERT) Paris
Catherine Mousnier (psychiatre, psychothérapeute, relaxateur SFRP-IFERT) La Souterraine
Valérie Niocel (médecin nutritioniste, relaxateur) Limoges
Philippe Nubukpo (psychiatre, relaxateur SFRP-IFERT) Limoges
Walter Orrù (psychiatre, relaxateur Relaxation Bionomique / Institut Schultz) Cagliari - Italie
Louise Passera (kinésithérapeute, relaxateur RSD) Paris
Christophe Peugnet (pédopsychiatre, psychothérapeute, relaxateur SFRP/IFERT) Limoges
Régine Picamoles (psychologue, relaxateur RSD) Evreux
Yves Ranty (neuro-psychiatre, psychanalyste, relaxateur SFRP-IFERT) Limoges

Alain Ratti (psychiatre, relaxateur SFRP-IFERT) Limoges
Magda Szönyi (psychologue, relaxateur) Budapest - Hongrie
Franck Suzzoni (médecin, relaxateur SFRP-IFERT) Porto Vecchio
Gérard Thouraille (kinésithérapeute, relaxateur, sophrologue, philosophe et poète) Toulouse
Michel Truchassou (médecin, relaxateur) Limoges
Marie Warnery (psychomotricienne, relaxateur RSD) Vincennes
Claudio Widmann (psychanalyste, relaxateur) Ravenne - Italie

INTRODUCTION

ALLOCUTION

du Professeur Jean-Pierre Clément

Psychothérapeute ! Psychothérapeute !

Est-ce que j'ai une gueule de psychothérapeute !

Pr Jean-Pierre Clément, CH Esquirol, Limoges.

Je me sens humble avec ce mot d'humeur pour introduire ce 11ème colloque de la SFRF et son 20ème anniversaire, dont l'idée était de « dépasser les dualismes psychothérapiques » par rapport à la relaxation comme thérapeutique d'avenir. Sur le front de scène, j'ai donc choisi un intitulé quelque peu provocateur : « Psychothérapeute ! Psychothérapeute ! Est-ce que j'ai une gueule de psychothérapeute ! ». Tout cela pour dire que la psychothérapie est un vaste champ d'investigation et de soin.

Allez, c'est bien de rappeler que la psychothérapie est « l'ensemble des moyens psychologiques qui peuvent être mis en œuvre dans un but thérapeutique » et que cette idée se perd dans la nuit des temps *(le terme serait apparu en 1872 – Tuke).*

Depuis un siècle, on a pu voir apparaître et se développer de très nombreuses méthodes, avec toujours ce cruel dilemme entre cerveau, comportement et processus inconscient... La diapositive qui illustrait ce propos était animée par une alternance entre une photographie très suggestive de l'actrice Demi Moore et le visage de Sigmund Freud, barbu, dans sa période avec moustaches érigées...

Pas cool de se poser la question, pour introduire le propos, des buts de la psychothérapie par rapport à la définition consensuelle précédente, mais on peut simplement dire que ce sont les effets de la relation qui s'établit entre le patient et le thérapeute pour agir sur les relations sociales et interpersonnelles, les affects et les émotions, les cognitions et les processus psychiques, les sensations et les comportements ; et là, on a tout dit. Enchaîner sur les sept péchés capitaux (Colère, Envie, Gourmandise,

Avarice, Luxure, Orgueil, Paresse ; ah, ce galop !) pourraît paraître incongru. C'était pour suggérer que la spiritualité pèse sur la souffrance psychologique et qu'elle doit être appréhendée dans le processus psychothérapique. L'humain sait-il toujours quand il fait bien devant les nouveaux péchés proposés par le Vatican (les violations bioéthiques comme le contrôle des naissances, les recherches à moralité douteuse comme la recherche cellulaire, les abus de drogue, la fait de polluer l'environnement, de contribuer à élargir le fossé entre pauvres et riches, d'avoir trop de richesse et de contribuer à la pauvreté). Doit-on angoisser et se relaxer si on sait qu'on gagne plus d'argent que son voisin ? Et il y a les sept nouveaux péchés capitaux proposés par le philosophe André Comte-Sponville à savoir l'égoïsme, la cruauté, la lâcheté, la mauvaise foi, la suffisance, le fanatisme et la veulerie, qui se voudraient des « traits de caractère » bien plus dans la réalité de la pathologie mentale... Mais comment se soigner de tout cela ? Comment « choisir sa psychothérapie » ? Citons l'ouvrage collectif de Daniel Widlöcher, Michel Marie-Cardine, Alain Braconnier et Bertrand Hanin, intitulé ainsi, et sous-titré : les écoles, les méthodes, les traitements (éditions Odile Jacob). Car en termes d'enjeux de la psychothérapie, le patient, le client, l'usager peut avoir du mal à s'y retrouver, et ces phrases glanées par-ci par-là en attestent : « Yo ! C'est pour le soulagement de ta souffrance », « C'est pour que tu te connaisses toi-même », « C'est pour comprendre tes 'besoins' », « À savoir tes rapports avec le pouvoir, l'argent, le sexe, et la mort, la jalousie, l'amour, l'envie, le plaisir, le bonheur, la perte, la foi... », « Comprendre et faire avec ta(tes) pensée(s) ». Quelle embrouille pour choisir ? Quel niveau ? Quel thérapeute ? Pour quelles indications : « d'abord la tête ou les jambes » ?

Dans les voies (voix) de la psychothérapie, l'individu a pourtant le choix. Le cognitivo-comportemental ? L'inspiration psychanalytique de l'inconscient ? L'autre analyse transactionnelle ? La thérapie du système, du hic familial ? L'hypnothérapie avec ou sans EMDR ? La gestalt thérapie de la remise en forme ? La relaxation ? La PNL ? La thérapie de soutien ? Le groupe Balint ? La psychothérapie institutionnelle ? Le psychodrame ? La psychothérapie humaniste ? La PCER ? La psychothérapie adlérienne ? La thérapie de groupe ? La psychothérapie brève ? La psychogénéalogie ? L'acupuncture ? L'autosuggestion de Coué ? La thérapie de couple ? La confession ? La sophrologie ? Le yoga ? L'analyse bioénergétique ? La sexothérapie ? La thérapie primale ? Le coaching ? Le biofeedback ? Le rebirthing ? L'éthiothérapie ? L'approche centrée sur la personne de Carl Rogers ? La psychophanie ? L'art-thérapie ? La musicothérapie ? La kinésiologie ? La psychanalyse jungienne ? La psychothérapie intégrative et éclectique ? Dans tout cela, il y a de l'orthodoxe, mais aussi du charlatanisme. Il suffit de surfer certains de ces mots sur la toile pour bien vite le sentir...

Cela a, bien logiquement, progressivement conduit à l'évaluation des psychothérapies. Mais est-ce possible ? Comment ? Quoi mesurer ? Quel changement ? Pourquoi ? Que rechercher ? Que prouver ? Peut-on comparer ? Est-ce que la méthode du cas est encore applicable au 21ème siècle ? Comment prendre en compte la complexité ? Pour essayer d'y répondre, il a été mis en place un « Réseau de Recherches Fondées sur les Pratiques Psychothérapiques (RRFPP)... A *Practice Research Networks* associant l'INSERM, la Direction Générale de la Santé, la Haute Autorité de Santé et la Fédération Française de Psychiatrie).

Mais, dans ce bien grand monde des psychothérapies, il fallait rappeler la noble place qu'a obtenue la relaxation psychothérapique. Elle vient de loin. Rappelons-nous Schultz, son training autogène et les autres, Yves Ranty, son T.A.P.P. et les autres, cette Société Française de Relaxation Psychothérapique et ses vingt ans fêtés à Limoges : un symbole ! Une fierté ! Fiers, nous le sommes aussi de notre « Gourou ». Il nous a déjà gravé trois très beaux ouvrages. Je tiens à les rappeler : « Le Training Autogène Progressif, une relaxation psychothérapique », « Les Somatisations » et « Le Corps en Psychothérapie de Relaxation. De la sensation à la pensée » ; ces deux derniers sont parus aux éditions L'Harmattan qu'il faut remercier d'avoir accepté la réalisation de ces Actes. On attend aussi de l'auteur, Président de la sus dite société, un quatrième ouvrage pour ce 21ème siècle !

Pour finir cette introduction, « en direct live », j'avais présenté une très célèbre peinture, audacieuse, remarquable, riche en détails, qui s'est longtemps intitulée « L'os de seiche », réalisée par Hans Holbein en 1533, et dont le nom exact est « Les Ambassadeurs », représentant Jean de Dinteville et Georges de Selve, deux bons amis, l'un du Clergé, l'autre de la Royauté, peints à Londres dans une période tourmentée où le paysage politique européen de l'époque est dominé par quatre figures majeures : les rois de France et d'Angleterre, François I" et Henri VIII, l'empereur Charles Quint et le pape Clément VII qui mourra l'année suivante... Mais ce qui est important pour notre propos, c'est qu'il comporte un étrange objet au premier plan resté longtemps mystérieux. Cette forme qui occupe le premier plan de la peinture, et que l'on nommait donc souvent os de seiche, est en fait l'anamorphose d'un crâne humain qui fait référence à une « vanité » pour méditer sur l'inutilité des plaisirs du monde face à la mort qui guette, pour dénoncer la relativité de la connaissance et la vanité du genre humain soumis à la fuite du temps, à la mort, pour symboliser que celle-ci rend insignitiants les luxes et les aspirations de l'existence, et que le chrétien doit avant tout se préparer au Jugement dernier... Jacques Lacan y avait fait allusion dans « Le séminaire, livre XI. Les quatre concepts tondamentaux de la psychanalyse (Seuil). Rappelons-nous donc que !a Psychothérapie, c'est bien d'aller voir dans le matériel donné par le patient ce qu'il ne peut voir seul, qu'il faut prendre du recul, comme on le fait devant cette peinture à la National Gallery de Londres. pour y voir l'impensable, et après l'avoir affronté, se rapprocher de nouveau de l'oeuvre pour y contempler les détails... Dépasser les dualismes psychothérapiques dans la relaxation a sûrement à voir avec cette démarche, mais à condition de ne pas en abuser.

ALLOCUTION
du Docteur Yves Ranty

Président de la Société Française de Relaxation Psychothérapique

Mes chers collègues,
Je voudrais tout d'abord adresser mes remerciements aux Congressistes car ce Colloque n'existerait pas sans eux. J'espère que nous serons à la hauteur de vos espérances.
Je remercie Monsieur le Directeur du Centre Hospitalier Esquirol, Monsieur Pacheco, pour son soutien important et la mise à notre disposition des locaux de cet hôpital que je connais bien et dans lequel j'ai passé 40 ans de ma vie professionnelle. Monsieur le Directeur, vous avez pris un risque important en nous accueillant si tout se passe bien, c'est de nous avoir tous les deux ans car nous y prendrons goût et les congressistes aussi.

Je suis très heureux de voir à ce Colloque le professeur Jean-Marie Léger. Depuis 1968, il a été à nos côtés et c'est grâce à lui que la relaxation a pu se développer sur le plan Universitaire et que nous en sommes là aujourd'hui. Il a été le Président d'honneur du 1er Congrès de Relaxation à Limoges en 1975 et du 2ème en 1985.

Je voudrais adresser maintenant tout particulièrement mes remerciements au professeur Jean-Pierre Clément, chef du Service Hospitalo-Universitaire de psychiatrie, qui a continué la tradition du professeur Léger et qui est maintenant toujours à nos côtés. Il a en plus, accepté de diriger le Diplôme niversitaire de Relaxation psychothérapique à Limoges, avec le Docteur Philippe Nubukpo et le Docteur Christophe Peugnet qui font un travail remarquable et qui ont beaucoup travaillé pour organiser ce Congrès. Je dois féliciter Isabelle Montet notre secrétaire qui a tenu à bout de bras et avec beaucoup de professionnalisme, de gentillesse et de modestie toute la logistique de ce Colloque.
Je remercie également très vivement Monsieur le professeur Granger, de l'Hôpital Tarnier qui n'a pas pu malheureusement être là pour participer à notre congrès. Je le remercie pour avoir accepté, ainsi que le professeur Quentin Debray, notre Société française de Relaxation psychothérapique, tout d'abord à l'Hôpital Necker puis maintenant à l'Hôpital Tarnier.

Remerciements aux Labos Lilly, Biocodex, BMS, Janssen-Cilag, Therval-Ardix Médical. Remerciements aussi au Conseil Régional.
Je ne peux pas oublier mes collègues étrangers : le professeur Lehrer, professeur de psychiatrie à l'Université de Piscataway dans le New Jersey ; Magda Szönyi, psychologue à Budapest ; Johanna Hegyi, psychologue en Transylvanie ; le docteur Claudio Widmann, psychanalyste jungien à Ravenna ; le docteur Carmine Grimaldi, médecin psychologue d'Ancona ; le docteur Walter Orrù, psychiatre à Cagliari et le docteur Kazuyoshi Koike de Tokyo, Président de la Société japonaise de Training Autogène.
Limoges a toujours été la ville de la relaxation. J'aurais envie de dire, après avoir été la ville de l'émail au Moyen-Age, la ville de la porcelaine à partir de la fin du 19ème siècle, Limoges est devenue la ville de la psychogériatrie mais aussi la ville de la relaxation.
En effet, avec mon ami Henry Wintrebert, nous avons organisé le premier Congrès de Relaxation en 1975 à Limoges, congrès de Relaxation de l'enfant. Puis nous en avons organisé un autre en 1985, également un congrès consacré à l'enfant. Puis 10 ans puis tard, en 1995, un congrès consacré à la relaxation et la douleur.
Pour la petite histoire, c'est en 1985, dans un restaurant de Limoges où je déjeunais avec Henry Wintrebert que nous avons eu l'idée de créer une Société de Relaxation psychothérapique œcuménique, réunissant plusieurs tendances. Nous en avions parlé ensuite à nos amis parisiens de l'I.F.E.R.T. et au professeur Pélicier qui a été très enthousiaste et qui nous a toujours soutenus. C'est à lui aussi, ainsi qu'à Henry Wintrebert, que je veux rendre hommage aujourd'hui. Tous les deux, comme vous le savez peut-être, ont disparu.
Cette année, nous avons un peu de retard mais nous voulions fêter les 20 ans d'existence de la Société française de Relaxation psychothérapique qui a été créée le 9 mars 1988. Le Thème est : « La Relaxation, une psychothérapie d'avenir. Dépasser les dualismes psychothérapiques ».
On ne peut construire l'avenir sans référence au passé et au présent. Le passé de la relaxation se résume à deux noms, Jacobson et Schultz.
Et justement, ces deux Pères de la Relaxation ont dépassé les dualismes psychothérapiques en inscrivant d'emblée cette thérapeutique dans le rapport inaliénable entre le corps et l'esprit. Mais le dualisme psychothérapique peut se penser aussi dans la confrontation entre les thérapies analytiques et les thérapies cognitivo-comportementales. Les unes s'intéressent à l'inconscient, les autres à la conscience et au comportement. Où est le corps dans tout cela ? Il y a un vide que comble justement la psychothérapie de relaxation.

Cette psychothérapie est différente de la psychothérapie verbale pour deux raisons essentielles, d'une part, parce que le cadre est spécifique, propice à l'installation d'un état modifié de conscience et d'autre part, par le comportement du relaxateur qui installe le corps au centre de la thérapie, corps sur lequel le patient va devoir se concentrer et qui sera touché.
Le corps est en première ligne et d'emblée on va faire entrer le patient dans son histoire somato-psychique avec trois processus importants qui vont se créer : l'infra verbal, le corporel et le verbal.
Oui, la relaxation est une psychothérapie spécifique. On pourrait dire que c'est la thérapie de la chair.
Le relaxateur est le thérapeute de la chair.
J'ai écrit dans mon dernier livre que le relaxateur était un poète de la chair et un peintre des mots mais il est aussi un restaurateur de la chair malade dans son union biophysiopsychologique. La chair est à la fois réelle et métaphorique. Dès la naissance elle va se sculpter avec ces trois dimensions. Ceci avait déjà été démontré par Schultz mais a été affiné dans les années 1960 par les travaux de l'Ecole psychosomatique de Paris.
Nos vies biologique, physiologique et psychologique ne sont pas séparées. Le relaxateur aura la noble charge de restaurer cette union.
C'est pour cela qu'elle va s'inscrire dans l'avenir mais aussi pour une autre raison. Le corps dans son authenticité va faire place de plus en plus au paraître, à l'image et au non-contrôle de lui-même. Les pathologies d'origine corporelle sont actuellement en grande progression et le seront encore beaucoup plus : les somatisations avec en particulier la douleur, la violence avec la non-maîtrise de la pulsion, l'obésité des jeunes, l'anorexie des adolescentes, les états-limites, les addictions, mais aussi l'anxiété et ses déplacements comme dans les phobies. Le corps social est malade comme le sont le corps familial et le corps professionnel. Tout ceci a des répercussions sur le corps individuel avec des interactions entre tous ces corps.
La relaxation a donc un bel avenir mais elle devra s'affirmer beaucoup plus en tant que psychothérapie essentielle dans toutes les pathologies que je viens de citer et quitter l'ésotérisme actuel de ces relaxations nirvanesques arrosées d'huiles essentielles et entourées d'odeurs d'encens.
N'oubliez jamais que le corps est le berceau de la pensée et du langage et, comme le disait Nieztche dans *« Ainsi parlait Zarathoustra »*, on ne peut pas penser l'être sans le corps.
Voilà mes chers collègues ce que j'avais à vous dire dans cette allocution et je déclare ouvert le 11ème Colloque de la S.F.R.P.

I – LES TECHNIQUES DE RELAXATION PSYCHOTHERAPIQUE :

EVOLUTIONS, DISPARITIONS

PSYCHOTHERAPIES ET MEDICAMENTS

Alain Ratti
Psychiatre PH
C.H. Esquirol – 15, rue Docteur Marcland
87025 LIMOGES

Résumé :

Les relations entre les psychothérapies et les médicaments n'ont pas été toujours simples, sous-tendues par le combat idéologique entre les théories biologiques et les théories psychologiques, chacune se voulant hégémonique et excluant l'autre.
Actuellement le discours est en train de changer et une association nécessaire entre ces types d'approches différentes est en train d'apparaître afin d'approcher les mécanismes de l'esprit et des comportements.
Il se pose le problème de l'évaluation notamment des psychothérapies qui ne peut pas s'identifier totalement à la méthodologie utilisée pour les médicaments, et qui justifie de chercher des voies différentes.

Mots-clés : psychothérapie - médicaments

Introduction et définition des psychothérapies.

Le sujet des relations entre médicament et psychothérapie a soulevé beaucoup de polémique et d'interrogation. Il nous a paru intéressant de l'aborder ici dans le cadre de ce 11ème Colloque de Relaxation psychothérapique.
Parler des psychothérapies demande dans un premier temps de les définir.
Pour Laplanche et Pontalis, dans le vocabulaire de la psychanalyse, la psychothérapie, désigne au sens large toute méthode de traitement des désordres psychiques ou corporels utilisant des moyens psychologiques et d'une manière plus précise, la relation du thérapeute et du malade.
Cette définition insiste sur la relation thérapeutique comme moyen d'agir sur ces désordres, soit en fait la notion de transfert et de contre-transfert au centre de la méthode psychanalytique.
Une autre manière de définir la psychothérapie est celle de H. Strotzka pour qui la psychothérapie est un processus interactionnel conscient et planifié visant à influencer les troubles du comportement et les états de souffrance qui, dans un consensus (entre patients, thérapeute et groupe de référence),

sont considérés comme nécessitant un traitement par des moyens psychologiques (par la communication) le plus souvent verbaux, mais aussi non verbaux dans le sens d'un but défini, si possible élaboré en commun (minimalisation des symptômes et/ou changement structurel de la personnalité), au moyen de techniques pouvant être enseignées sur la base d'une théorie du comportement normal et pathologique.
En pratique, il existe de nombreuses techniques psychothérapiques, Médar Boss estimait à plus de 200 en Suisse dans les années 80, chiffre correspondant à ce qui se passait alors dans les pays occidentaux.
De manière schématique on peut limiter à trois grandes familles les théories psychothérapiques :
- Théorie psychodynamique issue des travaux de S.Freud au début du 20ème siècle.
- Théorie comportementaliste et cognitiviste mettant en avant l'étude du comportement et du conditionnement.
- Théorie systémique, notamment de l'école de Palo Alto.

Les moyens psychothérapiques :
- La suggestion comme dans l'hypnose, considérée à l'origine des psychothérapies.
- Le langage et la parole nécessaire à toutes les psychothérapies mais plus particulièrement dans la psychanalyse.
- La prescription comportementale, dans les thérapies cognitivo-comportementales.
- La médiation corporelle comme dans les relaxations.
- Les thérapies de groupe dans les thérapies systémiques.

Ces moyens passent cependant toujours par l'intermédiaire du psychothérapeute qui est en quelque sorte comme le médicament à l'origine du changement.
Le mode d'action de la psychothérapie s'oppose aux actions physico-chimiques des autres thérapeutiques, l'environnement agissant alors par des signaux et non par une influence matérielle.

Relation entre psychothérapie et médicaments.

Pendant longtemps, l'association entre médicaments et psychothérapies n'a pas posé de problème.
Il est vrai que les médicaments psychotropes étaient peu nombreux, d'une efficacité limitée.
Mais cette relation dialectique s'est trouvée au début des années 50, avec la naissance de la psychiatrie biologique par la découverte et l'utilisation de

traitements médicamenteux efficaces, dans une position conflictuelle surtout avec la psychanalyse.
En effet, à partir des mécanismes de ces médicaments sur les neurotransmetteurs cérébraux, la dopamine et le blocage des récepteurs D2 par les neuroleptiques pour la psychose et les autres neuromédiateurs, noradrénaline et sérotonine dans la dépression, se sont élaborées des théories et des explications biologiques du fonctionnement psychique, qui ont concurrencé la théorie psychanalytique. Ajouté à cela, les psychanalystes non-médecins qui se sont sentis exclus de cette position de soins.
La psychanalyse vis-à-vis de la biologie a développé plusieurs contre-attitudes :
Le médicament vécu comme un mauvais objet, avec toutes les critiques mettant en avant les effets secondaires par exemple des neuroleptiques assimilés à une camisole chimique, les antidépresseurs empêchant de faire le deuil dans la dépression, etc.
Une autre attitude a été de considérer le médicament uniquement comme adjuvant de la psychothérapie. Par exemple la narco-analyse et la narco-analyse amphétaminée entraînant des états de conscience modifiée de manière chimique, peuvent favoriser le travail psychothérapique.
La cure de sommeil permet une régression, avec un déclenchement biologique mais dont le mode d'action est psychologique et dont l'exploitation majeure est psychothérapique. L'utilisation même du médicament psychodysleptique LSD25 et autre mescaline, cocaïne, utilisés dans des oniro-analyses, où on mettait l'accent sur le rôle thérapeutique possible du syndrome de dépersonnalisation.
Enfin le médicament exclu, car la prescription du médicament s'inscrit dans la transgression du cadre thérapeutique tel qu'il est défini en psychothérapie.
Pour les psychotiques cependant, chez qui le traitement neuroleptique a constitué une avancée indéniable, certains auteurs comme Racamier ont proposé des thérapies bifocales, avec d'une part un thérapeute qui donne le médicament, et un autre qui interprète. Dans la pratique, cela n'est pas toujours applicable.
Donc une position critique concernant les modèles réducteurs de la psychiatrie biologique et les traitements chimiques qui en découlent.
Cependant certains auteurs se sont interrogés au-delà de cette querelle sur ce que représentait psychiquement l'acte de prescrire et l'acte médical en général notamment avec Balint.
Ce modèle réducteur de la psychiatrie biologique est effectivement critiquable.
Mais Paul Valerie écrivait : « tout ce qui est simple est faux, et tout ce qui est complexe est inutilisable ».

La psychopharmacologie a également eu une contre-attitude vis-à-vis de la psychothérapie.
C'est vrai que la psychiatrie biologique a permis un retour de la psychiatrie dans le champ médical, avec un langage et des références à nouveau communes et des traitements qui marchaient, ce qui n'était pas le cas en neurologie.
Mais elle a développé une importante domination notamment avec la transformation de la nosographie, disparition des références psychanalytiques de névrose, description uniquement symptomatique et syndromique en reprenant d'ailleurs les tableaux cliniques des auteurs psychanalystes mais en leur donnant des noms différents. Ce fut le cas, par exemple de la névrose d'angoisse de Sigmund freud qui a été reprise sous la terminologie actuelle d'attaque de panique.
Il est vrai que la psychiatrie biologique s'est trouvée un allié avec les théories cognitivo-comportementales.
Et de ce fait, on a assisté à une exclusion des références psychanalytiques des processus de recherche.
Elle a considéré parfois la psychothérapie uniquement comme moyen de permettre et de faciliter la prise de médicament.

Pourtant, il existe une interface psychothérapie-médicament qui est l'effet placebo.
Pour Kissel et D Barrucand en 1966, le placebo est une méthode thérapeutique d'efficacité intrinsèque nulle ou faible sans rapport logique avec la maladie mais agissant si le sujet pense recevoir un traitement actif, par un mécanisme psychologique ou psychophysiologique.
Cet effet existe pour tout médicament à des degrés divers en fonction de la pathologie et de la nature du contexte.
On l'estime en général à 30%.
Il existe une pharmacocinétique du placebo avec un temps de latence, en général court et un effet dose.
On distingue 3 types :

- le placebo qui est la réponse favorable.
- le placebo résistant où il n'y a pas de réponse.
- le nocebo avec un effet défavorable constitué surtout par des plaintes mineures comparables aux effets secondaires des psychotropes.

Les études n'ont jamais montré de relation entre un type de personnalité et un placebo ; il n'y a pas de profil type de prescripteur placebo inducteur.

3 types d'interprétation :
<u>Psycho-dynamique</u> :
Le placebo serait un révélateur de l'imaginaire, certains auteurs ayant situé le médicament placebo comme un objet transactionnel.
<u>Interprétation sociale</u> :
Car la relation médecin-malade n'est pas que duelle, elle est incluse dans un contexte particulier.
L'accréditation sociale dont dispose le prescripteur retentit sur l'efficacité de sa prescription.
<u>Enfin l'interprétation neurobiologique</u> :
En 1978, JD Levine a souligné le rôle des endorphines dans l'analgésique induite par le placebo à la suite d'une extraction dentaire en démontrant la disparition de l'effet placebo sensible sous naloxone (molécule qui inhibe spécifiquement la fixation sur les récepteurs des substances opiacées). Ceci revient à dire que le cerveau a la faculté d'agir ou de réagir par d'autres mécanismes que les faits matériels du médicament et interoge donc sur l'effet des psychothérapies.
« Nous devons nous souvenir que toutes nos idées provisoires en psychologie seront probablement un jour basées sur une infrastructure organique ».
Sigmund Freud, *« Pour introduire le narcissisme »*

L'avenir de la psychothérapie.

Eric Kandel est avec Arvid Carlsson et Paul Greengard le co-récipiendaire du prix Nobel de physiologie et de médecine en 2000 pour ses travaux sur les bases moléculaires de la mémoire à court terme et de la mémoire à long terme. Il a écrit dans un article de l'American Journal of Psychiatry en 1999, un plaidoyer pour le retour des théories de psychanalyse dans la recherche.
Après avoir critiqué la coupure que la psychanalyse a effectuée avec la biologie et de son relatif déclin, il reconnaît que la psychanalyse représente encore la vision de l'esprit la plus cohérente et la plus satisfaisante intellectuellement.
« Mon point focal dans cet article concerne les voies par lesquelles la biologie pourrait revigorer l'exploration psychanalytique de l'esprit. »
Il apporte un éclairage biologique sur le concept d'inconscient en le reliant avec les processus mentaux touchant la mémoire notamment la mémoire procédurale et en montrant le rôle de la prédisposition constitutionnelle génétique et des facteurs d'expérience précoce en particulier dans l'apparition de phénomènes psychopathologiques en rapport avec le déterminisme biologique.

« Il est intrigant de penser que, dans la mesure où la psychanalyse produit avec succès des changements persistants dans les attitudes, les habitudes et les comportements conscients et inconscients, elle le fait en produisant des modifications dans l'expression génétique qui produisent des changements structuraux dans le cerveau comme pour les médicaments d'ailleurs. Nous sommes confrontés à l'intéressante possibilité que l'amélioration des techniques d'imagerie cérébrale puisse être utile non seulement pour le diagnostic de différentes maladies névrotiques, mais aussi pour suivre visuellement le progrès de la psychothérapie. »

« Les carences dans notre description se dissiperaient probablement si nous étions déjà en position de remplacer les termes psychologiques par des termes physiologiques ou chimiques ... Nous pouvons attendre [de la physiologie et de la chimie] qu'elles donnent l'information la plus surprenante et nous ne pouvons deviner quelles réponses elles nous donneront dans quelques douzaines d'années aux questions que nous avons à leur poser. Elles peuvent être d'une sorte qui fera s'effondrer l'ensemble de notre structure artificielle d'hypothèses. »

Sigmund Freud, *« Au-delà du principe de plaisir »*

La psychothérapie ou les psychothérapies peuvent-elles être évaluées comme des médicaments ?

Ce point dépasse la simple opposition médicaments / psychothérapies.
En fait se pose la question de comment évaluer les psychothérapies.
En médecine, l'évaluation des thérapies se fait dans le cadre de Evidence Based Medecine.
Deux types de méthodologie sont utilisés pour décider des meilleurs critères de décision :

- Les essais contrôlés randomisés
- Les méta-analyses

Ceci est difficile à appliquer dans le cadre des psychothérapies :

<u>Les essais randomisés</u> :
Ce type d'essais ne correspond pas aux conditions des pratiques psychothérapiques réelles.
La constitution des groupes témoins soulève de nombreuses interrogations et réserves, notamment sur l'usage des placebos.
Enfin pour être rigoureuse, elle nécessite l'utilisation d'un manuel auquel le praticien doit soumettre ses interventions qui visent à isoler un mode thérapeutique épuré afin de neutraliser les éléments thérapeutiques non spécifiques (effets spontanés émanant de la personnalité du thérapeute,

authenticité, écoute empathique) et tentent de contrôler les degrés d'adhérence du praticien à sa technique. Ces techniques utilisées dans les études anglo-saxonnes cognitivo-comportementales, dénaturent en fait l'acte psychothérapique.

Les Méta-analyses :
C'est le regroupement de plusieurs études comparables afin d'avoir un effet de seuil, c'est un recrutement suffisant pour avoir une exploitation statistique des résultats.
Mais il y a de nombreux biais :
Biais de publication car, généralement, elles ne comportent que des résultats publiés positifs et excluant les études dont les résultats sont négatifs.
Biais de sélection car l'allégeance des auteurs à leurs approches risque d'exclure des études discréditant celles qui bénéficient de leur préférence.
Biais de l'hétérogénéité clinique témoignant de l'inclusion dans la méta-analyse d'études très disparates et difficilement regroupables.
Risque de généralisation de situations cliniques particulières, aboutissant à l'application sans discrimination à toute la cohorte d'un trouble survenant dans un contexte singulier ; par exemple, l'anxiété chez les étudiants devient un « trouble anxieux ».
Ces critiques ne doivent pas figer la recherche. Les exigences des logiques de rentabilité économique vont probablement créer le besoin de développer une stratégie de recherches appropriées aux psychothérapies à durée ouverte.
Se soustraire à une évaluation pertinente serait considéré, dans le contexte actuel, comme un signe d'inconsistance.
Mais cette évaluation doit peut-être reposer sur une approche plus clinique et moins statistique.
Il serait alors nécessaire de développer des méthodes de recherche centrées sur des cas uniques afin d'envisager le processus de changement psychothérapique de manière essentiellement qualitative.
Un programme de recherche sur des cas multiples devrait intégrer les critiques exprimées par les praticiens à l'encontre des protocoles artificiels éloignés de leur réalité clinique. Il s'agit de promouvoir la constitution de réseaux de thérapeutes qui permettraient de développer des études au long cours, à partir des méthodes de recherche fondées sur la pratique.

En conclusion :

Les progrès réalisés dans le champ des neurosciences ouvrent la voie d'une compréhension du fonctionnement du psychisme comme jamais il n'a été possible.

Les psychothérapies ne doivent pas manquer d'y trouver leur place au risque de se voir marginalisées.
Le médicament et la psychothérapie ne sont pas antinomiques, leur objectif est le même : le soin au malade.
Il faut dépasser les querelles de théorie pour avancer dans la connaissance et la meilleure pratique possible.

Références bibliographiques :

Fischmann G.
Evaluation des psychothérapies selon les principes de l'évidence-based-Medine. Enjeux et scientificité du rapport de l'Inserm.
Annales Médico Psychologiques 163 (2005) 769-779

Kandl E.R.
Biology and the future of psychoanalysis : a new intellectual framework for psychiatry revisited
Evol Psyhiatr 2002; 67: 40-82

Lachaux B,. Lemoine P.
L'effet placebo: accessoire ou essentiel?
EMC instantanés médicaux 1991.

Marie-Cardine M., Guyotat J., Terra J.L.
Médicaments psychotropes et psychothérapies
EMC Psychiatrie 37820B[90] 1989

RELAXATION SYSTÉMIQUE

Jean-Pierre Meyer
Psychiatre - Paris

Résumé :
L'approche systémique en psychothérapie de relaxation fait référence aux travaux de Palo Alto et à une stratégie de changement qui respecte en priorité la personnalité du patient. Elle se propose d'obtenir une action psychothérapique à long terme et de favoriser un nouveau contexte d'apprentissage.

Mots Clés : dissociation thérapeutique ; contexte personnel et familial ; interactions ; nouvel apprentissage.

Summary :
The systemic approach, that has developed Milton Erickson, is a creative psychotherapy of relaxation. His references are :

- the systemic psychotherapeutic practice.
- the works of the school of Palo Alto.
- a strategy of adjustment which highly respects the personality of the subject.

His aim is a long-during psychotherapeutic action, and a new learning context.

Key-words : psychotherapeutic dissociation ; personal and familial context ; interactions ; new learning process.

L'approche systémique en relaxation fait référence à l'approche de Schultz d'une part et à l'hypnose ericksonienne d'autre part. Elle procède d'un mode de fonctionnement psychologique dans lequel le sujet modifie son état de conscience tout en restant en relation avec l'accompagnateur. Cette nouvelle orientation à la réalité extérieure suppose un "lâcher prise" et fait intervenir des inductions indirectes, souvent paradoxales ou métaphoriques. Elle se distingue de la relaxation de Schultz par différents registres que nous développerons.

Quelle est la nature de la suggestion ? En quoi et comment peut-elle être thérapeutique ? Certaines de ces questions demeurent encore sans réponse simple ou complète.

Le concept d'hypnose a été développé par Mesmer avant la Révolution française. Charcot cherche à découvrir les facteurs physiques qui provoquent l'hypnose. Ses démonstrations sont étudiées par Freud, qui renonce finalement à cette technique. Janet conçoit l'hypnose comme une partie du fonctionnement psychique sensiblement différent du sommeil.

La plupart des psychothérapies partent de l'hypnose. Considérée comme un précurseur de la psychanalyse, elle a longtemps été coincée entre cette image, et celle d'un spectacle de music-hall.

Milton Erickson, né en 1901 et décédé en 1980, psychiatre américain, a été, à l'origine d'un renouveau de l'hypnose et a développé cette notion de réserve, de ressource, de créativité. L'hypnose est pour lui davantage un mode de fonctionnement dans lequel le sujet se détache de son environnement pour mieux accéder à son inconscient.

Le mérite d'Erickson est d'avoir montré la spécificité de la relation hypnotique et de la nécessité absolue de respecter la personnalité des patients. Il a eu l'originalité de se mettre au même niveau que le soigné, au lieu de se maintenir dans une relation de type autoritaire, où la suggestion directe est alors le moteur principal du changement. Dans cet état, le sujet n'est plus dans l'état d'obéissance, comme au siècle dernier. Il répond aux propositions du thérapeute qui utilise un langage adapté à l'histoire et aux spécificités du patient.

L'approche thérapeutique systémique a très fortement évolué sous l'effet du groupe de Palo Alto qui a développé ses recherches autant sur la communication interpersonnelle que sur la prise en compte du milieu familial, dans son histoire présente passée et future et dans ses cycles de vie. Selon ces conceptions, les symptômes apparaissent lorsque l'inconscient n'a pas fait son travail ou que le mode conscient interfère par exemple sous formes d'événements bloquants, d'interdits, de croyances ou de préjugés, qui forment un réseau d'associations psychiques où la volonté est impuissante. Le thérapeute libère des associations habituelles et stéréotypées. La conscience est, dans la conception ericksonienne, une source de résistance et l'inconscient un réservoir de ressources.

Dans la tragi-comédie du symptôme, le patient vit dans l'effroi une distance paralysante avec la vie. Le patient, prisonnier, va pouvoir l'observer du dehors et être à la fois acteur et observateur.

C'est la dissociation thérapeutique qui est un des axes du processus thérapeutique. La dissociation va opérer un travail sur les ressources et rechercher en soi-même les créations passées vers la voie du devenir. Une des idées force est que le discours sans le corps est un leurre. L'induction de la transe recherche d'emblée un contact avec ce lieu corporel dans lequel souvent vit le symptôme et par où passe la recherche de dissociation.

L'approche systémique considère et utilise l'observation qu'il existe deux formes de langage comme il existe deux cerveaux, à droite et à gauche. Ces jumeaux sont différenciés, parlent deux sortes de langage et coexistent sous nos crânes.

L'approche systémique déconnecte le cerveau gauche pour s'adresser au cerveau droit avec son langage proche et collant le plus possible à sa syntaxe. C'est dire que les indications sensorielles, les images sont préférées aux abstractions et aux négations dans les suggestions, sauf lorsque l'on désire opérer une saturation et une déconnexion du cerveau gauche.

Nous pouvons donc estimer que nous avons à notre disposition deux cerveaux conscients qui sont capables, dans des conditions d'intégration et d'interaction harmonieuse et complémentaire, d'appréhender la réalité interne et externe. En cas de conflit, ces deux parties peuvent être incapables de communiquer entre eux, faute d'un langage commun. La théorie de la dissociation avancée par Pierre Janet voici un siècle à la Salpêtrière, alors qu'il avait émis l'hypothèse d'une séparation verticale du cerveau, parait ainsi confirmée.

Par rapport à la relaxation de Schultz, la relaxation d'inspiration systémique utilise aussi :

- la **position assise**, destinée à établir une communication plus complète. Relaxateur et relaxé sont au même niveau, dans un jeu d'interactions et de dialogue corporel, conscient et inconscient.

- la **rétroaction :** le patient est invité à dire par des gestes ou par des paroles ce qu'il ressent, pendant la séance elle-même.

- la **dépotentialisation de la conscience** par toutes les méthodes de surprise et de saturation du cerveau gauche.

- la **confusion** engendrée par la séquence des mots employés. Divers moyens provoquent une confusion thérapeutique. Par exemple, l'emploi des négations multiples, des phrases en double lien.

- la **stratégie**

a) directe et c'est là qu'intervient la notion de suggestibilité.

b) indirecte et souvent paradoxale, qui se présente sous la forme de changement de l'orientation à la réalité.

- la **catalepsie du bras**

Le bras ressent un état spécifique qui ratifie et entretient la transe et la dissociation.

- la **dissociation du temps et de l'espace.**

La production du symptôme est déplacée dans le temps ou dans un contexte différent. Il est prescrit, au lieu d'être interdit. Il est regardé et observé avec jeu ou amusement au lieu de l'être avec effroi.

Cette approche permet de déplacer en tel ou tel point l'expérience du sujet.

Le sujet est dissocié, c'est-à-dire qu'il est à la fois observateur et acteur de son expérience de relaxation systémique. Dans la régression en âge, la dissociation aménage une grande place à l'expérience de régression et laisse peu de place à l'observateur

- l'**amnésie et l'hypermnésie** peuvent être soit spontanées, induites par la transe, soit provoquées. La conscience est une source de résistance qu'il convient parfois de gérer par la mise en place d'une amnésie, suggérée d'une manière ou d'une autre :

- la **métaphore** thérapeutique est une alternative à la réalité (une carte sur le territoire), que le thérapeute colle à la situation immédiate pour en permettre l'enrichissement et l'évolution. En d'autres termes, la métaphore vient se superposer à la réalité du patient dans un processus de dissociation où il peut trouver la possibilité de co-évoluer dans un système de référence qui lui convient. La métaphore est thérapeutique en ce qu'elle est le négatif du symptôme. Par exemple, le bateau peut être un allié avec le vent ou au contraire une gêne. Les métaphores doivent être cohérentes à la fois avec les ressources, le langage, les résistances, les expériences antérieures du patient. Elle peut devenir une création du patient de la même manière que peut l'être le symptôme. Mais, à la différence de ce dernier, la métaphore ne s'arrête pas à la redondance des mêmes séquences génératrices de souffrance.

- **les prescriptions post-hypnotiques**. Le thérapeute demande une série de choses à faire, qui doit tenir compte des résistances, du contexte relationnel et des capacités de mobilisation du patient.

Quel est le projet pour le patient ?

Le processus thérapeutique systémique fait appel à une stratégie de suggestions et d'interactions qui fait à la fois tout l'intérêt et toute la difficulté du changement, en ce qu'elle met en jeu l'inventivité et la créativité du thérapeute. Car le phénomène de relaxation en lui-même n'est pas réellement thérapeutique, dans la mesure où il ne vise pas un changement véritable. Nous distinguerons les changements de :

- type 1 où le changement vise le symptôme. Une prise d'un médicament entraîne un changement de type 1 car il soulage le symptôme sans changer les règles. La crainte de manquer de médicaments peut entraîner un renforcement de la souffrance. C'est le cas de certaines relaxations à esprit comportementaliste également.

- type 2 où le projet vise un changement à la réalité et des règles du jeu. Un thérapeute ne peut faire l'économie de la question suivante : "Que puis-je faire pour que les effets de la thérapie se prolongent au-delà de mon intervention"? Le but du thérapeute est de permettre au patient d'apprendre des nouvelles règles de perception.

Quelle est la démarche générale d'une prise en charge d'un patient par la relaxation systémique ?

1°) Apprécier les résistances, le contexte, les résistances du patient. Faire un génogramme. On constate souvent que les événements ont un sens trans-générationnel. Il est souvent utile de faire apprécier le symptôme à l'aide d'échelles analogiques, qui permettent d'introduire un changement plus progressif, donc plus facile à obtenir, contrairement aux repères digitaux (oui-non ; tout-rien) qui empêchent l'évolution. Le génogramme est une image analogique du fonctionnement familial.

2°) Dissocier le symptôme

- le faire décrire, décomposer en éléments qui pourront être défaits comme des éléments d'un puzzle.
- le prescrire ; il faut laisser au patient les commandes de sa guérison et laisser une part active au patient ; il est souvent stratégique de dire au patient que la souffrance ne disparaîtra jamais tout à fait.
- visualiser des situations ; utiliser des métaphores de modification d'un sentiment, de l'augmenter ou de faire décrire sur un papier ses caractéristiques.
- fixer l'objectif thérapeutique qui peut n'être qu'un changement de type 1, parfois.
- faire **anticiper. L'anticipation** de l'amélioration est nécessaire. L'aggravation doit aussi être envisagée comme possible. Ce qui compte, c'est une variation et une mobilisation. C'est le mouvement dans un sens ou un autre. Cf. métaphore d'Erickson avec l'âne. Une mobilité. Ce double lien indique
- demander des prescriptions d'autres symptômes, en particulier sensoriels : boutons sur le nez, douleurs dentaires, sentir des picotements. Ou changer le contexte. C'est parfois en abordant le ventre ou le cœur que des maux de tête ou une autre problématique se modifie.
- substituer l'apprentissage du symptôme à un autre apprentissage, d'une autre sensation : ex : respiration.
- donner des métaphores de manettes, des commandes : interrupteurs, variateurs.
- déplacement de gauche à droite et inversement.
- prescrire le symptôme à heure fixe.

- dissociation ; le patient est à la fois acteur et spectateur.

- donner l'espoir d'une amélioration.

- régression en âge : il s'agit d'un instrument qui permet de déplacer, en tel ou tel axe du temps, l'expérience immédiatement vécue par le sujet. Le patient est invité à régresser à un moment où il n'avait pas besoin de son symptôme pour vivre, dans le passé, soit à un moment il n'aura plus besoin de son symptôme dans l'avenir.

3°) **Poser des fusibles.**

Les suggestions doivent être maniées avec des précautions qui permettent au patient de sentir ou de ne pas sentir, de participer ou non à la séance. Le thérapeute doit mettre des "fusibles" qui sont un ensemble de précautions. Il convient, en général, de :

- donner un caractère agréable à la séance et favoriser un climat de confiance.
- dissocier les souvenirs et les émotions.
- retrouver les apprentissages acquis par le patient.
- dissocier le temps. Parfois, le thérapeute peut reconstruire une personnalité contemporaine de la régression en âge.

En conclusion, il s'agit de créer un nouveau contexte d'apprentissage dans le registre des sensations corporelles, du système relationnel et de la valeur du symptôme, dans l'histoire personnelle et familiale du patient, de son système familial.

Cette conception laisse de côté l'idée-force qui veut que la raison soit la plus grande faculté de l'homme.

LA RELAXATION SOPHROLOGIQUE
DU CORPS VECU AUX IMAGES INCONSCIENTES DU CORPS

Benoit Fouché.
Licencié ès Lettres classiques. Docteur en Médecine.
Formation psychanalytique. Psychothérapeute. Sophrologue.
Président de la Société française de Sophrologie.
Auteur de l'ouvrage collectif : *La Sophrologie ou le pouvoir des images en Psychothérapie* (L'Harmattan 2004).

Résumé :

Les pratiques de relaxation sont variées dans le mouvement sophrologique. Nous utilisons le terme de relaxation pour définir des pratiques qui ont d'abord pour but de faire éprouver au pratiquant (que nous appelons le sophronisant, celui qui pratique sur lui-même en état de conscience sophronique sous la conduite du sophrologue), dans l'ici et maintenant ses sensations corporelles et les émotions d'abord dans leur versant corporel : « la gorge me serre », « je me sens dilaté », « je sens la colère » et la colère est ici un mouvement à l'intérieur du corps ou au contraire, « je suis apaisé ».
Ce sont d'abord en sophrologie les pratiques de relaxation dynamique, c'est-à-dire des mouvements, en état de conscience sophronique. Et cela peut aller jusqu'aux pratiques de « transe en danse-thérapie » qui ne sont pas des relaxations au sens strict, mais peuvent être des relaxations au sens large, dans la mesure où, en « transe-danse-thérapie », le corps et l'activité psychique sont relâchés c'est à dire disponible à ce qui advient de l'intérieur de nous-même.
Ce qui nous intéresse, comme psychothérapeute, ce n'est pas de suggérer, à l'autre en train de pratiquer avec nous, un état de bien-être ou de concentration sur une activité psychique, mais, dans ces états de relaxation sophrologique, de laisser surgir chez le sophronisant des images qui sont préconscientes et même inconscientes, un état de rêve éveillé qui révèle au sophronisant son monde fantasmatique et lui permette d'élaborer les directions de signification de son monde intérieur.

Mots clés : état de conscience sophronique, relaxation dynamique, sensations, émotions, images préconscientes et inconscientes, transe-danse-thérapie.

Les techniques de relaxation sophrologique nous enracinent dans notre corps, c'est-à-dire nous permettent de mettre entre parenthèses notre activité de penser, nos représentations mentales (en mots et en images), pour nous faire apparaître nos sensations corporelles, notre corps senti, notre corps vécu. Cette relaxation est certes musculaire, mais elle induit surtout un relâchement du mental, afin de nous rendre disponible dans un deuxième temps à notre monde intérieur fait d'émotions, d'images, de souvenirs, de projets fantasmatiques.

Celui qui entre ainsi dans cet état de conscience de relaxation et de disponibilité à son monde intérieur nous l'appelons le « sophronisant » qui travaille sous la conduite du sophrologue.

Le sophrologue et le sophronisant se mettent tous les deux en état de conscience sophronique, se plaçant à mon sens dans ce compartiment de la psyché que Freud a appelé le « préconscient ».

L'école de sophrologie française a travaillé à partir du corpus des relaxations dynamiques créées en Espagne, entre 1960 et 1985, sous le terme RD 1,2,3,4 par le professeur Alfonso Caycedo pour rejoindre par la voie des états de conscience modifiée et la voie du corps, le monde des images, pour aller du corps vécu aux images du corps et aux images inconscientes du corps. Deux voies se sont alors développées :

- la voie des relaxations dynamiques vers l'état de rêve éveillé,
- la voie de la transe danse thérapie, dite transe terpsichore thérapie (car Terpsichore est la muse de la danse).

Les relaxations dynamiques sont issues de la tradition du yoga et vont animer en nous les vécus de notre corps, à l'aide d'exercices respiratoires et d'exercices musculaires de tension/détente sur les différents lieux du corps pour aboutir à une conscience d'un espace intérieur du corps distinct d'un espace extérieur du corps. Et c'est à partir de cette conscience globale du corps que nous laissons apparaître une représentation du corps, une image du corps qui permet d'ouvrir au monde des images de soi.

Le sophronisant va ainsi, en position allongée ou assise, les yeux fermés, rentrer dans ses images personnelles, dans ses images intérieures chargées d'émotions, dans son monde fantasmatique et les énoncer au sophrologue.

Le sophrologue ne suggère pas les images au sophronisant, mais par son écoute (il est lui-même en état de conscience sophronique, c'est-à-dire en état de disponibilité mentale), il vit, à sa manière, les images que lui énonce, le sophronisant. Le sophrologue qui se laisse porter par les images du sophronisant et par quelques stimulations (« regardez bien cela », « allez un peu plus loin »), permet au sophronisant de se promener dans son monde intérieur.

C'est une pratique de rêve éveillé (non dirigé) pour que le sophronisant rentre dans la dynamique de ses propres images.
La Transe Terpsichore Thérapie (TTT) est issue des pratiques de transe de possession traditionnelle notamment celle du Ndoep au Sénégal et du Candomblé au Brésil. Dans les transes de possession, le transeur est là pour, sous l'action de la musique et par la danse et le chant, se laisser envahir par l'esprit (c'est-à-dire les représentations imaginaires et le comportement spécifique d'un esprit) qui le possède et lors d'une crise convulsive évacuer l'esprit qui le possède et retrouver la paix de l'âme.

Dans notre Transe Terpsichore Thérapie, nous n'allons pas rencontrer des mécanismes de possession par un esprit extérieur ; nous allons débusquer les réflexes conditionnés qui nous possèdent. C'est ce que Jacques Donnars appelle dans son livre : « *La transe : technique d'épanouissement* » (1981, édition L'Homme et la Connaissance) « un parasite ».
Qu'est-ce qu'un parasite ? Un parasite, c'est un réflexe conditionné qui nous empoisonne l'existence, un scénario familial répétitif, un mode de relation affective dont nous n'arrivons pas à sortir, une image un peu statique qui nous domine. Ce parasite, en transe, nous allons le rencontrer, à travers l'humeur et les images dans lesquelles nous met la transe. En transe, dans cet état de conscience, nous nous plaçons dans notre préconscient et la dynamique psychique de la transe nous permet de laisser advenir, comme en rêve éveillé, les forces imaginaires qui viennent de notre inconscient. Cette libération des forces imaginaires de notre inconscient se fait avec de l'émotion.
Dans la transe, nous ne sommes pas dans notre état psychique habituel : nous sommes dans un imaginaire dynamique au bord de l'inconscient ; nous ne sommes pas dans le rapport habituel aux autres : nous rentrons, avec les autres du groupe tout autour, dans un rapport affectif plus immédiat, plus ressenti, moins dans l'image donnée à voir, moins dans l'attente du jugement des autres.
Dans notre rituel de Transe Terpsichore Thérapie, le sujet qui va partir dans la transe se met au milieu du cercle, les yeux fermé, en dansant et sous l'inspiration de la musique, il rentre dans so monde imaginaire intérieur, dans un état de rêve. Le cercle autour de lui est là pour le garder physiquement et être pour le transeur une présence affective qui lui inspire des émotions. C'est ce que j'appelle le cercle des veilleurs. Le transeur se libère du masque, de sa « persona », pour laisser apparaître, dans son comportement, des émotions profondes.
Le transeur au milieu du cercle rentre dans un rapport très affectif et très fantasmatique avec les gens du cercle. Il accroche ses vécus affectifs

profonds lovés dans son inconscient, sur ces personnes qui sont là tout autour de lui. C'est là une libération du « Moi officiel » (ce que d'aucun appelle un Surmoi) auquel il est identifié d'habitude, pour laisser apparaître les forces imaginaires, à travers la représentation qu'il se fait des personnes. Ces forces imaginaires qui surgissent dans le psychisme du transeur peuvent être des manifestations :

- De personnage du psychodrame familial,
- D'atmosphères affectives qui manifestent les étapes de notre développement affectif tel que les décrit la psychopathologie,
- D'expériences fantasmatiques d'éléments très matérialisants.

1) <u>En état de transe, nous rencontrons les personnages du psychodrame familial</u> :

Cet homme qui rencontre, qui revit le petit garçon qu'il était lors d'un deuil à 6 ans, avec son sentiment d'abandon.
Cette femme, campée par J. Donnars dans son livre (page 65) : «*R. est une mère de famille : deux grands enfants et un mari, terrible, jaloux et coureur à la fois... Petite, frêle, elle subit avec une certaine impatience les contraintes du protocole de démarrage. Puis, à mesure qu'elle s'enfonce dans la transe, son visage devient d'une pâleur cireuse... Mais elle semble se stabiliser, sans aller jusqu'au haut-le-cœur que l'on sent cependant imminent. Il devient patent pour tout le monde qu'elle nage dans un océan de dégoût ; elle écarte d'un geste des paquets d'ordures que l'on devine nauséabonds ; un rictus de mépris et d'amertume s'est installé sur son visage, et, tandis qu'elle tourne avec une élégance quelque peu soumise, une souffrance et une tristesse poignantes se dégagent de sa personne. Elle est victime, mais elle n'est pas dupe. Par moments, la colère et puis les larmes semblent devoir prendre le dessus ; mais, à nouveau, l'amertume revient. Elle pousse avec une arme imaginaire des rebuts, des pièges. Tout son corps est défiance. Elle erre, maintenant, dans un immense couloir rempli de toiles d'araignée qu'elle écarte de son visage, répugnée, chancelante, résignée, fatiguée, si fatiguée qu'elle en trébuche sur une route toute défoncée qui n'en finit pas de monter, de monter. Seul son mépris la retient de s'écrouler dans les sanglots. Mais c'est fini. Une pierre de trop sur la route a accroché son pied. Elle tombe épuisée.*
A la synthèse, elle nous décrira, presque mots pour mots, les différents temps que j'ai essayé de rendre dans la description, en définissant ainsi la vie quotidienne qui lui est faite en attendant le pire ».
Dans la transe, il y a la prise de conscience des racines du psychodrame familial ; mais surtout la transe mobilise l'énergie pour faire face à ce

psychodrame, s'en sortir. C'est en cela une libération créatrice d'un nouveau chemin.

2) <u>Quelles sont les atmosphères affectives que le transeur peut rencontrer dans sa relation avec le cercle des « veilleurs »</u> ?

L'atmosphère la plus régressive que nous rencontrons est l'atmosphère fusionnelle avec le groupe. Le transeur, c'est-à-dire chacun d'entre nous, vit alors, dans un cocon chaleureux et protecteur, un retour bienheureux au sein maternel.
Cette atmosphère peut être vécue sur un mode plus négatif : le sentiment d'abandon. La transe permet d'explorer cette peur de l'abandon et certains le font en cherchant le contact, même en se couchant sur les veilleurs du cercle pour tester leur soutien, comme on teste la solidité d'une terre.

Il est une autre atmosphère que l'on rencontre : « l'énergie du groupe me pompe » ; ce n'est pas la fusion avec le groupe, mais la sensation d'être mangé par le groupe ; ou, au contraire, je me nourris de l'énergie du groupe. Une atmosphère plutôt orale.

La transe peut révéler en nous l'énergie particulière de défendre son territoire contre l'intrusion des autres. Je veux mettre une limite autour de moi. J'ai une humeur de méfiance où je distingue ce qui appartient aux autres et ce qui m'appartient. Il y a un plaisir à dire non à l'autre qui vient me recouvrir de sa bienveillance intrusive. Nous reconnaissons ici le stade anal, le stade sadique-anal, stade nécessaire pour installer l'autonomie du Moi. Ce peut être un comportement de rejet du groupe, m'obligeant à sortir du cercle. Ce peut être un sentiment d'appartenir au groupe en gardant son autonomie : « Je suis un maillon dans la chaîne ». C'est le versant positif de la castration anale : bien distinguer ma place de celle des autres. Prendre sa place dans le groupe en se foutant du jugement des autres fait partie des grands acquis libérateurs de la transe.

Il est une atmosphère que nous rencontrons en transe et qui est le surgissement de notre narcissisme. Nous rencontrons à l'intérieur de nous un être beau, grand, généreux, rayonnant. Nous faisons surgir ici l'instance de l'Idéal du Moi. Je construis une belle image que je donne à voir à moi et aux autres. C'est le stade phallique narcissique. C'est une atmosphère, « une manière d'être au monde », où nous sentons surgir en nous la verticalité, l'affirmation de nous-mêmes face aux autres ; bref, l'érection d'une belle image verticale de nous-mêmes (et c'est pourquoi nous la disons phallique). Mais, c'est une image fragile qui peut se retourner en dépression. Nous rencontrons cette image narcissique :

- o Dans le sentiment d'un personnage vertical et sûr de lui ;
- o Dans la vivance d'une colonne de lumière ;
- o Dans l'émotion de la colère, qui est une énergie montante à l'intérieur de soi et qui est souvent l'expression d'un narcissisme naissant.

Une fiche clinique :

Il s'agit d'une femme d'une trentaine d'années qui a été élevée seule par sa mère séparée du père (qui est un personnage qui a du prestige social). Je la considère comme ayant atteint une maturité génitale et étant rentrée dans la triangulation œdipienne. En transe, elle va rencontrer sa mère à travers la personne d'une de nos animatrices. Vivant l'induction proposée par cette animatrice comme trop autoritaire, elle rentre dans sa transe de manière autonome sans « s'imposer ça » ; « Je ne me suis pas imposé ça. Et puis, quand une autre participante a crié, ça m'a dérangée. Je suis allée lui répondre un truc animal de territoire », « Je n'ai jamais répondu à ma mère ».

Autre transe où l'état de transe passe :

- de la répétition du psychodrame familial
- pour laisser surgir une vivance affective et énergétique particulière
- puis finalement élaborer une expérience imaginaire de forces végétantes et matérielles.

Lors d'une transe suivante, elle pousse un cri et dira : « J'ai eu l'impression d'être un sexe masculin, ascendant et puissant – la verticalité. Ce cri, quand il touche une racine, me solidifie. Puis, je suis rentrée dans le sexe féminin, dans un conduit avec des chairs humides et plissées, noires, roses, serrées – super angoissant. J'avais l'impression de rentrer dans le corps de ma mère, un canal sans fin. Est-ce que j'en serais sortie ? Ça bloque dans les entrailles. J'ai le même corps que ma mère. Rêve : dans une rue, des femmes enceintes marchent devant moi ; je me disais : je suis prête ».

3) A la suite de cet imaginaire des relations personnelles, en transe, comme dans les rêves de la nuit, apparaissent des forces imaginaires qui sont à la fois végétantes et matérielles.

Ce sont les éléments de l'alchimie : la Terre, l'Eau, l'Air, le Feu, le Métal, qui constituent la matière de notre imagination :

- le voyage au centre de la terre ;
- le sentiment d'être une plume volant au vent ;
- la rencontre avec le feu dévorant ;
- le sentiment de perdre les limites de son corps et de devenir l'océan liquide ;

- l'image de voler sur un aigle.

Qu'est-ce qui fait que l'imaginaire de ces forces matérialisantes est dynamique et est libérateur pour le sujet ?

Au départ, le sujet en transe, quand il rencontre ces forces élémentaires, est fixé sur un élément. Il est fixé sur l'expérience de la terre, de l'eau ou du feu, et, grâce à la dynamique de la transe portée par le mouvement et la musique, il va pouvoir faire apparaître un autre élément et devenir créatif en combinant deux éléments.

Témoignage d'un transeur sur l'expérience de l'élément « terre » rapportée par J. Donnars dans son livre (page 128) : « *Je suis la terre. Vibration calme et reposante. Allongé, face contre terre, profonde humilité et je te remercie. Et toi, la terre, tu me rends grâce. L'énergie se concentre au milieu de moi, le corps en boule, à ras de terre, comme une graine, mais les vibrations de l'air et du ciel, transformées en une musique-extase, font éclore la graine, de petites feuilles en petites tiges, qui se ramifient, et tout en étant racines, en terre, je déploie mon feuillage au soleil et la force du tronc respire déjà le ciel ; et, alors, je tourne lentement la tête en arrière, bouche bée aux étoiles, et les bras grands ouverts, et les corps, et les cœurs, et les visages, dans un sourire ; un rire me fait trembler de joie* ».

Nous voyons ici que la transe, dans son processus de libération, est créatrice d'images symboliques. Le sujet devient une image symbolique et c'est lui ou plutôt le travail de l'inconscient à travers la transe, qui a créé cette image symbolique.

VALEURS EXISTENTIELLES ET OBJECTIFS PSYCHOTHÉRAPEUTIQUES : OUVERTURE AUX VALEURS BIONOMIQUES AUTOGÈNES

Walter Orrù
Scuola Superiore di Psicoterapia Bionomico-Autogena - Formist
Cagliari (Italie)

Résumé :

Les valeurs existentielles ont un rôle essentiel en psychothérapie bionomique. Leur rôle a été souligné par Schultz plusieurs fois et en plusieurs point de son œuvre.
L'échelle des valeurs existentielles de Schultz suppose un parcours d'autoréalisation à travers plusieurs étapes existentielles, chacune d'entre elles implique la satisfaction de besoins relatifs à chaque catégorie existentielle précise.
Dans le domaine psychothérapeutique, un rôle fondamental dans la progression de la croissance du patient à l'intérieur de ce parcours d'individuation est mené par la compréhension bionomique-autogène. Il s'agit d'un processus autogène développé par le patient et conduit d'une façon neutre par le psychothérapeute à l'intérieur de la relation psychothérapeutique, qui le conduit à l'expansion du champ de la conscience et donc à l'individuation de son propre plan de vie. La compréhension bionomique-autogène prévoit deux phases thérapeutiques : une première phase, appelée « autogène », caractérisée par l'exécution des exercices autogènes et divisée en deux sous-phases, une somatique (caractérisée principalement par l'application du training autogène standard) et l'autre imaginative (caractérisée principalement par l'application du training autogène supérieur). La deuxième phase est appelée « colloquiale » (caractérisée par l'application de techniques d'association libre et de techniques d'amplification). Au moyen de l'expansion de la conscience, tel processus de compréhension fait avancer le patient dans la réalisation progressive de ses valeurs existentielles. La disposition du patient par rapport à sa réalisation sur l'échelle de valeurs susdite détermine son classement entre normal et pathologique. Du fait que le premier niveau de cette échelle est la catégorie des valeurs appelée « Santé », une disposition au-dessous de cette échelle de valeurs implique la pathologie. Une disposition de la réalisation au-dessus de la catégorie des valeurs de

« Santé » implique des niveaux de normalité et de santé progressivement plus grands jusqu'à arriver au maximum de la réalisation prévue par les valeurs d'autoréalisation bionomique.
Si la compréhension bionomique-autogène, réalisée à travers les phases autogènes et colloquiales, admet la progression du sujet dans le parcours de réalisation de plusieurs catégories de valeurs, un rôle très important est dévolu aux objectifs de chacune des deux phases qui les caractérisent. Les objectifs donnent des indications au thérapeute sur le parcours que le patient doit parcourir pour réaliser la compréhension bionomique-autogène.
Dans cette relation seront donc étudiés et présentés les objectifs psychothérapeutiques utiles à la réalisation des phases colloquiale et autogène de la psychothérapie bionomiques-autogène.

Mots-clés : valeurs existentielles, bionomie, objectifs

Introduction

Dans mon intervention, je parlerai du rôle des valeurs existentielles dans la psychothérapie bionomique-autogène et notamment de la relation qui existe entre ces valeurs et les objectifs qu'on se pose face à un patient en psychothérapie.

Les valeurs existentielles ont un rôle fondamental en psychothérapie bionomique-autogène et du reste, Schultz le souligne plusieurs fois dans son œuvre. Son schéma des catégories de valeurs existentielles, qui est en quelque sorte comparable à la plus connue "pyramide des besoins" de Maslow (1954), est plusieurs fois cité, tant dans "*Das Autogene Training*" (1966) que dans "*Bionome Psychotherapie*" (1951) et "*Die Seelische krankenbehandlung*" (1963). L'importance de ce rôle est aussi renforcée dans un chapitre de "*Handbuch der Neurosenlehre*", signé avec Frankl et Von Gebsattel en 1959.

Dans "*Bionome Psychotherapie*" de 1951, Schultz affirme "... *les valeurs dans l'homme ne sont pas données fortuitement à un certain moment de son évolution, mais elles ont des fondations profondes dans sa nature biologique et ne peuvent pas en être séparées*" et encore, dans le "*Handbuch des Neurosenlehre*" de 1959 il écrit "... *chaque être vivant, dans sa spécificité, représente un parcours qui doit être complété ; l'organisation de ce parcours démontre l'autosens de l'être vivant. D'un point de vue bionomique, l'autosens correspond à la juste valeur de chaque être vivant*". Et finalement, se référant à Hans Berger (le découvreur de l'électroencéphalogramme), dans "*Bionome Psychotherapie*" il écrit encore : " ... *On a déjà reconnu la valeur d'énergie des processus psychiques : cette valeur d'énergie doit résulter d'autres énergies physico-chimiques du tissu cortico-cérébral vivant. Ça peut donc être une simple transformation dans une forme d'énergie particulière, qui, par la suite, se convertit de nouveau dans une forme d'énergie matérielle, ainsi permettant le développement et la transformation de la sphère psycho-physique ...*".

Comme l'on peut bien comprendre de ces affirmations, la notion de valeur psychologique dans la théorie schultzienne peut être rapportée tant à la notion de sens qu'à la notion d'énergie et, même s'il n'en donne pas une définition spécifique, Schultz attribue à cette notion un rôle central dans le parcours existentiel. Cette position est fondamentalement superposable à celle de Jung, qui, dans un essai de 1928 sur l' "*Energétique psychique*", affirme : "... *La conception énergétique est essentiellement finaliste et elle conçoit l'événement en partant de sa conséquence pour remonter à sa cause au sens où, à la base des modifications auxquelles les phénomènes sont soumis, il y a une énergie. Cette énergie reste constante juste dans ces modifications et finalement elle conduit entropiquement à un état d'équilibre général* ... " et plus loin dans le même essai Jung dit aussi : "*[...] notre psyché possède même un système d'évaluation extrêmement élaboré, c'est-à-dire le système des valeurs psychologiques. Les valeurs sont des évaluations quantitatives énergétiques. [...] Ce qui, avant tout, est important pour nous est le système subjectif des valeurs, les évaluations subjectives de chaque individu.*" Jung précise encore mieux la fonction de la valeur dans *Aion* (1949), où il affirme : "... *La fonction de valeur, c'est-à-dire de sentiment, est partie intégrante de l'orientation consciente et elle doit donc être un élément fondamental dans une analyse psychologique plus ou moins complète, parce qu'au contraire le modèle de processus réel que nous voulons construire serait incomplet. La qualité de la valeur, c'est-à-dire la 'tonalité affective', concerne chaque processus psychique. Elle indique dans quelle mesure le sujet est « stimulé » par le processus et quelle valeur celui-ci a pour lui (à condition que le processus arrive à la conscience). C'est à travers l' « affection » que le sujet est impliqué et attiré, arrivant donc à ressentir le vrai poids de la réalité*". Et, à un autre endroit du même ouvrage, il précise encore : "*La valeur affective, donc, donne la mesure de l'intensité d'une idée, d'une représentation et, de son côté, l'intensité en exprime la tension énergétique, le niveau d'efficacité... .*"

Si celles-ci sont, donc, les valeurs subjectives, selon Jung il existe "... *aussi les valeurs objectives, qui sont fondées sur le consensus général : les valeurs morales, esthétiques et religieuses, c'est-à-dire les idéaux reconnus universellement ou les représentations collectives à tonalité affective...* ". Pour Jung, les problèmes concernant ces valeurs objectives aussi ont des implications pratiques au niveau psychothérapeutique puisque leur apparition dans un contexte onirique, même si dépourvue d'une tonalité affective subjective, peut nécessiter d'être réintégrée dans son contexte archétypal.

Dans l'élaboration d'un système de valeurs existentielles, Schultz part de ses expériences psychothérapeutiques dans le traitement de patients névrotiques. De cette manière il arrive à un schéma organisé selon une hiérarchie de catégories de valeurs, que le sujet doit réaliser dans son propre parcours de vie. De plus, comme l'on verra plus tard, cette échelle devient aussi un schéma de référence pour la réalisation des objectifs de la psychothérapie. La relation entre valeurs et objectifs thérapeutiques revêt une signification encore plus étendue parce que dans la théorie de Schultz les valeurs existentielles sont strictement reliées au pronostic des névroses. Dans "*Die Seelische krankenbehandlung*" (1963) il affirme, en effet, à quel point les valeurs existentielles conformes à la personnalité de l'individu sont impliquées, plus la névrose est grave. Je cite textuellement : "...[Cette règle] *vaut surtout si l'on peut reconnaître que la névrose représente une tentative erronée et non réussie de la réalisation ou satisfaction des valeurs existentielles authentiques, c'est-à-dire conformes à la personnalité et à la vie, parfois obtenue, au contraire, même avec une double illusion sur la vie. Et, si avec une attitude erronée on aspire à des fausses valeurs, nous devons toujours nous préparer à lutter férocement avec le patient...*" (Schultz, 1963). Ou encore, à un autre endroit de son œuvre, quand il affirme plus clairement et explicitement dans "*Bionome Psychotherapie*" (1951) : " ... *Les valeurs existentielles, comme nous les considérons, ont pour les hommes une importance vitale autant que l'oxygène, l'eau, la nourriture etc.. Ils sont en fait nécessaires à la vie et il est donc clair que s'ils sont en péril ou endommagés cela peut avoir une importance décisive pour la formation de la névrose ou pour son aggravation. Si on les considère globalement, la forme des névroses et les valeurs existentielles déterminent le pronostic aussi, même si ici on ne peut pas négliger les conditions de vie de chaque patient".* Cette relation entre névrose et valeurs existentielles semble donc avoir un rôle précis dans la détermination de l'étendue du pronostic même de la névrose. En d'autres mots si le patient veut guérir, il ne peut ne pas connaître le niveau de réalisation de ses valeurs existentielles, vraiment parce que la névrose met en cause leur accomplissement. Comme lui-même le souligne dans "*Das Autogene Training*" (1966), il en ressort que le parcours thérapeutique du patient devra avoir des objectifs psychothérapiques qui ne sont pas seulement "*le simple rétablissement des fonctions altérées et la recherche de la capacité d'obtenir des attitudes productives du point de vue des satisfactions libidinales*", mais aussi la réalisation de buts existentiels de niveau supérieur, c'est-à-dire "*la libération des capacités productives et spirituelles de l'individu*".

La distinction mentionnée ci-dessus que Schultz fait entre valeurs existentielles authentiques et valeurs existentielles fausses ne semble pas différente par rapport à celle que Jung (1943) fait entre valeurs et non-valeurs ou par rapport à celle que Maslow (1954, 1962) fait entre valeurs d'accroissement et valeurs défensives ou carentielles ou encore par rapport à celle que Karen Horney (1987) fait entre valeurs positives et valeurs défensives. En effet, dans "*Psychologie de l'inconscient*" (1943), Jung non seulement définit précisément la notion de valeur, mais il distingue aussi entre la notion de valeur et celle de non-valeur. Précisant les théories ou mieux, les hypothèses qui expliquent à quoi l'élément qui cause la maladie consiste, Jung écrit (Jung, op.7, p.48): "...[Ces théories] *ne veulent pas définir les valeurs d'un homme, mais ses non-valeurs, qui sont perceptibles dès qu'ils provoquent le trouble. Une 'valeur' est une possibilité à travers laquelle de l'énergie peut se disperser. Mais puisqu'une non-valeur aussi représente une possibilité de laquelle de l'énergie peut être dégagée, elle aussi est une vraie valeur, mais une valeur conduisant à des manifestations d'énergie inutiles et nuisibles. En fait, l'énergie en soi n'est ni bonne ni mauvaise, ni inutile, ni nuisible : elle est indifférente. Tout dépend de la forme revêtue par l'énergie. C'est la forme qui donne à l'énergie sa qualité. D'autre part, toutefois, la forme pure sans énergie est à son tour indifférente. Dans la névrose l'énergie psychique a sans doute une forme inférieure et pas valorisable.*" Dans la théorisation de Jung pas seulement la distinction entre valeurs et non-valeurs mais aussi l'aspect évolutif existant entre l'un et l'autre nous semblent importants pour notre présentation. Les non-valeurs constitueraient, donc, des entités moins évoluées, inférieures par rapport aux valeurs, qui, au contraire, constitueraient des entités supérieures, plus évoluées.

Une dizaine d'années plus tard, en 1954, Maslow fait des distinctions assez similaires à celles de Jung. Il distingue, en fait, entre valeurs d'accroissement et valeurs carentielles, parmi lesquelles les premières recouvrent une position hiérarchiquement plus importante par rapport aux autres. La théorie des valeurs de Maslow s'inspire de sa bien connue théorie des besoins, selon laquelle la valeur est définie en fonction des besoins. Pour Maslow, en fait, la valeur représente la gratification d'un besoin. Pour cette raison, donc, un besoin pleinement gratifié non seulement fait perdre l'importance de la même valeur, mais il fait accéder à la satisfaction de valeurs plus élevées. La théorie des valeurs de Schultz aussi semble suivre celle de Maslow, même si, comme on va voir, elle est plus complexe et avec des catégories de valeurs plus nombreuses. Comme on a déjà dit, elle suppose un parcours évolutif d'autoréalisation à travers six étapes catégorielles, chacune desquelles implique la satisfaction des besoins relatifs à la catégorie existentielle spécifique. L'individu sain fait ce parcours évolutif au cours du cycle entier de la vie et il est aussi possible de supposer, parallèlement au schéma du cycle de vie de Erikson (1982), la phase de la vie où l'on devrait atteindre la satisfaction de chaque catégorie de valeurs.

Voyons, maintenant, le schéma schultzien. Le premier niveau à atteindre est la satisfaction des valeurs de "Santé". La réalisation de ces valeurs dépend d'une fonction existentielle que Schultz appelle "Vécu ou sensation vitale corporelle" (*Körperliches Lebensgefülh*) (1951). Celle-ci, en activant la perception des sensations corporelles, réalise ce qui est synthétisé dans le proverbe latin : "Mens sana in corpore sano". Ici on propose le domaine corporel entier comme point de départ. Du reste il semble qu'il y ait une convergence entre ces valeurs et ces références aux besoins physiologiques de Maslow (1954), bien que Schultz s'arrête surtout sur les aspects holistiques de la satisfaction des besoins. Selon Maslow, quand l'organisme est dominé par la satisfaction des besoins physiologiques tous les autres besoins peuvent être annulés ou gardés cachés.

Le deuxième niveau hiérarchique que Schultz propose regroupe un ensemble de valeurs dont le but est la réalisation du "Bonheur". La fonction existentielle ayant la tâche de réaliser ces valeurs est appelée par Schultz "Logique ou raison individuelle pratique" (*individuelle praktische Vernunft*) (1951). Les thèmes en jeu dans cette catégorie sont la jouissance, le plaisir et la performance dans le domaine des activités du sujet. Dans cette catégorie Schultz situe les problématiques dont la psychanalyse classique (surtout celle freudienne et adlérienne) s'est occupée pendant longtemps. En particulier la psychanalyse pratiquée par Freud s'est occupée des implications et des vicissitudes de la pulsion de l'Eros avec les difficultés correspondantes dans la réalisation de la jouissance et du plaisir dans le domaine affectif. Dans le traitement du patient elle a donc recherrché la réalisation de valeurs de bonheur, s'efforçant de rétablir les fonctions altérées à travers la satisfaction libidinale des attitudes affectives. De l'autre côté le principe de puissance, dont la psychanalyse adlérienne s'est occupée d'une manière prédominante, a constitué une pulsion autant forte des attitudes humaines. Pour Adler, en effet, le nœud du problème n'était pas l'Eros, mais la puissance du Moi et sa théorie des névroses, se basant essentiellement sur le principe de puissance, voulait que le Moi s'impose dans toutes les circonstances. Selon cette théorie les valeurs de bonheur peuvent être donc atteintes à travers l'affirmation du Moi dans les différentes activités de l'individu. Jung et successivement Frankl et Schultz font des considérations différentes par rapport à Freud et Adler: bien qu'ils acceptent ces positions, comme l'on verra, ils vont proposer des théories qui vont bien au-delà de la catégorie de la valeur du bonheur. Partant de l'analyse des positions freudiennes et adlériennes, Jung (1943) affirme : "... *A mon avis il n'existe aucune raison pour croire que l'Éros est authentique tandis que la volonté de puissance ne l'est pas. La volonté de puissance est certainement un démon autant puissant que l'Éros et il n'est pas moins ancien et originaire* ...". Il se demande aussi lequel des deux points de vue est juste (1943), pour conclure que la théorie de Freud semble répondre à un aspect complètement différent par rapport à la théorie adlérienne. Selon le psychiatre suisse, en fait, pour Freud l'élément suprême et décisif est l'Éros et son destin envers les objets, tandis que pour Adler la puissance du Moi et le sujet qui recherche une sécurité et supériorité sur les objets, quel qu'ils soient, semblent être plus importants. En d'autres mots, Jung affirme, "*il n'existe pas seulement la pulsion de conservation de l'espèce, mais la pulsion de l'autoconservation aussi*".

Comme on a déjà dit, Victor Frankl aussi suit la même idée critique que Jung. En fait, soit dans "*The Will to Meaning*" (1969) soit dans "*Ärtzliche seelsorge*" (1982) il souligne l'importance que la psychologie freudienne donne au principe de plaisir et la met en parallèle avec la psychologie adlérienne centrée sur le désir d'affirmation. Se référant au refoulement, un concept pivot de la psychanalyse freudienne, le psychiatre viennois souligne en fait comment dans ce concept le Moi conscient est dominé par les pulsions inconscientes venant du ça. Selon Frankl (1982), en indiquant le parcours à faire pour éliminer les contenus refoulés, Freud nous a enseigné à comprendre le sens des actes produits par des pulsions opérant au-dessous du conscient. Si, donc, le symptôme névrotique menace le Moi, selon Freud il faut annuler cette menace en arrachant de l'inconscient ces contenus refoulés pour les restituer au moi conscient (Frankl, 1982). Frankl conclut, donc, disant que derrière la volonté consciente il existe une force, une contrainte inconsciente. On comprend, ainsi, que pour Freud le but de notre existence est l'achèvement d'une conscience soutenue par des forces impulsives inconscientes, c'est-à-dire un homme poussé exclusivement par les instincts (Frankl, 1984). Le Moi se fixe donc seulement des objectifs qui sont des moyens pour la réalisation de buts dont le ça est imprégné et qui subsistent derrière le Moi, et toute manifestation spirituelle est considérée pure sublimation. La psychanalyse freudienne, selon Frankl, ne va pas plus loin et elle néglige complètement l'orientation envers le sens et la recherche des valeurs. Dans la critique de Frankl, la psychologie analytique individuelle adlérienne ne semble pas non plus aller plus loin que la réalisation des valeurs de bonheur considérées comme satisfaction de la volonté de puissance. Elle se fixe de rendre le névrotique responsable de ses propres symptômes, de les insérer dans le domaine de sa responsabilité personnelle et d'étendre la sphère du Moi pour lui donner une majeure conscience de ses devoirs à l'égard de la société.

Le troisième niveau des valeurs existentielles de l'échelle schultzienne comprend des valeurs concernant des thèmes comme le prestige, la possession, le mariage, la famille, la profession et la communauté d'appartenance. Il s'agit, donc, de valeurs de "Sécurité" pouvant être réalisées, selon Schultz, grâce à une fonction existentielle spécifique, qui s'appelle "Logique ou raison collective pratique" (*kollective praktische Vernunft*) (1951).

Avec le quatrième niveau de valeurs existentielles de l'échelle schultzienne on entre dans un domaine de valeurs déjà théorisées par Jung et que Viktor Frankl (1984) a appelé "Valeurs d'attitude". Il s'agit de valeurs concernant le problème de l'imminence et de la certitude de la mort et de la certitude d'une réalité cosmique transcendantale, permettant à l'individu de structurer naturellement une "Weltanschauung". Selon Schultz il est possible d'affronter les luttes et les crises existentielles, le vieillissement ou des thèmes comme la fugacité de la vie grâce à la fonction existentielle qu'il appelle "Logique ou raison cosmique" (*kosmische Vernunft*) et qui permet de réaliser plus ou moins complètement une conception du monde (Weltanschauung). Seulement en réalisant une Weltanshauung il est possible d'affronter et surmonter ces problématiques puisqu'elle permet d'expliquer ces faits au sujet et d'y trouver, donc, un emplacement théorique approprié.

Le cinquième niveau de l'échelle schultzienne prévoit la réalisation des valeurs de "Liberté" et "Autonomie". Elle est possible si l'on a une claire conscience de soi et si l'on fait face à des problématiques concernant la valeur et la décision vis-à-vis de soi-même. L'"Autocontrôle" (Selbstbeherrscung) est dans ce cas la fonction existentielle permettant de réaliser une authentique autonomie et liberté intérieures.

Finalement, le dernier niveau, le but final, prévoit "l'Autoréalisation", qui peut être atteinte grâce à la fonction appelée "Harmonie totale" (*Totalharmonie*), permettant de faire face à la problématique de l'être vivant et spirituellement fécond. On peut résoudre cette problématique seulement à travers l'harmonie totale. Selon Schultz ici se trouve la limite la plus haute que la psychothérapie consent (1966). Dans "*Das Autogene Training*" il conclut la présentation de ce schéma de valeurs en disant textuellement : "... *nous voulons explicitement souligner qu'au-delà de cet objectif, outre le développement libre et spontané, spirituellement productif et complètement harmonique de la personnalité qui nous a été confiée dans notre domaine de travail, il n'y a rien d'autre*..." (1963).

Comme l'on a déjà dit, ce schéma de valeurs existentielles est pour Schultz un schéma de référence pour le parcours psychothérapeutique que le patient doit réaliser. Comme l'on sait, la compréhension bionomique-autogène a un rôle très important dans ce parcours d'individuation. Il s'agit d'un processus autogène développé par le patient et guidé d'une façon neutre par le thérapeute à l'intérieur d'une relation thérapeutique, le conduisant à l'expansion du champ de conscience et donc, à la détermination de son propre plan de vie. La compréhension bionomique-autogène prévoit deux phases thérapeutiques : la première s'appelant phase "autogène", est caractérisée par l'exécution des exercices autogènes et elle est divisée en deux sous phases, c'est-à-dire une somatique (essentiellement caractérisée par l'application du training autogène standard) et l'autre qui s'appelle psychique-imaginative (essentiellement caractérisée par l'application du training autogène supérieur). La deuxième phase est dite "colloquial ou de l'entretien" et elle est caractérisée par un travail d'élaboration verbale des vécus autogènes et non autogènes, somatiques et psychique-imaginatives, apportés par le patient en séance; ce type de travail est effectué aussi par des techniques d'association libre et des techniques d'amplification. Grâce à l'expansion de la conscience, ce processus de compréhension fait grandir le patient et le conduit à la découverte et à la réalisation progressive des valeurs existentielles inhérentes à son plan de vie. Une disposition de la réalisation au-dessus de la première catégorie de valeurs, ceux de "Santé", implique des niveaux de normalité et de santé progressivement plus grands, jusqu'à arriver au maximum de la réalisation prévue par les valeurs d'autoréalisation bionomique.

Le parcours psychothérapeutique du patient donc, étant finalisé au début à la réalisation des valeurs de "Santé", commence par la compréhension bionomique-autogène en phase somatique, laquelle est caractérisée d'abord par la compréhension bionomique des vécus somatiques du patient, réalisée à travers l'application du training autogène standard (Schultz, 1966; Orrù, 2003, 2007; Widmann, 2005).

Les objectifs de cette phase psychothérapeutique sont: a) la somatisation ; b) l' *Umschaltung*, c'est-à-dire la commutation autogène ; c) la libération des blocages et identifications erronées liées à l'image du corps d) la libération des identifications existentielles fausses et primitives.

L'accomplissement de ces objectifs permet au patient de réaliser des valeurs qui appartiennent au premier niveau (c'est-à-dire de "Santé") et en partie, aussi du deuxième niveau de l'échelle de valeurs de Schultz (c'est-à-dire de "Bonheur").

Le premier objectif est donc la "somatisation". Comme l'on sait déjà, avec le terme de somatisation (*Somatisierung*), Schultz (1966) entend l'action de s'adresser à son propre corps, vers la perception des vécus corporels. Il s'agit, donc, d'une identification à ses propres sensations corporelles et cela, selon Schultz nécessite plusieurs éléments : avant tout de se tourner de l' "extérieur" à l' "intérieur" et puis d'avoir un objectif intérieur. Toutefois, cet objectif intérieur ne doit pas être recherché, désiré, activement voulu etc., mais il doit être proposé à nous-mêmes dans une attitude "perceptive", accueillante et passive (Schultz, 1951b). Il s'agit dans ce cas de quelque chose de très similaire à l' "attention flottante" freudienne, qui détermine, selon Schultz, des développements producteurs de sens psychothérapeutique. Il dit dans *Das Autogene Training (1966)*: « *...la détente n'est pas seulement quelque chose qui agit sur le système musculaire, mais elle détermine aussi des modifications existentielles globales sur le système nerveux, tant en ce qui concerne le schéma corporel que pour la problématique affective...* ". Et il ajoute plus loin "*... À mesure que l'on avance dans l'apprentissage de la formulation de base du début, on arrive graduellement à une vraie transformation biopsychique. Dans le huitième chapitre on reviendra sur cette, pour ainsi dire, transformation rétrograde, similaire à la régression des psychanalystes...* " (Schultz, 1966). En effet, l'identification sensorielle à la corporéité détermine, selon Schultz, une transformation en termes d'une extension des limites du Moi (1951b). "*... Des parties entières du conscient sont rendues entièrement accessibles, de nouvelles perceptions sont découvertes et de nouvelles conditions intérieures d'accomplissement de la corporéité sont formées ...*". D'autre part, comme Schultz le souligne (1951b), plus la perception de la corporéité (Leiblichkeit) augmente, plus la perception consciente du Moi devient faible, sombre et moins définie. Avec la somatisation sensorielle, donc, on n'a pas seulement le soi-disant phénomène de l' "animation du corps" (*Beseelung*), que l'on verra plus tard, mais aussi la transformation de la perception consciente du Moi. La limite Moi-Corps s'élargit beaucoup envers le corporel et cela, comme Schultz le dit, au détriment de l'expérience consciente et de la clarté consciente du Moi.

A la suite de la décision intérieure de "*se tourner envers sa propre intériorité corporelle*" se produit la "*découverte de nouvelles expériences perceptives*" et aussi la "*transformation*" de cette expérience perceptive. Comme Schultz l'affirme " *... pendant l'état de concentration mentale, par suite de l'orientation introspective, l'individu paraît être graduellement plus détaché de l'environnement extérieur. Par conséquent les stimulations extérieures échappent complètement ou au moins on leur dédie seulement un minimum négligeable de notre attention ; au contraire, la vie intérieure devient plus riche, voyante, on pourrait dire "colorée" et, par conséquent, le vécu somatique assume des manifestations particulières... " (Schultz, 1966).*

Comme l'on sait, ce processus de transformation organismique, déterminé en grande partie par la "somatisation", a été appelé *Umshaltung* par Schultz, c'est-à-dire "commutation autogène" (Schultz, 1966).

Par conséquent, le deuxième objectif de la phase somatique est la réalisation de la commutation autogène, qui est réalisable, comme l'on sait, à travers le training autogène standard. La commutation autogène a d'importantes conséquences du point de vue psychothérapeutique : la plus importante est celle appelée par Schultz "autosédation de la résonance émotionnelle des affects", dont la conséquence est un détachement émotionnel favorisant le détachement de l'identification projective et le détachement de l'expérience corporelle.

Parallèlement à la réalisation de ces deux premiers objectifs, le patient apprend à différencier le conscient de l'inconscient. Cette distinction se produit par effet des différences émergeantes de la découverte de la diversité entre état d'éveil et état autogène.

La réalisation de ces premiers objectifs permet de faire de nouvelles conquêtes, c'est-à-dire la libération des blocages et identifications erronées liées à l'image du corps et la libération des identifications existentielles fausses et primitives. Ce sont ces dés-identifications du Moi qui favorisent la croissance et la maturation du sujet au profit de nouvelles identifications de type post-œdipien à travers des processus de réconciliation avec les émotions. Selon Schultz « ... le 'monde des images' s'ouvre donc, et on entrevoit la réalité d'un autre monde'... » (Schultz, 1966). Cela donne au sujet la possibilité de grandir et devenir plus libre pour réaliser les valeurs des catégories de "Santé" et "Bonheur" et peut-être de "Sécurité" aussi.

La réalisation des valeurs des catégories successives en psychothérapie bionomique-autogène se produit par l'application du training autogène supérieur. Le passage envers l'utilisation de cette technique représente le début de la phase plus psychique-imaginative de la compréhension bionomique-autogène, dans laquelle on élabore surtout les vécus psychiques-imaginatifs.

Les objectifs de cette phase sont de favoriser la croissance et la maturation de l'individu soit à travers le passage de mécanismes d'identification de type projectif (typiques de la phase somatique) à des mécanismes d'intériorisation, soit à travers l'intégration des éléments du conscient avec ceux de l'inconscient. Cette dernière modalité permet d'unir dans une synthèse supérieure les parties morcelées et fragmentées (et devenues conscientes) par le travail d'analyse. Cette synthèse, cette intégration nous fait reconnaître notre position par rapport aux catégories de valeurs successives, qui sont inhérentes à notre plan de vie. Ce travail d'analyse se produit notamment dans la deuxième phase psychique-imaginative grâce aux exercices du training autogène supérieur. Schultz affirme textuellement: "*... c'est sur les différents problèmes et sur les valeurs existentielles que nous conduisons nos sujets à un cours d'exercices* *ultérieurs du cycle supérieur...*". On peut dire que dans la phase psychique-imaginative deux modalités se réalisent : l'une plus proprement analytique et l'autre plus proprement synthétique. Cette dernière, la modalité synthétique, se base et a ses fondations sur le travail d'analyse précédemment effectué.

Donc, la croissance et le développement ultérieur de l'individu, se produisant à travers la réalisation de valeurs des catégories de "Weltanshaung","Liberté" et "Autonomie", est permise par le travail effectué dans la phase psychique-imaginative. Les exercices du training autogène supérieur, selon Schultz, ont un rôle fondamental dans la progression de la découverte de ces valeurs. Le dernier surtout, c'est-à-dire l'exercice des questions à l'inconscient, semble avoir une structure plus indiquée pour ce but. Les questions qui sont posées, et je cite Schultz (1966) encore une dernière fois, "*...ont le but de permettre une vision intérieure, de nous faire percevoir nos positions personnelles dans les premières cinq catégories des valeurs existentielles...*".

En conclusion on peut donc dire que pour Schultz, la référence permanente à l'échelle des valeurs existentielles est fondamentale parce qu'elle est un guide pour savoir à quel point est parvenu le travail de compréhension bionomique-autogène qu'on effectue avec le patient.

Bibliographie

1) Erikson E.H.: *The Life Cycle Completed. A Review*, Rikan Enterprises Ltd Norton & Company, London, 1982.
2) Frankl V.E., Von Gebsattel V.E. & Schultz I.H.: *Handbuch der Neurosenlehre und Psychotherapie,* Urban & Schwarzenberg, Munchen-Berlin, 1959.
3) Frankl V.E.: *The Will to Meaning,* The New American Library, Inc., New York, 1969
4) Frankl V.E.: *Ärztliche Seelsorge*, Franz Deuticke, Wien, 1982.
5) Frankl V.E.: *Homo patiens. Versuch einer Pathodizee*, Hans Huber, Bern, 1984.
6) Horney K.: *Final Lectures*, W.W. Norton & Company, 1987.
7) Jung C.G.: (1943) *Über die Psychologie des Unbewussten,* in *Zwei Schriften uber Analytische Psychologie,* Walter Verlag, Olten, 1981.
8) Jung C.G.: (1949) *Über das Selbst,* in *Aion. Beitrage zur Symbolik des Selbst,* Walter Verlag, Olten, 1976.
9) Jung C.G.: *(1928) Über die Energetik der Seele,* in *Die Dynamic des Unbewussten,* Walter Verlag, Olten, 1967.
10) Maslow A.H.: *Motivation and Personality*, Harper & Row, 1954.
11) Maslow A.H.: *Toward a Psychology of Being*, Van Nostrand,

Reinhold Co., New York, 1962.
12) Orrù W.: *Dispensa di Psicoterapia Bionomico-Autogena*, Edizioni Formist, Cagliari, 2003.
13) Orrù W.: *The bionomic conception of life*, European Journal of Autogenic and Bionomic Studies, 1-2:17-43, 2007.
14) Schultz I.H.: *Bionome Psychotherapie*, Thieme Verlag, Stuttgart, 1951.
15) Schultz I.H.: (1951b) *Zum Problem der « Somatisierung » besonders in Hypnose und autogenem Training*, in Langen D. (Hrsg.), *Der Weg des Autogenes Trainings*, Wissenschaftliche Buchgesellschaft, Darmstadt, 1968.
16) Schultz I.H.: *Die seelische Krankenbehandlung*, Piscator, Stuttgart, 1963.
17) Schultz I.H.: *Das Autogene Training*, Georg Thieme Verlag, Stuttgart, 1966.
18) Widmann C.: *Manuale di Training Autogeno e tecniche di psicoterapia bionomica*, Edizioni del Girasole, Ravenna, 2005.

II – LES INDICATIONS DE LA RELAXATION PSYCHOTHÉRAPIQUE EN 2008

LA RELAXATION DU RELAXATEUR
ET LES THÉRAPIES BRÈVES

Louise Passera
Kinésithérapeute - Paris

__**Résumé**__ :

Comment la relaxation du relaxateur influe-t-elle positivement, même si cela paraît aller de soi, sur la manière d'accueillir le patient, ceci dès la première rencontre, permettant ainsi le transfert massif d'une première séance où le patient se relaxe déjà et l'exprime d'une façon ou d'une autre ?

L'acte thérapique se joue dans l'interaction entre deux personnes, l'une aidant l'autre à conquérir sa liberté. Dans la perspective que le patient passe de la totémisation initiale du thérapeute à une relation plus égalitaire, le relaxateur lui transmet les moyens de sa propre libération en s'appropriant son corps et la maîtrise de ses variations toniques à la base de sa détente mentale.
Cet acte repose à la fois sur la qualité professionnelle, en partie relative à sa formation didactique, sa constante recherche et réflexion pour maintenir vivante l'approche de la relaxation, et sur la qualité humaine du relaxateur, en partie relative à sa propre cure, qui l'a entraîné à une relaxation différentielle en voie permanente d'intégration idéale à toute son activité.

Ces qualités s'actualisent ainsi :

- La présence du relaxateur, la vérité de son être, son authenticité, souvent conquises dans son travail sur lui-même, forment le soubassement primordial à la conduite de son acte thérapeutique.
- Sa capacité d'être ensemble avec l'autre –avant même d'agir– établit un contact qui confirme autrui affectivement et l'affermit dans son existence, lui rendant ainsi sa qualité de sujet.
- Sa façon d'être est sous-tendue par son exigence éthique ; aussi, il écoute la demande du patient et, soucieux de la confiance placée en lui du patient, respecte le rythme de l'évolution éventuelle de cette demande.
- Ses capacités réelles à anticiper, discerner, être responsable s'exercent dans une proximité prudente, claire et respectueuse ; excluant la toute puissance et l'infaillibilité, elles se confrontent à celles de ses pairs.

En relaxation et particulièrement dans l'urgence, ces qualités se traduisent chez le relaxateur :

- En compétence à créer simultanément une situation de liberté, dans un rapport d'empathie contenue à l'égard du relaxant, apte à faire disparaître pour celui-ci toute attitude de soumission, de passivité. L'accueil du patient est aisé au relaxateur qui « laisse venir » à lui et en lui tout événement stimulant. Etre et exister comme il est, dans le monde, le conduit à soutenir instantanément l'existence et l'être au monde d'autrui.
- En compétence à fabriquer de l'enveloppe, grâce à sa présence à l'autre et à la fluidité de ses inductions au dialogue tonique. Son toucher pour envelopper, guider, rassurer, sensibiliser, intensifier, crée une érotisation, qui évite toute sexualisation, en sorte que la régression soit sécurisée et puisse évoluer vers le désir en dehors de la relation thérapeutique.

Le relaxateur en appelant le patient à sentir, désirer, pouvoir, oser, s'autoriser, l'incite à développer ses propres facultés, aptitudes et dons dans sa relation avec les autres.

Le vécu corporel que s'approprie le patient instaure en lui un sentiment de sécurité et l'amène à ressentir ses forces vives d'existant humain. Le patient se trouve ainsi engagé dans une autonomisation paradoxalement assez rapide.

C'est ce que nous allons entendre dans les expériences que mes collègues vont maintenant vous communiquer.

Mots-clés : urgence, relaxateur, empathie, authenticité, éthique

RELAXATION ET URGENCE

Catherine Hurel-Gillier
Secrétaire Générale de l'Association des Psychothérapeutes en Relaxation Statico-Dynamique (APERSD)
Médecin consultant en sexologie
Attachée de consultation au CHU de Caen
2 bis, avenue du Canada. - 14 000 Caen
02 31 85 77 84
cathurel hotmail.com

Résumé :

La relaxation, en tant que concept qui cherche à unir le corps et l'esprit, nécessite, pour le déroulement de sa cure, de s'inscrire dans la durée. Le temps est même un allié thérapeutique.
Peut-on cependant dans certaines situations proposer la relaxation comme réponse thérapeutique à une demande dans une situation d'urgence ?

La proposition de relaxation et le déroulé des quatre séances proposées à Madame X. venue consulter à sept mois de grossesse nous permet d'appréhender ce mode inédit de prise en charge. Enceinte pour la première fois et d'une fille, les examens de suivi de grossesse ont ravivé une reviviscence d'un passé traumatique d'abus sexuel. En partant de la perception de son corps désinvesti, d'un sentiment de culpabilité et d'un espace psychique envahi, nous avons cheminé vers la perception de sensations, qui n'étaient ni celles de la douleur, ni celles liées aux mouvements du bébé. Ainsi cette patiente a-t-elle pu laisser venir des sensations qui étaient les siennes propres et le fait d'en percevoir de subtiles variations lui a permis de donner à son corps une densité et une existence qu'elle ne matérialisait plus. A partir de là, elle a commencé à élaborer des représentations psychiques positives et libératrices pour elle. Cette « expérience » a représenté pour elle une façon de ré-intégrer son corps en retrouvant à nouveau un équilibre entre corporel et mental et d'aborder ainsi plus sereinement l'échéance très attendue.

Mots-clefs : urgence /grossesse /antécédent d'abus sexuel /relaxation /perception des sensations /représentations psychiques /globalisation.

Une cure éclair : à travers l'exposé d'un cas concret en 10 minutes à peine, comment en 4 séances, la relaxation R.S.D. a fonctionné comme amortisseur de l'angoisse et fait entrevoir à la patiente une possibilité thérapeutique nouvelle ?

Motifs de consultation : Madame XX, 31 ans, praticien hospitalier, enceinte pour la première fois d'une fille, me consulte à 7 mois de grossesse, avec le motif suivant : « - J'ai besoin de faire le point sur ma sexualité ». Elle ajoute : « L'attente du bébé a réveillé plein de choses en moi ». Elle est suivie depuis 2 ans par une psychiatre, consultée pour troubles anxieux et relationnels.
Pourquoi moi ? Elle m'est adressée par la sage-femme qui la suit, une ancienne élève qui a suivi mes cours de sexologie. Elle vient donc voir un médecin consultant en sexologie et qui pratique la relaxation. Saisir par quel canal les patientes ou patients nous sont adressés, nous aide souvent à préciser la demande. Dans ce cas, c'est le médical qui domine : la patiente attend un soin, au moins un soulagement non médicamenteux et en même temps, elle vient évoquer la question de la sexualité.
Sa demande : Elle me dit qu'elle est « très » angoissée et lorsque je lui demande ce qui est le plus difficile pour elle en ce moment, elle me répond par ce mot « les douleurs », qui matérialisent une part de son angoisse. Elle décrit les douleurs à chaque examen gynécologique, tempérées par la prise en charge de la sage-femme, toujours la même, qui la fait participer à l'examen par des exercices de contraction/détente du périnée, par la pratique systématique de la respiration abdominale et aussi par la tenue d'un miroir pour intégrer visuellement cette région de son corps. La peur de la douleur à l'accouchement l'envahit à ce stade de sa grossesse me dit-elle. A ma question sur ses antécédents de douleurs génitales, elle me répond par l'affirmative...Un silence... Un encouragement à poursuivre de ma part (par un sourire). Et puis d'un coup, elle manifeste une émotion violente et se dit « débordée » par son angoisse. Son angoisse est décrite comme la peur de ne pouvoir contenir toutes ses émotions, ce qu'elle était parvenue à faire jusqu'alors. Puis elle est analysée comme l'incapacité de faire le lien entre les différents éléments de son histoire, qu'elle me « livre » en vrac. La réminiscence et même la reviviscence d'un passé traumatique d'abus sexuels (violée à 8 ans, régulièrement, pendant une année, par l'instituteur qui la ramenait chez elle après l'école et qui habitait le même village), passé qu'elle n'a révélé qu'à son conjoint. Ni ses parents ni sa psychiatre ne sont au courant.

Les examens gynécologiques ravivent la douleur physique. Les relations sexuelles sont « souvent » douloureuses. La crainte de n'être pas une mère suffisamment protectrice pour sa fille est également au premier plan.
Sa demande se précise : comment se « réunir » avec un tel passé ? L'angoisse est au premier plan : ne plus pouvoir maintenir le cloisonnement entre le passé et la maternité présente, ne plus pouvoir « faire bonne figure » et qu'ainsi son désordre intérieur n'éclate aux yeux de tous, ne pas arriver à vivre une sexualité satisfaisante. Ce qui revient sans qu'elle le dise nommément, c'est ce sexe masculin, trop gros, et l'enfant, gros aussi, qui doit passer par son sexe à elle, que la sage-femme lui montre. Et déjà, il lui faut penser à protéger sa fille.
On peut être surpris par la non-révélation à la psychiatre, fait que je rencontre de temps à autre : comme si au psychologue, on évoque ce qui se passe « dans la tête » et la dissociation fonctionnant à plein, au sexologue, ce qui se passe un peu plus bas. Sentiment de honte, de « souillure à jamais », culpabilité, peur de décevoir ses parents l'ont habitée depuis.
Le déroulé du premier entretien : *Comment comprendre ce besoin d'évoquer son passé maintenant* ? Elle, qui ne perçoit que des signaux négatifs en provenance de son corps (les douleurs), investit positivement sa grossesse. Le désir d'enfant « introduit » une façon de surmonter le traumatisme du passé et la grossesse agit comme une réparation, la maternité représentant la part respectable de la féminité. Etant enceinte, elle qui avait au fond d'elle-même un sentiment de honte et de dégoût est devenue suffisamment « respectable » ; elle a alors développé une estime de soi suffisante pour se « délivrer » de son secret. L'autre signal corporel positif est l'émergence d'un désir sexuel furtif mais pour elle troublant parce que d'apparition récente, contemporain du milieu de grossesse. Les modifications physiologiques induites par l'état de grossesse, le gonflement des tissus pelviens notamment, ont suscité en elle des réactions qu'elle a accueillies autrement que dans une perception de « dégoût ».
La construction du corps érotique, qui se fait à partir des expériences progressives vécues par le corps physiologique, s'arrête le jour du traumatisme sexuel. Le corps devient comme anesthésié et les zones touchées lors de l'abus deviennent des zones froides où rien d'érogène ne peut s'inscrire. Le corps ne peut ainsi être investi comme potentiellement érotique et ce sont les émotions ressenties lors du traumatisme qui sont au-devant de la scène, honte, culpabilité, peur. En grec, trauma signifie « blessure » et au figuré « désastre » ou « échec » : le traumatisme corporel induit en effet la notion qu'un agent extérieur soudain fait effraction, porte atteinte à l'intégrité corporelle et confronte le sujet à la mort. La notion de traumatisme suppose en général un effet de surprise, laissant l'autre dans

l'impuissance d'agir, de se protéger du danger, de s'en défendre, imposant par son essence même un état de passivité. Dans le même temps le sujet vit une expérience intense d'insécurité qui fait effraction au sein de la psyché. Quel qu'ait été le traumatisme physique, le traumatisme psychique est toujours présent. La personne est niée, anéantie, chosifiée, utilisée. Elle se défend alors en « gelant » le lieu par lequel sa destruction a failli arriver. La région sexuelle devient une zone « muette » où la seule sensation possible qui s'exprime est la douleur.

Au terme du premier entretien, compte tenu de ces éléments, et malgré l'état de passivité apparente de la relaxation, ainsi qu'elle se la représente et qu'elle la craint, quelques séances de relaxation sont envisagées aussi loin que la grossesse puisse le permettre. La demande est formulée comme un désir d'être « contenue » tout autant que la recherche d'une détente musculaire.

Les séances *:* La relaxation statico-dynamique, pratiquée ici, mêle le Jacobson et le Schultz. La mise en place d'emblée du contraste entre tendre/détendre lentement les muscles striés dans le mouvement me semblait une voie d'accès propice à l'expérience de la concentration sur un état de détente immobile.

La première séance a porté sur une prise de conscience des différents points d'appui du corps, suivi de la mise en place d'une respiration thoracique supérieure, d'une induction de pesanteur et d'une « mise au calme » de quelques minutes. La patiente n'a pu suivre l'induction de s'abandonner à sa respiration spontanée, là « où le relaxant peut rencontrer le Ça » et s'est sentie « encore angoissée » après la séance. Cependant le fait de sentir des zones plus tendues que d'autres et surtout d'avoir une position active dans le mouvement tout en percevant la détente dans le contraste lui a donné l'impression de « se récupérer », de se réapproprier à elle-même, traduisant ainsi l'ébauche d'une sensation d'unité. J'avais convenu avec elle que je ne pratiquerais pas de testing du poignet dans un premier temps.

La seconde séance a repris les mêmes inductions, mais dans une position différente, peu orthodoxe, la patiente légèrement couchée sur le côté gauche, à cause de sa grossesse évolutive. Elle a pu sentir « la respiration qui se fait toute seule », a éprouvé beaucoup de plaisir à « s'abandonner en confiance ».

Pour la troisième séance, ne sachant pas combien de temps la grossesse nous permettrait ces séances (la patiente ne séjournant que temporairement dans la région), j'ai entrepris un travail fin de contraction/relâchement des muscles du visage, avec une induction de différenciation progressive. Différencier le muscle concerné en laissant au repos ceux qui l'entourent. Cette induction, qui, d'habitude, se fait plus tard dans le déroulé des séances, s'est faite pour au moins deux raisons. La première est qu'elle avait observé la crispation

« excessive » de sa mâchoire et plaisanté (un peu) sur ce que nous disent souvent les patients à ce stade c'est à dire : « c'est pas étonnant que ça soit contracté, j'ai dû beaucoup serrer les dents dans ma vie ». La deuxième raison est que j'ai pris moi-même beaucoup de plaisir à cette induction lors de ma formation et que ça continue. Cette séance a apporté à la patiente un ressenti nouveau, un état de bien-être dont elle a dit qu'il lui donnait un sentiment d'apaisement et un soulagement, « qu'elle n'imaginait pas pouvoir éprouver ». Elle a éprouvé alors l'envie de le faire chez elle, ce qu'elle a fait. La quatrième séance s'est déroulée de la même manière, pour « approfondir les sensations ». Les subtiles variations des muscles du visage, la sensation des « yeux posés sur le visage, qui regardent le haut des pommettes » notamment, l'ont amenée à laisser venir des sensations qui étaient les siennes propres. Cette perception lui a fait entrevoir le fait qu'elle pouvait s'approprier quelque chose d'elle-même dont elle n'imaginait pas l'existence. Sans craindre le regard des autres, sous mon regard bienveillant, elle peut ne plus surveiller son visage et se détendre enfin, en accord avec son ventre. Une brèche s'ouvrait vers son avenir et elle a évoqué son ressenti de plaisir. Il n'y pas eu d'autres séances, elle a accouché de sa fille qu'elle a prénommée Claire.
Commentaires *:* Que s'est-il passé au cours de ces séances ? Probablement un transfert rapide et intense dès le début des séances. La dynamique positive de la grossesse a donné à cette patiente l'énergie de faire cette démarche. La relaxation du visage était bien venue chez elle, qui tenait tant à faire « bonne figure » et depuis si longtemps. Ce visage qu'elle a tant contrôlé, sur lequel elle a tant craint que se lise la honte (on sait bien que les parents lisent tout sur le visage, le mensonge, le nez qui s'allonge, les cernes sous les yeux, la honte qui fait rougir...), elle a pu en relâcher la surveillance et le vivre dans la détente. Son visage peut être enfin tel qu'il (tel qu'elle) est sous mon regard bienveillant (bien que je sache tout). Elle n'a pu s'abandonner qu'au cours de la deuxième séance à une régression désirée sans doute mais tellement redoutée. Sa difficulté à s'abandonner à sa respiration spontanée doit être reliée avec le fait que les enfants violés, devenus adultes, se souviennent, en position allongée, de la respiration forte du violeur, et ils ne « veulent » pas sortir ce bruit de leur corps qui rappelle trop vivement le viol et leur angoisse. Chez cette patiente, il y a retour du souvenir du traumatisme corporel marqué par les douleurs et la grossesse (alors que son moyen défensif pour maintenir la cohésion de son psychisme était de « somatiser » en gelant les sensations du corps érogène). Il y a aussi retour du traumatisme psychique par la voie de la honte : d'une part son ventre si visible met sa sexualité en évidence, sur le mode « sacré » de la maternité (absoute), mais son visage peut traduire un autre être en elle : la

femme (enfant) dont la sexualité est interdite et honteuse. Ventre et visage révèlent frontalement qu'il y a eu sexualité, et d'autant plus que ce visage-là pourrait se mettre à rougir maintenant d'avoir du désir...

Conclusion :

Les séances ont été suffisamment « contenantes » pour que la patiente s'apaise. Le travail de la décontraction fine du visage l'a aidée à percevoir le lien entre détente physique et psychique. Le relâchement musculaire du visage a induit une sensation de détente mais surtout de soulagement très profitable à cette patiente. Elle s'est trouvée en accord avec elle-même, sans cette crispation qu'elle a reconnue comme étant la marque de la honte ou du contrôle d'elle-même. De plus, dans la relation aux autres, le visage représente le haut du corps, le lieu où l'on s'expose, soi-même, dans le face à face avec autrui. Le ventre en avant de la grossesse est la mise en évidence d'une sexualité à finalité « vertueuse » dont on n'a pas à rougir mais qui se voit. Dans les deux cas, visage et ventre sont devant et s'exposent : mettre le visage en accord avec le ventre, mettre en harmonie l'ensemble, voilà l'objet de la relaxation. Les sensations positives ressenties par la patiente permettent d'envisager qu'une cure de relaxation puisse l'aider à cimenter les différents éléments de son histoire. Oser faire le lien entre les sensations du corps et les mots, nommer le désir en s'appuyant sur le socle du ressenti, c'est ainsi que cette très brève histoire s'est conclue...Le corporel et le mental ont fonctionné ensemble à partir d'un certain niveau de perception. La reconnaissance ou plutôt la connaissance de la sensation a dépassé le dualisme corps-psyché.

Bibliographie

Dolto F., *L'image inconsciente du corps*, Editions Le Seuil, 1984

Hissard M-J., *Les Relaxations thérapeutiques aujourd'hui,* I.F.E.R.T., Tome II, Editions L'Harmattan, juin 1987, p 126

Rose Anna, *Effects of chilhood sexual abuse on childbirth, one woman story,* Birth, 1992

Les Dossiers de l'obstétrique, n° 269, février 1999, p 8-34

L'APPORT DE LA RELAXATION STATICO-DYNAMIQUE DANS DES SITUATIONS D'URGENCE (ATTAQUES DE PANIQUE...)

Régine Picamoles
Psychologue clinicienne, psychothérapeute
52 rue Jean Moulin 27000 Evreux
Tél : 02 32 28 28 25
rpicamoles@laposte.net

Résumé :

Les patients viennent parfois rencontrer « en urgence » le psychologue avec des symptômes qui les font souffrir au quotidien voire qui les handicapent fortement. C'est le cas en particulier des anxieux, dont ceux qui ont depuis plus ou moins longtemps des attaques de panique. Leur demande se situe avant tout au niveau d'un soulagement de leur souffrance. Ils ne sont pour la plupart pas prêts à s'engager dans une réflexion approfondie sur eux-mêmes ni dans une psychothérapie longue.
Ma stratégie thérapeutique est de répondre dans un premier temps à leur demande au niveau où elle se formule, en leur offrant la possibilité d'expérimenter très vite les apports que la relaxation peut leur offrir pour mieux gérer ces situations. Quand les résultats sont positifs, le patient peut se satisfaire des changements obtenus en utilisant la relaxation pour réduire leurs crises, mais aussi s'engager parallèlement dans un travail thérapeutique proprement dit s'il le souhaite : l'aide apportée par la relaxation contribue à créer une alliance thérapeutique et permet au patient de croire aux possibilités de changement, suscitant en lui le désir d'aller plus loin.
Quelques vignettes cliniques vont illustrer mon propos. Elles me permettront de mettre en relief l'apport de la relaxation statico-dynamique dans ces prises en charge, dans une optique intégrée à une approche comprenant plusieurs référentiels théorico-cliniques.

Mots-clés : Relaxation statico-dynamique – Situations d'urgence – Attaques de panique

Introduction

Je me propose d'illustrer à partir de vignettes cliniques de situations « urgentes » pour les patients l'effet thérapeutique rapide d'une intervention psychothérapique qui introduit au plutôt dans la prise en charge une détente corporelle et mentale.

Parcours professionnel et pratique clinique

Mon exercice actuel n'est pas celui d'un service d'urgence. Dans ma petite ville de province peu argentée, je travaille actuellement dans 3 cadres : en libéral, dans une consultation publique destinée aux auteurs, victimes ou familles avec des problèmes de violences (conjugales et sexuelles en particulier), et auprès de patients hospitalisés à domicile avec de lourdes pathologies chroniques ou en soins palliatifs. J'ai donc peu affaire à des sujets prêts à s'investir dans une démarche de psychothérapie soutenue, même en libéral.
Dans ce cadre, effet du hasard ou signe des temps, j'ai de plus en plus d'anxieux, en particulier des sujets présentant des attaques de panique et des demandes pressantes de soulager des souffrances symptomatiques. Je sais d'expérience que la plupart viendront sur une période courte, de 2 à 6 mois, et qu'ils se contenteront des changements obtenus sans vouloir aller plus loin.
Je suis attentive à la demande que les patients affichent. J'éclaircis avec eux leurs attentes. Sauf évolution de leur demande j'axe prioritairement le travail dessus. En effet lorsque le dispositif thérapeutique est trop ambitieux cela donne peu de résultats ; l'adhésion n'est pas bonne, à juste titre, car c'est le thérapeute qui fait passer en premier ses objectifs et sa vision du travail thérapeutique. Ma stratégie thérapeutique est de répondre dans un premier temps à leur demande au niveau où elle se formule, pour amener un mieux-être. Pour le dire autrement, mon objectif est simple : accompagner ces personnes à leur rythme et en respectant leurs souhaits à se sentir mieux dans leur peau, dans leur vie, dans leurs relations aux autres....
Pour terminer cette présentation de mon travail, ma pratique fait appel à plusieurs référentiels : clinique psychodynamique, analyse systémique, thérapies brèves orientées vers les solutions, relaxation statico-dynamique, hypnose ericksonnienne. Ces approches se complètent à mon avis de manière assez harmonieuse et me font proposer aux patients l'aide qui me parait la plus adaptée au moment présent.

Apports de la relaxation dans des prises en charge brèves. Vignettes cliniques

Il m'arrive de proposer très rapidement, parfois dès la 1ère séance, le plus souvent à la 2ème rencontre, une expérimentation de détente physique, statique ou dynamique, mentale ou les deux, selon ce que je perçois des problèmes et des ressources du patient.
Par exemple, au cours du 1er entretien en libéral avec une femme de 50 ans présentant depuis l'arrêt du traitement pour son cancer du sein des attaques de panique liées à sa crainte de la récidive, cette femme a débuté une crise anxieuse 10 mn avant la fin prévue de la consultation. Mon objectif a été alors très simple : la calmer au plus vite, pour elle... mais aussi pour moi, ayant des rendez-vous après elle ! J'ai proposé une relaxation allongée, basée sur des respirations thoraciques supérieures et abdominales, associées à des étirements et à des exercices simples de chutes ou de contraction-détente des 4 membres. Je n'ai pu rencontrer cette femme que 2 fois, pour des raisons financières, l'orientant alors vers l'association « La Ligue contre le Cancer », dans laquelle un travail thérapeutique corporel de groupe gratuit allait se mettre en place. Néanmoins le court travail de Relaxation Statico-Dynamique a permis à cette femme de s'apaiser en environ ¼ h, avec une sédation des tremblements. Elle a de plus expérimenté qu'elle pouvait gérer ses crises assez simplement. Elle a pu contrôler entre les 2 séances quelques montées d'angoisse. Je pose l'hypothèse que cette séance unique a pu laisser des traces chez cette femme qui élaborait peu, et la conduire à cheminer si elle s'engage dans une prise en charge psycho-corporelle.
Autre situation, une femme de 45 ans qui présente lors de périodes de surcharge émotionnelle des attaques de panique. Par exemple lorsqu'elle doit traverser une rue elle est à la limite du malaise, elle s'appuie sur les murs et elle fait parfois demi-tour ; ou bien encore lorsqu'elle s'angoisse au travail elle a des réactions neurovégétatives (sueurs, tremblements...) qui lui font craindre un malaise. Elle anticipe alors avec angoisse la crise, en résonance avec sa 1ere crise de spasmophilie qui l'a conduite aux urgences, ressentant qu'elle allait mourir... et l'attaque de panique s'installe selon un mécanisme bien connu. Elle a aussi parfois le ventre « qui se tord ». Elle a rencontré pendant quelque temps une psychanalyste avec qui elle a travaillé sur son enfance, me raconte-t-elle, mais cela ne l'a pas aidée pour ses crises d'angoisse. Un psychiatre lui donne un traitement sérotoninergique et anxiolytique pour ses attaques de panique mais cela ne lui semble pas efficace. Excepté le problème qu'elle avance, elle dit se sentir plutôt bien dans sa vie. Elle demande une aide pour mieux gérer ses crises. Nous allons

nous rencontrer à 4 reprises.
Dans un premier temps je lui donne des explications succinctes pour mieux l'aider à comprendre les mécanismes physiologiques de ses crises (ce qui n'avait jamais été fait). Puis, je la fais réfléchir à ses angoisses d'anticipation de la crise au travail ou dans la rue : je la fais parler de ce qu'elle redoute le plus. Cette femme arrive à en relativiser les conséquences, se rendant compte que le seul risque est d'être conduite aux urgences si elle s'évanouit ou si elle ne se calme pas...
Au rendez-vous suivant elle raconte qu'elle maîtrise mieux la montée anxieuse en se disant qu'elle n'ira pas forcément aux urgences car elle n'a au fond que des bouffées de chaleur dont elle sait bien qu'elles disparaissaient toutes seules ; cela l'aide à se calmer. Je lui propose une séance de relaxation assez longue, d'abord assise puis debout, pour mieux gérer les symptômes somatiques de la montée anxieuse. Je la fais respirer calmement par le ventre, les yeux ouverts, lui proposant de se centrer sur l'alternance de la contraction des abdominaux et de leur détente. Je lui demande ensuite de contracter plusieurs fois l'ensemble de son corps, puis ses bras et enfin ses jambes, comme elle peut (cette femme n'ayant pas du tout l'expérience du travail sur la détente musculaire). Elle arrive à ressentir ces sensations. En position debout je lui fais expérimenter la sensation corporelle d'enracinement au sol, en lui proposant de fixer un endroit devant elle puis de regarder autour d'elle en étant attentive aux détails qu'elle remarque. Je lui suggère d'utiliser ses cinq sens afin de centrer son attention sur l'extérieur. Je l'invite parallèlement à respirer calmement. Conjointement et de manière métaphorique j'évoque l'arbre qui peut frémir à la brise naissante ou osciller si le vent devient plus fort, mais qui reste debout grâce à la souplesse de ses membres, les branches, et grâce à ses racines. Je la fais discrètement s'étirer et contracter différentes parties du corps puis les détendre au rythme de la respiration. J'associe ainsi une relaxation issue de la RSD à une approche ericksonnienne d'allers-retours entre l'extérieur et l'intérieur s'appuyant sur la sensorialité, les sensations corporelles et un travail métaphorique.
Au rendez-vous suivant, elle raconte avoir réussi à vaincre son appréhension à traverser les rues. Elle a débuté quelques attaques de panique mais elle les a vite stoppées « en refaisant les exercices ». Je lui propose une séance de relaxation couchée avec comme objectifs de renforcer ce qui a déjà été fait et de l'aider à détendre son ventre. Je commence par une mise au calme et quelques exercices de contraction-détente portant sur des segments des 4 membres. Puis, je lui fais expérimenter les 2 types de respiration abdominale, libre et retenue. Je lui apprends ensuite à se masser le côlon puis la partie centrale du ventre.

Au 4ème rendez-vous elle dit qu'elle se sent beaucoup mieux, qu'elle a eu peu de moments anxieux, et qu'elle a réussi à se détendre assez vite. Je reviens avec elle pendant cet entretien à un aspect déjà évoqué au départ, celui de ses ressources personnelles face à l'angoisse somatisée. Je constate qu'à sa solution habituelle de téléphoner à son mari afin qu'il la rassure, elle a ajouté une conduite plus intériorisée : elle m'imagine lui parler et l'inviter à se détendre. L'introjection de la voix du thérapeute est une ressource souvent utilisée par les patients. Milton Erickson suggérait d'ailleurs souvent en fin de séance : « et ma voix t'accompagnera, où que tu ailles ». Ma patiente conclut la séance en disant qu'elle pense pouvoir faire face seule à ses angoisses ; ce que nous avons fait ensemble lui suffit, elle reviendra me voir en cas de problème. Elle me téléphonera environ 6 mois après, me signalant qu'elle va bien pour le moment.

En relisant mes notes j'ai pensé à une définition donnée du déroulement des thérapies brèves : « juste ce qui est nécessaire pour aller mieux ». Je crois que cette femme a d'abord changé son rapport à son symptôme grâce à un recadrage personnel spontané en le comparant à des bouffées de chaleur éphémères. Elle a ensuite expérimenté dans son corps qu'elle pouvait contrôler l'attaque de panique. Elle a ainsi acquis plus de sécurité et repris confiance dans ses capacités à gérer seule son anxiété, elle qui se sent en général, dépendante des autres. Les acquis lui suffisent pour le moment. Je pense même, qu'elle a évolué dans son rapport à elle-même.

Je comparerai pour terminer ces 2 « thérapies brèves » avec une psychothérapie débutée il y a 10 mois dans une situation qui ne relève pas d'un sentiment d'urgence. Il s'agit d'un homme de 53 ans, très investi auparavant dans le sport. Il m'a été adressé par son généraliste pour des troubles anxio-dépressifs parallèlement à des douleurs chroniques, suite à un accident de travail datant de cinq ans l'ayant conduit à une situation d'invalidité professionnelle. La personnalité de structure obsessionnelle de cet homme l'aide (alors même que nous avons espacé les séances) à poursuivre consciencieusement sa psychothérapie car il craint une rechute. Parallèlement à une psychothérapie verbale qui l'a aidé à réduire les aspects dépressifs et anxieux liés à sa situation de retrait relationnel, entre autres, et à se sentir mieux qu'avant l'accident car moins anxieux de manière générale, je lui ai proposé la relaxation sur un mode assez classique. Par ailleurs ce patient a débuté le yoga suite à ma suggestion de reprendre une activité physique « douce ».

L'ensemble du travail psychocorporel l'a aidé à mieux gérer son anxiété somatisée et ses douleurs chroniques ; il s'est stabilisé à un niveau d'anxiété et de tension physique et corporelle acceptable pour lui. Pour moi l'essentiel du changement s'est effectué en 3 mois ; d'ailleurs depuis l'été dernier il a considérablement réduit son traitement psychotrope, l'humeur est bien meilleure qu'avant son accident et il aborde les tracas de la vie avec une sérénité qu'il n'avait jamais connue dans toute sa vie. La seule différence avec les prises en charges précédentes se situe dans l'approfondissement de la détente mentale et corporelle grâce à un travail dans la durée qui consolide les effets thérapeutiques et assouplit peu à peu certaines rigidités de la personnalité.

La relaxation comme expérimentation décisive d'un autre rapport à soi et au monde chez les anxieux.

Parallèlement à l'acquisition de nouvelles méthodes issues de mes formations les plus récentes (thérapies brèves et approche ericksonnienne), l'évolution de ma pratique clinique auprès du type de patients évoqués et plus généralement des anxieux et des « ruminants », se fait vers un raccourcissement des prises en charge, sans effets négatifs sur l'effet thérapeutique - les retours des patients qui reviennent me voir des mois voire des années après, à situations comparables, seraient même davantage positifs. Ce travail peut prendre du temps, le temps nécessaire. Il ne porte pas toujours ses fruits, mais il peut aussi être relativement court. Sans être très ambitieuse sur le plan psychothérapique lorsque le patient demande seulement à être soulagé de ses symptômes, ce d'autant que je pressens que son engagement ne sera pas très long, je pose l'hypothèse qu'un travail limité dans le temps peut avoir des effets thérapeutiques réels.
Qu'est ce qui pourrait être pertinent dans mon approche ? Il me semble que je définis d'emblée un contexte thérapeutique multiaxial permettant l'apaisement de l'anxiété : d'abord s'installer avant tout au mieux ici et maintenant dans son corps, dans sa tête et dans sa sensorialité. L'ancrage dans le corporel, la place faite à la détente musculaire, à la respiration et à la sensorialité, est un des piliers de ce cadre thérapeutique. Faire ressentir par exemple en séance qu'un travail de contraction-détente peut détendre les muscles et qu'une respiration calme peut apaiser les tensions internes, physiques ou psychiques, a souvent des effets thérapeutiques immédiats sur l'anxiété. Lorsque Freud a allongé ses patients, c'était certes pour des raisons transférentielles, mais aussi parce qu'il postulait que la détente induite pouvait faciliter le travail associatif de psychothérapie...
La relaxation statico-dynamique est un outil de choix dans ma pratique. J'ajoute fréquemment en parallèle un travail sur la détente psychique et le lâcher-prise dans une orientation ericksonnienne. Je renforce cette approche par un travail verbal sur les représentations du monde du patient afin d'induire ou de renforcer des changements pour réduire les aspects

psychiques de l'anxiété. La détente expérimentée entraîne souvent des changements significatifs chez l'anxieux dès lors qu'elle s'associe avec une mise en situation imaginaire de représentations anxiogènes dans un cadre susceptible d'induire l'apaisement.
Citons François Roustang [1] : « qu'est-il opéré dans une cure si ce n'est dégager, décrasser, désengorger, réanimer le système sensori-moteur, celui de la sensibilité et du mouvement, ce par quoi Aristote déjà caractérisait le vivant ? » - et plus loin - « d'une plainte qui risque fort de n'être qu'un ressassement, la perspective s'est ouverte sur une action à entreprendre pour transformer dans la réalité ce qui peut l'être » ...
Ainsi, même courte, une thérapie dans laquelle la relaxation occupe une place de choix peut de mon expérience entraîner un changement durable de la manière d'être au monde d'une personne, avec en particulier une sédation conséquente de l'angoisse.

[1] François ROUSTANG - La fin de la plainte., éd. Odile JACOB Poches, 2000, pp 63-64

PLAIDOYER POUR UNE UTILISATION DE LA RELAXATION ELARGIE AU QUOTIDIEN DE L'EXERCICE MEDICAL

Catherine Larre-Douillard
Gynécologue – Neuilly sur Seine

Résumé :

Gynécologue médicale, je suis venue à la relaxation en même temps qu'affleurait, un désir d'analyse, démarches qui ne s'excluent bien évidemment pas mutuellement.
Etre là physiquement et le rester pour être maître de soi dans des situations d'urgence et de stress médical. Occuper son corps, le remplir, être en soi, présent et suffisamment calme...

Il est de certaines expériences perçues corporellement comme de certains apprentissages de notre petite enfance : le corps n'oublie pas et s'en sert parfois même à « sa volonté défendante »... Il peut suffire alors d'un rappel à ce savoir enfoui.
En gynécologie, j'ai vite intégré que l'empathie pour l'autre ne suffisait pas et que, en face à face et dans des attitudes d'examen, rendues parfois difficiles par sa propre histoire culturelle, sociale, éducative, cette « patiente » ne l'était pas toujours et était parfois dans le « subir ».

Une vacation dans un centre d'orthogénie et la pratique d'IVG sous anesthésie locale nous laissent parfois désarmés. Nous avons réfléchi à un protocole de séance courte lors du premier entretien, avec la possibilité pour la patiente de le reprendre chez elle (support CD) préparant ainsi son utilisation lors de l'intervention.
Cela peut leur permettre de lutter contre l'envahissement de la douleur, morale et/ou physique et de trouver ou de retrouver une certaine autonomie...
La souffrance de l'autre lui appartient mais un des premiers préceptes en médecine n'est-il pas de « soulager ».

Mots-clés : souffrance, gynécologie, relaxation, "séance courte"

Abstract :

Making good use of relaxation in the day-to-day medical practice : a plea

As a medical gynaecologist, I have come round to using relaxation at the same time as I was tempted by an analysis, both processes not being mutually exclusive, of course. To be physically present, and to remain present, to remain self-possessed in emergency situations or medical stress; to keep hold of one's own body, to fill it, to be present to oneself and sufficiently calm...

It is the same with some situations experienced through the body as it is with some infancy trainings: the body never forgets and uses this knowledge "against its own will", as it were: it only takes the most tenuous reminder.

In my work as a gynaecologist, I realized very quickly that you need more than just empathy: face to face or in certain examination positions that are sometimes difficult for the women, whether because of personal reasons or because of their cultural, social or educational background, the "patients" are far from being patient, and they often just "suffer".

To make relaxation accessible to these persons whose main objective is to fight against the invasion of moral or physical pain, is to allow them to find or find again their self-sufficiency.

Working for a short time in a family planning centre or practicing voluntary pregnancy terminations makes or leaves us absolutely disarmed. We have thought out a procedure of "short sessions" during the first interview: the patient can take it up at home (CD), thus preparing its use during the operation.

Of course, each one of us has to overcome alone his own suffering, but is not "to relieve" one of the principal precepts of medicine?

Mise en place d'un programme de « relaxation d'urgence » dans un centre d'Orthogénie. (Service d'interruption de grossesse)
Hôpital de Saint-Germain en Laye

Gynécologue, confrontée personnellement à une infertilité de couple j'ai vécu intimement et professionnellement le parcours des patients que je rencontre et cela m'a beaucoup appris.
Lorsque le hasard nous met en face d'épreuves et que le temps tempère la difficulté, celles-ci peuvent se révéler fécondes.

Infertilité ou décision d'avorter sont deux facettes d'un même bouleversement psychique et physique.

Cette confrontation au désir, à son empêchement, cet enfermement un temps dans la peur, (peur de la rupture de la transmission, peur de la mort au fond) m'ont obligée à une réflexion, à des aménagements psychiques sûrement, mais surtout physiques.
A cette époque, poursuivre une pratique d'IVG par engagement intellectuel et politique me semblait responsable ; cela l'était mais se faisait toutes émotions et perceptions bloquées, gelées, pour qu'elles n'entravent pas, pensais-je à ce moment-là, ma neutralité et mon accueil des patientes.
La démarche analytique est une voie royale pour le sens que chacun peut trouver à sa vie, à la place qu'il occupe dans une lignée familiale et à celle qu'il peut accepter de prendre.
J'étais cependant malgré une empathie naturelle, trop à distance, peut-être à une mauvaise distance, sûrement trop à distance de moi.
Le travail entrepris alors parallèlement en relaxation statico-dynamique m'a promenée puis entraînée en profondeur dans les sensations essentielles, primitives de circulation, de respiration, de tonicité et de relâchement de ce corps, maltraité par le dysfonctionnement et par l'agressivité de certains actes d'assistance médicale.
Il y a cinq ans, après un temps de latence, j'ai repris cette activité dans ce service hospitalier.
C'est un service chaleureux, une petite équipe : une secrétaire, une infirmière, une sage-femme, trois conseillères familiales, deux aides-soignantes et trois médecins.
Service ouvert quatre matinées par semaine, de huit heures à quatorze heures. Le personnel se relaie.
En moyenne, une dizaine de consultations en pré-IVG, six consultations en post-IVG, quatre interventions (aspirations) sous anesthésie locale par matinée. Les autres IVG se font par la méthode médicamenteuse.
Les patientes sont reçues en consultation, une première fois ; elles sont vues par le médecin, la conseillère si elles le souhaitent. Le temps de consultation n'est pas compté et nous prenons en compte le mieux possible le contexte socio-économique et psychologique.

Le jour de l'intervention, la patiente est consciente et réveillée. Elle a été prémédiquée à son arrivée dans le service et a pris des médicaments deux jours avant et le matin même pour aider à la dilatation du col utérin. L'intervention se fait sous anesthésie locale du col utérin et du fond vaginal. La salle d'intervention est une salle bien équipée en termes de sécurité. Spontanément infirmière et aides-soignantes entourent les patientes avec beaucoup d'humanité.
L'infirmière a suivi une formation de sophrologie et la met en pratique depuis longtemps pendant l'acte médical.
Cette pratique d'aide à une respiration calme et profonde permet à certaines patientes de mieux gérer la douleur.

Les réflexions de l'infirmière F... :
« Je les fais respirer, gonfler les poumons, se concentrer sur la respiration. Inspirer par le nez, vider doucement par la bouche, comme si elles soufflaient sur une bougie... Toucher la patiente, lui tenir la main...lui parler calmement... Essayer d'occulter ce que le médecin fait... Difficile si hyperalgique... n'écoute pas du tout...trop attentive à sa douleur.
J'essaie de la faire parler... Je ne suis pas bien si elle n'écoute pas les conseils, je suis complètement démunie...J'ai l'impression d'être inefficace...trop d'allées et venues...déconcentration...coupures de la relation...pas le temps de bien prendre en charge...ce qu'il faudrait : du temps »
Et parfois son désarroi « de n'avoir pas aidé correctement » m'a amenée à ce projet : une séance de relaxation d'urgence, séance plus codifiée, reproductible, qui dépendrait un peu moins de nos états d'âme.
Nous notons toutes, que le cadre, l'écoute et le non-jugement sont primordiaux.
Nous savons accueillir les pleurs et la douleur des patientes comme un passage nécessaire pour elles, parfois.
Nous avons aussi conscience que subjectivité et affectivité interviennent évidemment dans la prise en charge et que nous n'avons pas toutes le même parcours de formation à la prise en charge.

La relaxation statico-dynamique trouve là un champ d'application, elle est basée sur une alternance de contractions et relâchement, c'est donc une technique « active » en apparence et si nous l'utilisons en unique séance elle peut permettre à une patiente de mobiliser son énergie, de la diriger.
Elle peut être vécue plus simplement qu'une proposition d'autres techniques, comme par exemple une séance d'hypnose... cela parait plus anodin, moins impliquant psychologiquement.

- **Elle est proposée** aux femmes qui viennent en première consultation.

C'est une séance de groupe, sur une demi-heure, en fin de matinée.
Bien que la décision d'avorter soit une décision personnelle, intime et compte-tenu de la discrétion à l'égard de chaque consultante que nous essayons de maintenir, il ne me semble pas inconséquent de proposer une séance de groupe : les femmes peuvent y trouver un soutien.

En préambule, j'explique l'intérêt pour la femme de rester maîtresse d'elle-même, lors de l'intervention en même temps que de se contracter le moins possible ou à bon escient.
La relaxation est proposée comme une aide à respirer profondément, à trouver en elles-mêmes la respiration adéquate.
Il est évident que nous ne prenons pas en charge en anesthésie locale les cas dramatiques de suites d'agressions, les contextes psychiatriques trop lourds.

- Enfin, elle peut être refusée.

« La séance se déroule dans une pièce d'hôpital, trois personnes en général.
Je pose le cadre de cette pièce d'hôpital, je dis le caractère particulier de ce lieu et l'objectif de cette séance qui va permettre de faire face à cette épreuve avec tout le potentiel qu'a chaque patiente en elle.
Je leur propose si elles le veulent de laisser venir l'image d'un lieu ou d'un espace où elles se sentent bien, fortes, pleines de ressources.
Je leur fais remarquer qu'elles peuvent intégrer dans cette séance tous les bruits y compris les plus dérangeants comme le bruit du téléphone ou le claquement de portes...
Ce cadre de lieu répond au cadre que je vais mettre en place, ce cadre osseux et musculo-ligamentaire : tête, cou, épaules, bras, colonne vertébrale, étage par étage, surtout charnière lombo-sacrée qui se poursuit par cette amphore du petit bassin.
J'insiste sur les points d'appui, en contractant et relâchant deux ou trois fois ces zones, j'insiste sur le dos jusqu'aux fesses que je demande d'enfoncer fermement. Cela permet cette bascule en avant du bassin et permet de mieux gérer les contractions utérines. Je poursuis en les amenant le long des jambes et j'insiste sur les pieds qui prennent appui sur les étriers. Cet appui est important, il permet de bien définir les limites de ce corps : elles sont là de la tête aux pieds !
Rester entière dans son corps, même dans cette position gynécologique, vécue parfois comme infamante, plus souvent comme « à risque

d'agression » car offerte sans défense, est un objectif à atteindre.
Je vais leur demander d'appuyer <u>fermement et souplement</u> sur tous les points d'appui : dos, épaules, lombes et fesses.
Ce premier temps s'écoule sans que je n'aie insisté sur la respiration, j'ai dit de laisser l'air entrer par le nez et sortir par la bouche, en demandant au passage de libérer les mâchoires, de laisser la bouche s'ouvrir et de laisser les paupières se poser doucement sur les yeux. Les yeux regardant le haut des pommettes.
Je vais ensuite leur proposer d'accompagner l'air qui entre en elle dans la gorge, dans le thorax en allant jusqu'au plus petit recoin de tout le thorax.
Plusieurs respirations thoraciques supérieures, moyennes et ensuite respiration abdominale en poussant sur cette zone pelvienne médiane, en venant au contact de cet utérus, en l'entourant, en le contenant (utiles lors de douleurs utérines).
Ensuite je laisse un temps de détente ou un temps de silence où chacune peut exercer cette respiration. La reprise de la vigilance se fera doucement, tranquillement en s'étirant.

- **Cette séance est relayée** pour les femmes qui le souhaitent, par la proposition de la reprendre chez elles (support CD).
- **Elle est reprise** le jour de l'intervention.
- **Son effet est mesuré.**

Les résultats ne sont pas significatifs, nous avons encore trop peu de patientes.
Nous demandons à toutes les femmes lors de la visite de sortie de l'hôpital et lors de la visite de contrôle, quinze jours après, de donner une mesure de l'intensité des douleurs ressenties lors de l'intervention, malgré l'anesthésie locale (cotation sur une échelle de 1 à 10) qu'il y ait eu relaxation ou non.
Cela nous permettra de *mesurer* l'intérêt de cet accompagnement.
La difficulté de ce projet tient à cette apparente antinomie : relaxation évoque détente.
Or, là, tout n'est que *tension lorsque ce n'est pas déchirure et douleur ou détachement excessif.* Ces signes là, *en effet* nous préoccupent. Le fait de centrer la relaxation sur des mouvements actifs et sur une respiration à trois temps lève cette équivoque. La patiente est active.
Ces signes nous préoccupent aussi parce que le suivi est trop bref pour la plupart des patientes :
-- en effet, certaines femmes ne souhaitent pas de prise en charge et n'en ont pas besoin : l'observation finit donc, avec notre intervention.
-- les femmes qui souffrent sont dirigées autant que faire se peut vers des intervenants extérieurs quand elles ne peuvent pas revenir nous voir ; le

nombre de celles suivies ensuite ne suffit pas à une étude sérieuse, nous ne pouvons donc pas mesurer l'impact psychologique positif d'une intervention ponctuelle comme étant constructif et structurant, même si nous en avons l'intuition ; nous proposons juste un moyen de moduler, de contenir cette douleur morale autant que physique, cette douleur globale, ce mal-être dont parlent nos patientes.

-- les femmes qui assument une intervention de ce type coopèrent le plus souvent, bénéficient de l'aide apportée en trouvant le plus souvent elles-mêmes une respiration bien ajustée.

Ce passage par le corps, d'accepter de l'occuper, de ne pas en perdre le contrôle *paradoxalement en s'abandonnant* et d'être actif me semblent être une voie de responsabilisation, même si le contexte est difficile et parfois violent,.

C'est une voie d'intégration psychique et corporelle.

Cette aide de la relaxation et la mise en mots de ce corps permet à la femme d'éviter de se sentir victime, coupée en deux. Cela lui permet de contenir la douleur ; que celle-ci soit la moins intrusive et la moins envahissante possible, que l'IVG ne se transforme pas en agression et traumatisme.

Mieux : accepter d'être présente et par conséquent accompagnée par d'autres femmes, dans la même situation et par des soignants permet de moins refouler cet épisode de vie et de porter plus facilement le poids de sa décision. Du moins est-ce notre hypothèse de travail.

Malgré une logistique parfois défaillante, nous persévérons !

La démarche est positive, elle a permis une écoute des soignants, une prise en compte de leurs difficultés, un respect et une reconnaissance de leur investissement. Cela permet aussi de les aider.

Certaines femmes cependant ont une **demande brute** parfois et refusent tout geste qui pourrait leur sembler intrusif psychiquement, nous renvoyant à un **rôle très opératoire** !

Elles ne veulent pas entendre parler de ce corps et de la blessure qu'elles vont recevoir ou lui infliger.

Alors quoi dire de ce rôle « opératoire » qui est une part de notre acte médical ?

D'abord que le fait de ne pas établir de lien ou de contrat avec la patiente peut faire flancher le niveau de bonne volonté des soignants au risque de faire utiliser ce moyen de manière routinière.

Nous savons que le succès d'une intervention tient au désir de s'investir de la patiente et à *l'accompagnement suffisamment présent, concerné et contenant de l'opérateur ! Ni trop, ni trop peu !*

Aussi peut-on espérer que, malgré cette séance refusée, malgré cette relaxation que nous n'induirons pas chez ce type de patientes, notre pratique personnelle nous amène à un état d'apaisement et d'unité, présent à nous-mêmes et présent dans ce rôle que nous acceptons de tenir ; *et cet état le plus détendant possible ne profite t-il pas à nos patientes en définitive !*

L'ANXIÉTÉ ET LA RELAXATION : LEURS BASES BIOPHYSIOPSYCHOLOGIQUES

Yves Ranty
Psychiatre-Psychanalyste - Président de la Société Française de Relaxation Psychothérapique- 5, rue Dupuytren - 87000 Limoges

Résumé :

L'anxiété avec sa composante somatique, l'angoisse, représente un immense éventail de pathologies accessibles à la relaxation. Ce champ thérapeutique s'étend de l'anxiété généralisée aux somatisations en passant par les troubles phobiques.

Les découvreurs de la relaxation, Jacobson et Schultz ont montré dès le début, les interactions qui existaient entre les processus biologiques, physiologiques et psychologiques permettant justement à cette thérapeutique d'être efficiente dans l'anxiété.

Hélas, les relaxateurs contemporains hormis quelques exceptions ont abandonné les recherches de ces liens. Certains se sont consacrés uniquement à la recherche physiologique, d'autres seulement à la recherche psychologique.

Or, nous pensons qu'il est temps, grâce à toutes ces connaissances nouvelles, d'essayer de faire des liens pour que la relaxation en sorte enrichie pour l'avenir.

Une thérapie qui crée des états modifiés de conscience comme la relaxation ne peut pas être autre chose qu'une biophysiopsychothérapie. En effet, les états modifiés de conscience ne peuvent exister que s'il y a une modification de toute l'activité du tronc cérébral et en particulier de la formation réticulée. Mais ces états biophysiologiquement modifiés auront un retentissement sur le fonctionnement de la pensée par la création de nouveaux états psychiques appelés « les états du corps propre » et qui sont spécifiques de la relaxation.

On connaît de mieux en mieux les multiples fonctions thérapeutiques de la relaxation dont une pour l'anxiété est la fonction pare-excitante ou auto-calmante et que Schultz traduisait par l'amortissement de la résonance émotionnelle des affects. L'état modifié de conscience est une réponse à la fois physiologique et psychologique à la concentration mentale sur le corps dans le cadre spécifique de la relaxation. Il y aura sans cesse des interactions entre ces deux réponses. Le changement physiologique sera l'augmentation du seuil d'excitabilité du système nerveux central alors que le changement psychologique sera une plus grande sécurisation intérieure grâce à

l'incorporation du bon objet représenté par le relaxateur.
Un seul problème pour ces deux types de changement, le temps.

Mots-clés : Anxiété – relaxation – Training Autogène biophysiopsychothérapie – stress – état modifié de conscience – seuil d'excitabilité – incorporation – bon objet.

Abstract :
Anxiety with its somatic element, distress, represents an immense spectrum of pathologies accessible to Relaxation. This therapeutic field spreads from anxiety to somatizations through to phobic disorders. The discoverers of Relaxation, Jacobson and Schultz, have shown from the beginning that the interactions between biological physiological and psychological processes permit this therapy to be efficient in the treatment of anxiety. Alas, contemporary relaxers, with certain exceptions, have abandoned research on these links. Some were dedicated to physiological research and others to psychological research only. Therefore thanks to all this knowledge we are trying to forge links to improve Relaxation therapies in the future. A therapy which creates altered states of consciousness like Relaxation cannot be anything else but a biophysiopsychotherapy. In fact altered states of consciousness cannot exist unless there is an alteration in the activity of the brainsystem and in particular of the reticulate formation. But these biophysiologically altered states are an after effect on the thinking function by the creation of new psychic states which we call "the states of the body itself" which are specific to relaxation. We know better and better the multiple physiological workings of Relaxation of which anxiety is the protective shield function or auto-calming function and which Schultz translated by the damping of the emotional resonance of the affects. The altered state of consciousness is both a physiological and psychological response to mental concentration on the body specifically related to Relaxation. There is continual interaction between the two. The physiological change will be the threshold to the excitability of the central nervous system while the psychological change will be a greater internal reassurance thanks to the incorporation of the good object represented by the relaxer.
There is only one problem for both types of change: time.

Keys-words : Anxiety – relaxation – Autogenic Training – biophysiopsychotherapy – stress- altered states of consciousness – threshold of excitability – incorporation – good object.

INTRODUCTION

L'anxiété représente avec sa composante somatique, l'angoisse, un des terrains les plus favorables à l'installation de pathologies multiples accessibles à la relaxation, qu'elle reste généralisée ou déplacée dans une phobie, une somatisation ou encore associée à une dépression. Son assimilation à la pathologie de l'émotion, l'action bénéfique de la relaxation dans cette pathologie et les travaux anciens et récents sur la biophysiopsychologie de l'anxiété et de la relaxation nous a permis d'essayer de réfléchir sur l'intérêt d'utiliser la relaxation dans la prise en charge de la pathologie globale du trouble anxieux généralisé avec un travail ultérieur d'évaluation des résultats.

Il faut se rappeler justement que les premiers travaux des deux découvreurs de ces techniques, Jacobson et Schultz ont toujours étaient biophysiopsychologiques.

Beaucoup d'autres auteurs se sont intéressés à ces mécanismes et à leurs interactions.

Le professeur Pedro de Vicente Monjo de Séville nous a montré au Premier Colloque International de l'IFERT en juin 1987 à Paris l'importance de la neurobiologie de la relaxation.

Nos collègues américains centrent également beaucoup leurs recherches sur la physiologie de la relaxation et en particulier le professeur Paul Lehrer.

Les spécialistes japonais grâce à l'évolution des neurosciences essaient d'objectiver les effets positifs de la relaxation sur le plan cérébral.

Les recherches françaises ont été plus centrées sur les effets psychologiques de la relaxation avec l'Ecole Sapir, l'Ecole Ajuriaguerra et nos propres travaux au sein de la SFRP et de ce que nous avons appelé le Training Autogène Progressif. Le groupe d'études sur le Training Autogène qui a pris naissance à Limoges avec Philippe Nubukpo, Christophe Peugnet, Alain Ratti, Catherine Mousnier va pour l'avenir orienter les recherches vers les liens entre les processus de changement physiologiques et psychologiques. Il faut y ajouter les travaux de Marie-José Hissard avec la relaxation Statico-Dynamique qui reprend celle de Jacobson, les travaux de Frank Suzzoni avec le Biofeedback et ceux de Jean-Pierre Meyer et de Michel Erlich avec l'Abord Corporel Thérapeutique.

Les recherches italiennes également comme les recherches françaises ont été plus centrées sur la psychologie que sur la physiologie. Je pourrais citer Claudio Widmann et Carmine Grimaldi. Par contre, les recherches actuelles de l'Ecole de Cagliari avec Walter Orrù sur la psychothérapie bionomique de Schultz se rapproche beaucoup de ces liens entre biologie et psychologie en

relaxation. Les recherches hongroises avec Magda Szönyi et roumaines avec Johanna Hedji ont porté essentiellement sur la psychologie avec le symbolisme. Les recherches autrichiennes avec le professeur Heinrich Wallnoefer se sont orientées également sur la psychologie et la psychanalyse. Par contre nos collègues allemands font beaucoup plus que nous des évaluations.
Mais quelle que soit la méthodologie, nous pensons que l'avenir de la relaxation est justement dans l'étude plus précise de ces liens entre biologie, physiologie et psychologie. La Relaxation est au carrefour de ses trois dimensions et c'est ce qui en fait son originalité et son efficience pour une majorité de pathologie qui découlent de l'anxiété.
C'est pour cela qu'à notre avis les recherches les plus opérantes pour l'avenir de la relaxation seront celles qui feront toujours le lien entre biologie, physiologie et psychologie avec un travail sur l'évaluation.

1 - <u>Les bases biophysiopsychologiques selon Schultz</u>

Le Modèle de la relaxation est donné par le Training Autogène de Schultz.
Il a été élaboré en 1932 tout d'abord pour les généralistes et la pathologie anxieuse et fonctionnelle.
Il est parti du principe que le corps n'est pas séparé de l'esprit et donc que l'esprit peut agir sur lui.
Autogène (du grec autos : par soi-même et gennân : engendrer) signifie, engendré par soi-même. Le Training Autogène serait une thérapie d'entraînement sur l'engendrement par soi-même.
On peut par tout entraînement psychique, influencer l'ensemble de l'organisme.
Comme le disait Schultz, le Training Autogène se propose de développer des facteurs de santé comme le rendement, la maîtrise de soi et le délassement.
Cela suppose deux conditions, d'une part un état de recueillement absolu et persévérant et d'autre part un abandon passif à certaines représentations intérieures.
Rappelons ce que disait Schultz : « il faut laisser venir les expériences intérieures ; il faut essayer de se représenter les formules sous formes d'images soit visuelles, soit auditives par exemple comme une annonce lumineuse dans l'obscurité, une mélodie, un slogan qui se crie ou un tableau ; il ne s'agit pas de penser une idée mais de voir, de se laisser absorber par les visions et les productions imaginatives correspondant aux diverses formules comme dans la contemplation ; il convient de laisser se développer le travail d'imagination même s'il semble s'écarter de la formule-type, pourvu qu'il contribue à enrichir les "visions" et les "voix

intérieures" qui alimentent la contemplation (qui est à la fois "regard intérieur" et "ouïe intérieure") et à lui permettre ainsi de poursuivre tout naturellement et sans efforts ; de cette manière, les processus de relaxation peuvent croître et se développer "organiquement" comme s'ils "poussaient" sur la substance même de l'organisme ».

Pour Schultz, le Training Autogène allait progressivement entraîner des changements psychophysiologiques.

Au niveau psychologique pour la pathologie anxieuse le plus important pour Schultz, c'est l'obtention du calme intérieur qui va entraîner "un amortissement de la résonance émotionnelle des affects". Si les affects sont amortis, les représentations mentales auront plus tendance à remonter à la conscience et l'élaboration psychique en sera facilitée.

Au niveau physiologique il y aura des modifications périphériques et des modifications centrales.

Sur le plan périphérique, ce sont des modifications à la baisse du tonus musculaire, du rythme cardiaque, du rythme respiratoire, de la résistance de la peau, du pouls, de la pression artérielle, des mouvements des yeux. Schultz a démontré expérimentalement que pendant l'exercice de pesanteur l'intensité du stimulus doit être augmentée en raison d'une élévation du seuil d'excitabilité.

Sur le plan central, c'est l'installation d'un état modifié de conscience que Schultz appelait l'état autogène qui va permettre de créer, sur tout l'axe cortico sous-cortical, une forte diminution de l'activité réticulo-corticale, une diminution de l'activité thalamo-corticale, un renforcement spécifique des fonctions trophotropes par la concentration passive et une élévation du seuil d'excitabilité du SNC. Schultz s'est demandé où l'on pouvait placer l'état autogène dans le continuum veille-sommeil. Pour lui, il y avait deux possibilités :

- l'état autogène se situe quelque part sur ce continuum entre le pré-assoupissement et l'assoupissement comme quand on s'endort.
- l'état autogène est un état psycho-physiologique particulier qui se place en dehors de ce continuum dans une direction qui conduit à l'extase yogique.

Cette hypothèse implique que c'est le fonctionnement de tout l'axe neuro-humoral qui est en cause.

Comme le rappelle Schultz, un essai de compréhension biopsychologique devra sans conteste envisager ces phénomènes de déconnection comme se trouvant pour ainsi dire en deça des phénomènes compréhensibles. Ces phénomènes relèvent de couches biologiques profondes. Schultz poursuit : « on ne peut pas caractériser ces processus par le seul recours à des mécanismes affectifs au sens général du terme ou à des phénomènes

relationnels. Ils ressortent plutôt de couches biologiques profondes, même en envisageant les faits sous l'angle de la régression tel que Pötzl l'a particulièrement souligné après Freud d'ailleurs.
Il continue : « Eviter les explications trop exclusivement psychologiques ne signifie pas qu'il faille méconnaître toute une série de relations psychologiques...il en est ainsi par exemple de l'action de la monotonie, de la somatisation, de l'expérience de l'abandon passif, de la relative perte du Moi... des expériences vécues de recueillement... des états d'abandon intérieur, de descente dans les profondeurs, de retour en soi ». Ces données psychologiques entretiennent des relations avec des facteurs physiologiques tels que l'inhibition, la décontraction et le relâchement corporel dans le sens d'une physiologie du sommeil. L'ensemble des faits constatés est en faveur des modifications psychophysiologiques au cours du Training Autogène. Il était tentant d'aller plus loin et d'essayer de comprendre les mécanismes physiologiques de la relaxation. C'est ce qui a amené Luthe à faire intervenir les mécanismes ergotropes et trophotropes. La diminution des messages afférents par la relaxation entraînerait une forte diminution de l'activité réticulo- corticale, une diminution de l'activité thalamo-corticale et des modifications fonctionnelles des structures reliées au système réticulaire (hypothalamus, cervelet, système limbique, corps strié, noyau rouge, pallidum, locus niger et corps de Luys). Ceci entraîne une désactivation des mécanismes ergotropes dynamogéniques et une libération des fonctions trophotropes endophylactiques.
La concentration passive sur les formules du TA entraînerait un renforcement spécifique des fonctions trophotropes.
La concentration active au contraire stimulerait les fonctions ergotropes en inhibant les fonctions trophotropes.
Par contre une pratique prolongée de TA renforcerait les fonctions trophotropes qui à leur tour augmenteraient l'efficience des fonctions ergotropes.
Le système trophotrope serait situé dans la région antérieure de l'hypothalamus. C'est la région de l'homéostasie. C'est dans cette région que se ferait la thermorégulation, la vigilance (induction au sommeil calme) et le contrôle des comportements homéostatiques (alimentaires et sexuels). Il utilise la voie parasympathique.
Le système ergotrope serait situé dans la région postérieure de l'hypothalamus. Il intervient dans les mécanismes de l'éveil, de l'attention, de l'énergie dirigée vers un but précis. C'est le principal système d'alerte de l'organisme qui permet de faire face aux situations d'urgence. Il utilise la voie sympathique.

Sur le plan biologique, Luthe a montré une diminution significative du taux de cholestérol chez un grand nombre de patients. Par la suite d'autres travaux ont montré également une diminution des hormones du stress. Les principales hormones de l'émotion sont représentées par les catécholamines et les glucocorticoïdes avec l'A.C.T.H. En relaxation, la sécrétion de ces hormones chute. De son côté Edmund Jacobson de Chicago en 1928 a développé une technique de relaxation montrant les effets physiologiques et psychologiques de la relaxation progressive.
Cette méthode propose d'éduquer la réduction volontaire du tonus musculaire de repos et par voie de conséquence, d'entraîner la maîtrise de la mise au repos du cortex.
Jacobson démontra expérimentalement qu'un homme, placé en état de tension musculaire, présentait un tressaillement musculaire à un bruit inopiné, que plus il était tendu plus il sursautait et, qu'inversement, plus il était détendu moins il sursautait au bruit. Il s'efforça de mettre en évidence par des moyens objectifs, l'existence d'un pattern neuromusculaire, d'une relation étroite entre l'état émotionnel d'un sujet et son degré de tension musculaire. Il a développé sa théorie dans son livre : « *La biologie des émotions* ».
Dans son livre majeur "Progressive Relaxation" le sous-titre est : Etude physiologique et clinique du tonus musculaire ; sa signification en psychologie et en thérapeutique.
Nous ne détaillerons pas bien entendu les chapitres de ce livre mais nous voulons rappeler qu'à notre avis il n'y a pas de thérapie de relaxation sans référence au tonus musculaire.
Les deux leaders des méthodes de relaxation l'ont mis au centre des changements psychophysiologiques même s'ils ont pris des chemins différents.

2 - Les bases biophysiopsychologiques de la Relaxation selon les Travaux Contemporains

Il faut dire qu'en Europe ces recherches sont très rares par rapport aux Etats Unis et au Japon.
En France, Virel (1987), a noté qu'il y avait plusieurs états de conscience en relaxation :

- une dissolution de la conscience qui amène un vécu fusionnel, une béatitude narcissique.
- une décentration avec dissolution de l'attention associée à un élargissement du champ de conscience, ce qui laisse émerger une activité fantasmatique riche en matériel inconscient.

- un accroissement de la concentration sur des stimuli ou un canal sensoriel particulier, ce qui provoque une restriction de la conscience sans perte de vigilance et offre en particulier un renforcement des perceptions du corps.

Au niveau électroencéphalographique, Virel et Lambert en 1987 ont montré la présence d'un *rythme alpha* plus ou moins modifié de manière transitoire ou soutenue, l'augmentation de son amplitude, la diminution de sa fréquence, l'extension vers les régions antérieures, la stabilité ou le glissement progressif vers le thêta et les ondes lentes du sommeil (delta).

Pour ces auteurs, le rythme alpha est associé à une réduction de l'activation de la formation réticulée.

Espinas en France a souligné l'existence d'un dialogue continu entre système nerveux et système immunitaire, d'une interaction permanente entre le cerveau et les glandes endocrines. Pour lui la relaxation est une thérapie neuro-psycho-endocrinologique. En Espagne, le professeur de Vicente Monjo a montré qu'il existait une corrélation entre les états de conscience et le tonus musculaire déterminé par la substance réticulée. Pour lui, une des fonctions de la substance réticulée est de maintenir l'état de veille et l'état de sommeil.

Il est convaincu que les niveaux de sommeil ou de vigilance, de repos ou de calme, d'activité ou de colère dépendent en partie de l'état de relaxation du tonus musculaire.

Le professeur de Vicente Monjo a fait également des travaux très importants sur les liens entre la respiration et la relaxation.

Pour lui, tous les organes et systèmes se répercutent au niveau de la respiration et celle-ci est capable d'influencer les différentes fonctions organiques y compris les niveaux de conscience et les états d'éveil, de repos et de sommeil.

Sur le plan biologique il a montré également que l'activité musculaire augmente le taux de cortisol, de sérotonine, de dopamine et de noradrénaline. C'est pourquoi il pense que des techniques de relaxation qui seraient trop centrées sur la passivité pourraient aggraver certains dépressifs par rapport à des techniques qui pourraient apporter plus de mouvements et de stimulations.

La relaxation va entraîner également des stimulations corticales différentes au niveau des hémisphères. Le professeur de Vicente Monjo rappelle que depuis les travaux de Roger Sperry, les fonctions des deux hémisphères sont séparées. Le gauche pour les fonctions intellectuelles, le droit pour la sensorialité et le vécu. La relaxation va permettre au sujet de mieux vivre sa corporalité propre en stimulant beaucoup plus le cerveau droit.

Le professeur Paul Lehrer du Département de Psychiatrie à Piscataway, NJ vient de coordonner en 2007, un immense ouvrage de 734 pages « Principales and practice of stress management, Third Edition ».
D'après lui, plusieurs procédés ont vu se développer récemment un ensemble de validations empiriques. Ce sont le biofeedback de la variabilité du rythme cardiaque, le neurofeedback, la désensibilisation par la reprogrammation des mouvements oculaires. P. Lehrer a été impliqué personnellement dans la recherche sur la variabilité du rythme cardiaque. Un élément caractéristique dans ce contrôle volontaire tient à ce qu'au contraire de méthodes qui cherchent à diminuer le niveau d'excitation ou l'équilibre sympathique/ parasympathique, l'effet produit repose sur un exercice du baroréflexe, un des importants réflexes gouvernant la stabilité du système nerveux autonome. Ainsi la théorie sous jacente de ce biofeedback se rapproche-t-elle beaucoup plus de celle du training autogène, que de celle de la relaxation progressive de Jacobson, le but du training autogène étant de permettre au corps de mettre en jeu des réflexes modulateurs endogènes, diminuant la charge de mécanismes d'inhibition. Le but de la relaxation progressive est de diminuer l'excitation sympathique.

Une étude japonaise récente a montré l'augmentation du taux de BDNF pendant les séances de Training Autogène. On sait que le système nerveux autonome régule les neurones sérotoninergiques (5-HT), l'hypothalamus et le tronc cérébral. Depuis que le BDNF est connu pour être un facteur neurotrophique principal des neurones 5-HT, ces données ont suggéré que le training autogène serait efficace, non seulement pour la restauration de l'homéostasie mais aussi, pour la restauration de la fonction neuronale 5-HT. Ainsi, ces chercheurs japonais ont considéré la mesure du taux de BDNF comme un marqueur biochimique utile de l'effet thérapeutique du training autogène.

3 – Les bases biophysiopsychologiques de l'Anxiété

Les troubles physiologiques de l'angoisse qui s'expriment par les symptômes physiques sont dus à un état d'hyperactivité du système nerveux sympathique et à son médiateur chimique l'adrénaline.
On a souvent associé anxiété et angoisse et on a l'habitude de dire que l'anxiété est un état d'angoisse considéré dans son aspect psychique. Freud, lui-même, disait que "l'anxiété générale était une angoisse flottante prête à s'attacher à toutes les représentations nouvelles capables de fournir le prétexte". C'est ce qu'il appelait l'anxiété d'attente. Donc angoisse et anxiété

participent d'un même phénomène qui est la crainte sans raison apparente d'un danger imaginaire à venir qui va entraîner des manifestations psychiques et des manifestations physiques.

D'ailleurs Freud a montré tout au long de son œuvre la difficulté qu'il y avait à séparer les deux notions et surtout à séparer le psychique du somatique.

Dans sa première théorie de l'angoisse en 1895, il rend compte du mécanisme de production de l'état anxieux. Pour lui c'est un surplus d'excitation, généralement mais pas uniquement liée à une tension sexuelle, qui produit une d'angoisse flottante : la psyché " tombe dans la névrose d'angoisse lorsqu'elle se voit incapable de régler l'excitation d'origine endogène."

Pour Freud dans cette première conception, il y a donc une accumulation de tension physique mais aussi une impossibilité de transformer cette tension physique en tension psychique. L'angoisse naît car la tension physique ne peut pas se lier psychiquement.

La seconde théorie de Freud de 1926 va rendre compte du mécanisme d'activation de l'angoisse. Il va décrire l'origine de l'angoisse comme étant liée à un conflit psychique mais il va faire intervenir deux notions existantes dans sa première théorie : l'angoisse automatique et le danger extérieur.

L'angoisse automatique décrite en 1926 dans *"Inhibition, symptôme et angoisse"*, est une réponse spontanée de l'organisme à la situation traumatique de l'état de détresse psychique du nourrisson par rapport à son état de détresse biologique. Cette « angoisse automatique » a pour Freud une double explication : un fait physiologique qui serait initié à la naissance et une situation traumatique primaire, la séparation d'avec la mère au cours de laquelle le bébé serait submergé par des tensions dont idéalement la mère devrait assurer la décharge par ses soins, tensions identiques à celles survenues à la naissance. Cette angoisse automatique serait identique aux peurs innées décrites par les comportementalistes. C'est cette angoisse automatique en quelque sorte constitutionnelle qui pourrait être à l'origine du phénomène anxieux généralisé décrit dans la nomenclature internationale.

Mais Freud va plus loin en 1926. L'angoisse serait liée à un signal de danger inconscient qui trouverait ses sources dans la vie réelle certes, mais modifiée par le conflit intrapsychique. Ce conflit intrapsychique est créé par un désir incompatible avec le Moi reproduisant l'expérience primaire. Le signal de danger ne prendrait sens que parce que la situation « interne », créée par l'existence de ce désir, est évocatrice d'un danger extérieur.

Alain Braconnier dans un article récent nous écrit que toute situation non pas par apprentissage comme pour l'école béhavioriste mais par proximité de sens qui comportera un signal semblable à l'expérience primaire de séparation, déclenchera l'angoisse. Ces situations représenteraient par analogie de sens un danger pour le Moi de perdre « l'objet » aimé ; il pourrait s'agir d'un « objet » extérieur (perdre son travail, départ de chez soi, rencontre de personnes étrangères, perte de l'amour de quelqu'un, etc.), d'une partie de soi (castration symbolique), d'une valeur personnelle (condamnation par le Surmoi), angoisse automatique (perte archaïque de la protection maternelle).

Nous aurions donc le schéma suivant : un danger extérieur → mobilisation de l'angoisse automatique (perte archaïque de la protection maternelle) → mobilisation d'une angoisse de séparation → danger intérieur (pulsion libidinale ou agressive mobilisée qui met à nouveau en péril la sécurité du sujet) ⟶ reviviscence d'une angoisse de castration ou du complexe de castration.

C'est l'appareil psychique qui donne sens aux indices de la réalité externe. Comme le dit Alain Braconnier, Freud aurait sûrement expliqué, à partir de sa deuxième théorie, que c'est ce qui se passe dans ce qu'on appelle aujourd'hui le Trouble anxieux généralisé. Le Moi qui perçoit un signal de danger est dans une attente anxieuse, action spécifique susceptible de supprimer le danger, c'est-à-dire une action psychique consistant à rechercher, trouver et exécuter une action mentale et/ou comportementale destinée à supprimer l'incertitude ou le danger. Si le sujet ne trouve pas d'action spécifique, l'angoisse se développe. Dans ce dernier cas il peut se créer une véritable boucle, si une recherche d'actions spécifiques se développe de façon improductive et continue d'où l'urgence de la thérapie.

Mais dans la mesure où les troubles se situent à deux niveaux, à un niveau psychique et à un niveau physique, il semblerait que la relaxation soit la mieux placée pour répondre à l'amélioration de l'anxiété et de ses conséquences. On sait en effet que la relaxation vise à diminuer l'hyperéveil cognitif et les réactions périphériques d'origine neurovégétative.

4 - Réflexions à propos de l'intérêt de la relaxation dans l'anxiété à partir de ces liens biophysiopsychologiques.

Les études internationales concernant la prise en charge de l'anxiété par la relaxation sont rares. On les trouve essentiellement aux Etats-Unis. Servant, dans un récent article de 2004, nous dit que les méthodes de relaxation ont été dès le début, l'essentiel de la stratégie de traitement du trouble anxieux généralisé. Différentes techniques, selon lui, ont été proposées : la relaxation musculaire progressive, la relaxation par biofeedback, la relaxation par l'imagerie, la relaxation musculaire appliquée. Cette dernière méthode est actuellement la plus utilisée, selon lui, dans la prise en charge des troubles anxieux. La relaxation musculaire appliquée est utilisée comme méthode de gestion de l'anxiété au quotidien. Le patient est invité à s'entraîner chez lui et apprendre à adapter les méthodes de relaxation en fonction des circonstances et des symptômes rencontrés dans la vie quotidienne.
Une étude de Fisher en 1999, comparant la relaxation appliquée individuelle et les thérapies cognitivo-comportementales individuelles et les thérapies cognitivo-comportementales en groupe, donne un taux de pourcentage de rémission très intéressant pour la relaxation, puisqu'en rémission post-thérapie, nous trouvons 63 % pour la relaxation contre 48 % pour les T.C.C. individuelles et 23 % pour la T.C.C. en groupe.
Cette étude de Fisher montre l'importance de l'efficacité de la relaxation dans l'anxiété. Comment peut-on expliquer cette efficacité ? Justement, très probablement, par des mécanismes bio-physio-psychologiques. Nous ne reviendrons pas sur les mécanismes biologiques car comme l'écrit Gorwood : « on voit en effet mal comment les troubles anxieux pourraient être une pathologie de telle ou telle formation, étant donné le rôle essentiel des interactions entre les diverses structures appliquées, par exemple le tronc cérébral pour l'éveil et l'impact immédiat du stress, l'hippocampe et l'amygdale pour la connotation affective, émotionnelle et mnésique de la situation stressante et le lobe préfrontal pour la représentation, la régulation des informations et la planification des tâches. » Il poursuit : « De même, les mécanismes explicatifs opposés doivent rendre compte du grand nombre de neurotransmetteurs et récepteurs potentiellement impliqués et qui orientent vers des processus en amont, soit dans la cascade réactionnelle au niveau des neurotransmetteurs (par exemple plutôt le C.R.F. que le cortisol), soit dans l'anamnèse du trouble (par exemple par des événements stressants précoces et/ou des facteurs génétiques de vulnérabilité). »

Donc, nous insisterons surtout sur les interactions entre la physiologie et la psychologie au cours de la cure. Ces réflexions sont basées essentiellement sur notre expérience clinique d'une quarantaine d'années et sur les changements constatés à la fois par le patient anxieux et par nous-mêmes. Il n'y a pas eu d'évaluations très précises mais déjà on peut en prenant certains critères, apprécier l'efficacité de la relaxation dans l'anxiété. Ce que l'on peut dire, contrairement aux études américaines, pour qu'il y ait de réels changements et des changements durables, la cure de relaxation doit être longue, au-delà d'un an. Comment pourrait-il en être autrement si l'on veut que les modifications à la fois physiologiques et psychologiques dans l'anxiété soit durables et non temporaires ? En effet, on l'a vu avec les travaux de Freud, que l'anxieux a toujours une « angoisse automatique » liée à l'angoisse de séparation augmentée plus tard par l'angoisse de castration. Cet anxieux restera très sensible « à toute excitation » interne ou externe rappelant le danger de séparation. Il faudra par la thérapie lui donner les moyens de supporter beaucoup mieux cette excitation dangereuse qu'il ne va pas lier psychiquement.

Or, on a vu que la relaxation entraînait sur le plan physiologique, une élévation du seuil d'excitabilité du système nerveux central. Toutes les études neurophysiologiques sont concordantes sur ce point mais ce changement de seuil demande deux conditions, un temps de cure long et une prise en charge quotidienne par le patient avec des séances à la maison. C'est ce qu'avait recommandé Schultz et sur ce point précis de l'anxiété, il avait raison. C'est fondamental, sinon il n'y aura pas de changement physiologique. Seul le changement psychologique sera peut-être assuré.

Dans le premier cas, il y aura des interactions entre ce changement physiologique et le changement psychologique. Pour nous, le changement psychologique dans la relaxation de l'anxieux doit être centré sur la possibilité de se sentir moins en danger vis à vis de la séparation. L'augmentation du seuil d'excitabilité qui est déjà lié à l'état modifié de conscience, lui-même lié au rétrécissement du champ de conscience, va permette au sujet d'assumer plus facilement les excitations. Elles seront pour la plupart moins traumatiques. Mais en même temps que ce changement physiologique s'opère, il s'opère également un autre changement psychologique cette fois grâce à cette fonction maternelle du relaxateur qui va apporter au patient, un bon objet de maternage, calme, doux, sécurisant, protégeant, pare-excitant.

La fonction pare-excitante ou calmante de la relaxation dans l'anxiété fonctionne dans les deux sens, physiologique et psychologique, avec des interactions entre elles. On sait que la fonction calmante de la relaxation est induite par le rétrécissement du champ de conscience, le silence, la

concentration sur les états du corps propre, la privation des repères temporo-spatiaux, les mots, la voix, le toucher, le cadre et l'instinct maternel du relaxateur. Tout cela va entraîner un état modifié de conscience responsable des modifications physiologiques de la relaxation comme l'augmentation du seuil d'excitabilité du Système Nerveux Central avec l'augmentation du rythme alpha et responsable aussi des modifications psychologiques comme la production de l'imagerie mentale dépendante de l'apparition du rythme alpha, l'incorporation du bon objet de maternage avec ses deux composantes : plaisir de la pénétration d'un objet en soi et assimilation des qualités de cet objet (en l'occurrence le corps calme, pesant et chaud agréablement), les pertes de limite du Moi, abolition entre le Moi du sujet et le monde extérieur, la projection de l'idéal du Moi du sujet sur le relaxateur, accentuation de l'efficacité symbolique décrite par Lévi-Strauss. Il y aura presque qu'à chaque niveau des interactions entre les processus physiologiques et les processus psychologiques. Par exemple, plus l'objet de maternage sera incorporé, plus le seuil d'excitabilité s'élèvera et plus celui ci s'élèvera, plus l'objet de maternage sera incorporé. Plus le seuil d'excitabilité sera élevé, plus il y aura un amortissement de la résonance émotionnelle des affects comme le disait Schultz. Dès lors, les pulsions mobilisées par le danger s'exprimant à la fois par les affects et les représentations auront tendance à arriver plus facilement à la conscience, à être verbalisées et à s'élaborer psychiquement.
Tout ce travail est très visible dans l'expérience même de la relaxation chez ces patients anxieux. Les comportements des uns et des autres, les mots des uns et des autres, les situations conflictuelles familiales, sentimentales, professionnelles, sociales seront désormais beaucoup moins traumatiques comparable à ce que ces patients anxieux peuvent ressentir quand ils prennent des anxiolytiques.

CONCLUSION

Les modifications biologiques, physiologiques et psychologiques de l'Anxiété par la relaxation devraient dans l'avenir être beaucoup plus connues. Mais pour qu'elles le soient, il faut multiplier la recherche dans ce domaine avec un travail d'évaluation même si celui-ci est difficile.
Nous disons cela car en 2002, l'A.N.A.E.S. a fait une étude sur les thérapies de l'anxiété. A aucun moment de l'étude la relaxation a été mentionnée.
Pour l'A.N.A.E.S. (Agence Nationale d'Accréditation et d'Evaluation en Santé), les thérapies cognitives et comportementales en fonction de leur accessibilité et du choix du patient doivent être recommandées par rapport au traitement médicamenteux. Elles produisent un effet, avec maintien du gain

thérapeutique, six mois après la thérapie.
En ce qui concerne la thérapie analytique, le rapport dit qu'en dépit de la quasi absence d'études randomisées comparatives de la psychothérapie analytique dans le trouble anxieux généralisé, l'expérience clinique suggère que certains patients, ayant une anxiété handicapante, peuvent être significativement améliorés par la psychothérapie analytique, en particulier lorsqu'il existe des troubles de la personnalité.
Nous espérons que ce travail et ces dernières conclusions donneront envie aux futurs relaxateurs de prendre en charge des anxieux par la relaxation et de faire un travail d'évaluation.

BILIOGRAPHIE

1. Ajuriaguerra J. de et Cahen M., Tonus corporel et relation avec autrui. L'expérience tonique au cours de la relaxation, in La Relaxation : aspect théoriques et pratiques, Paris, L'Expansion,1971, 241-298

2. Borkovec T.D., Costello E., Efficacity of applied relaxation and cognitive behavioral therapy in the treatment of generalized anxiety disorder. J Consult. Clin. Psychol., 61, 611-619, 1993.

3. Erlich M., Relaxation, Le mouvement intérieur, Revue Française de Relaxation Psychothérapique, L'Esprit du Temps, 1998, Tome 19.

4. Espinas J-F., Neurobiologie et relaxation. In, Les relaxations thérapeutiques aujourd'hui, Paris, L'harmattan, 1988

5. Fisher P.L., Durham R.C., Recovery rates in generalized anxiety disorder following psychological therapy, Psychol. Med., 56, 11-21, 2000

6. Freud S., Inhibition, symptôme et angoisse, Paris, P.U.F., 1965.

7. Gorwood Ph., Concentration familiale, neurobiologie et génétique du trouble anxieux généralisé in Dépression et troubles anxieux généralisés, Paris, Masson, 2004

8. Grimaldi C., Il concetto di Do nella cultura del Giappone e nella psicoterapia, Metriche 2007

9. Hissard M.J., Les relaxations thérapeutiques aujourd'hui, Paris, L'Harmattan, 1988, Tome 1 et 2.

10. Jacobson E.,Progressive relaxation, Chicago, The University of Chicago Press, 1948, 2e éd.

11. Jacobson E., Biologie des émotions. Les bases théoriques de la relaxation, Paris, E.S.P, 1974

12. Jarreau R. et Klotz R., Évolution de la relaxation statico-dynamique. De l'entraînement statique aux excercices dynamiques et sensoriels, in Revue de Médecine Psychosomatique, Paris, Maloine, 1971, 13, n° 2et 3, 163-169 et 281-289

13. Lehrer P., Woolfolk R.L., Wesley E., Principles and practice of stress management, Third Edition, New York, London, The Guilford Press, 734 p. 2007.

14. Luthe W. Fd., Autogenic Methods, New York, Grune & Stratton, 1959, vol. 1

15. Luthe W., A psychophysiologic approach in psychotherapy Schultz J.H., New York and London, Grune & Stratton, 1959.

16. Meyer J.P., Relaxation thérapeutique, Paris, Masson, 1986.

17. Orrù W., Ottobre Gastaldo M., Psicoterapia bionomica, Milano, Masson, 2001

18. Ost L.G., Breitholtz E. Applied relaxation vs cognitive therapy in the treatment of generalized anxiety disorder. Behav. Res. Ther., 38,777-790, 2000

19. Ranty Y., Le Training autogène progressif, Paris, PUF, 1990.

20. Ranty Y., Le Corps en psychothérapie de relaxation. De la sensation à la pensée, Paris, L'Harmattan, 2001

21. Roux M-L., Dechaud-Ferbus M., Le corps dans la psyché, Paris, L'Harmattan, 1993.

22. Servant D., Psychothérapies de l'anxiété généralisée in Dépression et troubles anxieux généralisés, Paris, Masson, 2004

23. Schultz J-H., Le training autogène, Paris, PUF, 1958.

24. Suzzoni F., Relaxation, biofeedback, corps et identité, 7ème Colloque de Relaxation, Paris 1999.

25. Vicente Monjo(de) P., Neurobiologie et Relaxation, in Les Relaxations Thérapeutiques Aujourd'hui, Paris, L'Harmattan, 1988, pp. 40-47

26. Wallnoefer H. Auf der Suche nach dem ich, Stuttgart, Hannemann, 1992

27. Widmann C., Le terapie immaginative Roma, Magi, 2004

28. Widmann C., Manuale di training autogeno, Ravenna, Del Girasole 2005

29. Wintrebert H., Le dialogue tonico-imaginaire en relaxation chez l'enfant, Journée sur la relaxation chez l'enfant, Limoges, 7 Juin 1975, Limoges, éd. Sotiplan, 1975

LA RELAXATION AVEC « BIOFEEDBACK » CONTRIBUE-T-ELLE À L'INTÉGRATION DES APPROCHES PSYCHOTHÉRAPIQUES ?

Frank Suzzoni
Médecin, Relaxateur , Porto-Vecchio
Vice-Président de la Société Française de Relaxation Psychothérapique

Résumé :

Le terme «biofeedback », forgé dans les années soixante, se fonde sur une analogie à un processus répertorié par la cybernétique, la science des automatismes. La *rétroaction* (feedback, rétro-alimentation), est l'action, en retour, de la sortie d'un système sur sa propre entrée.
On dénomme « biofeedback » un ensemble de situations au cours desquelles un sujet acquiert la capacité d'agir sur une variable mesurée sur son organisme, lorsqu'un reflet de sa variation lui est présenté.
Le biofeedback s'est développé au carrefour de multiples courants.

Les techniques de relaxation qui utilisent le biofeedback ajoutent une objectivation, qui révèle certains données présentes dans toutes les pratiques de relaxation, et qui restent souvent méconnues. Le biofeedback permet, par cette particularité d'exposer plus complètement des faits essentiels communs à l'ensemble de ces pratiques.

Le biofeedback permet de construire des cures de relaxation qui comportent des « spécificités de signification » incluses dans un parcours où la démarche subjective reste centrale, et la relation thérapeutique essentielle, articulant un travail entre corporel et psychique. Le biofeedback représente une manière d'intégration pertinente de différentes approches psychothérapiques dont les dehors sont parfois ceux du conflit. C'est d'ailleurs pour rendre compte de cela qu'un cours traitant du biofeedback est inclus dans le programme du Diplôme universitaire de Relaxation psychothérapique.

Mots-clés : biofeedback, relaxation, intégration.

La Relaxation avec "Biofeedback" est une variante plutôt méconnue des approches corps-psychisme, qui, par sa nature, est précisément concernée par le thème du présent Colloque.

Qu'est-ce que le "Biofeedback" ?

Le terme «biofeedback », forgé dans les années soixante, se fonde sur une analogie à un processus répertorié par la cybernétique, la science des automatismes. La *rétroaction* (feedback, rétro-alimentation), est l'action, en retour, de la sortie d'un système sur sa propre entrée.

Dans les faits, on dénomme « biofeedback » un ensemble de situations au cours desquelles un sujet acquiert la capacité d'agir sur une variable mesurée sur son organisme, lorsqu'un reflet de sa variation lui est présenté.

Le biofeedback s'est développé au carrefour de multiples courants

L'application du *développement technologique* à la Médecine a permis la sélection de « signaux » prélevés sur l'organisme de plus en plus nombreux et de plus en plus précis. Le progrès technique a également permis un traitement de plus en plus élaboré de l'information véhiculée par ces signaux.

A la suite des travaux sur l'apprentissage par conditionnement de Pavlov, Skinner avait développé la théorie du *conditionnement opérant*, caractérisé par l'ajout d'un renforcement : l'organisme est susceptible de faire apparaître lui-même une récompense, ce qui accélère son apprentissage. Le biofeedback semblait être dans le droit fil de cette théorie.

Le courant de la *psychophysiologie* traite d'interrelations entre processus physiologiques, cognitifs et comportementaux, comme de l'influence des variables de la psychologie sur la physiologie. Assez récemment, on a requalifié le domaine du biofeedback clinique comme psychophysiologie appliquée.

La *théorie comportementale* s'intéresse à des apprentissages inadaptés et vise leur extinction. Le biofeedback est un outil naturel pour cette approche de la vie psychique. D'autre part, la *médecine comportementale* prend en charge de multiples maladies chroniques liées à des comportements inadaptés. Ici, le biofeedback s'insère comme moyen thérapeutique.

Les *théories du stress* et le concept d' *homéostasie*, ont été largement repris dans les explications concernant l'apparition de la maladie. Le biofeedback paraît être disponible pour agir sur les conditions d'apparition des troubles consécutifs à la contrainte. On croise à cet endroit la Relaxation Progressive de Jacobson, lorsqu'elle vise, à travers la détente musculaire, la réduction des effets du stress, ainsi que la réponse de relaxation de Benson.

De multiples *pratiques méditatives* traditionnelles ont été adaptées par le monde moderne occidental à l'atténuation des effets du stress. Le biofeedback a été régulièrement impliqué dans ces pratiques.

L'intérêt pour la modification des *états de conscience*, pointant vers les relations entre fonctionnement cérébral, conscience, état émotionnel, et comportement a également intéressé le biofeedback qui savait appréhender l'activité électrique cérébrale, ajoutant l'opportunité de la modifier volontairement.

Le développement du biofeedback relève également d'autres origines, liées à des <u>penchants de la société</u> : la recherche de *l'optimisation du fonctionnement personnel* ; la notion d'une médecine globale, qui vise le *bien-être*, par la *prévention* ou le *contrôle de soi*. La réticence croissante au recours invariable au médicament, la validation de *médecines complémentaires* économisant les ressources financières des systèmes de santé sont autant de motifs qui ont stimulé le développement du biofeedback.

En quoi le « biofeedback concerne-t-il la relaxation ?

Il y a, en particulier, quatre techniques qui concernent directement la relaxation :

<u>Le biofeedback musculaire</u> :

Il exploite le signal électro-myographique de surface qui peut être capté en divers sites: muscles de l'avant-bras, muscles cervicaux, muscles de la face. Cette technique est une voie majeure dans l'induction d'un état de relaxation profonde: le sujet allongé reçoit un signal acoustique lorsque son tonus musculaire dépasse un certain seuil. La consigne lui est donnée d'intensifier sa détente tant que le signal acoustique ne s'efface pas. Il s'ensuit une importante résolution tonique.

<u>Biofeedback de la conductance cutanée</u> :

Un capteur est placé à la surface de la paume d'une main, qui mesure les changements de la conductance cutanée, cette variation modulant une tonalité acoustique. Le patient reçoit ainsi une information sur la réactivité de son système nerveux sympathique, excitateur des glandes sudoripares.

Biofeedback de la fréquence de résonance du rythme cardiaque :

Il fait l'objet d'une communication spécifique dans ce même Colloque, par Paul Lehrer, l'un des pionniers de la méthode.

Ce procédé exploite, par le contrôle volontaire, l'effet du cycle respiratoire sur la régulation du système nerveux autonome, en particulier des voies sympathiques et parasympathiques sur les fluctuations du rythme du cœur et sur la régulation de la pression artérielle.

Le biofeedback de l'électrogénèse cérébrale ou Neurofeedback :

L'affichage direct sur un écran des ondes cérébrales permet d'apprendre à influencer et à changer celles-ci. Depuis les années soixante, se sont développé des modalités très nombreuses du contrôle des ondes alpha, beta, thêta, delta. Si ces applications s'éloignent souvent des psychothérapies, elles ont cependant régulièrement visé l'obtention d'états de conscience modifiés propres aux relaxations profondes. C'est particulièrement le cas depuis Peniston et Kulkosky, qui ont appliqué en 1991 cette méthode aux Vétérans du Vietnam, relançant l'intérêt des professionnels pour une technique qui s'était disqualifiée dans la mythologie de l'Alpha du Nouvel Age.

Le cadre de l'objectivation et la place du sujet

Comme ce processus d'induction de la relaxation est objectivant, les méthodes qui l'emploient peuvent être mieux comprises par une civilisation qui puise un sentiment de sécurité dans la médiation par les chiffres: avec le biofeedback, *on peut donner des chiffres !* Avec le biofeedback, on peut tracer des courbes, et facilement établir des graphiques qui exposent l'atteinte d'objectifs que l'on a préalablement fixés. C'est ainsi que Yucha et Gilbert conduisent une évaluation des différentes techniques de biofeedback selon les principes de l'« evidence based medicine ».

D'autre part, le biofeedback est défini comme une prise de contrôle volontaire de fonctions autonomes. Là encore, le spectre du contrôle omnipotent de la conscience sur les puissances floues de l'être est un bon point pour être admis au rang de technique recevable dans le monde objectif.

Bien entendu, pour les psychothérapeutes, la présentation qui vient d'être faite est à peu près le pire: le sujet a disparu derrière l'objectif, la fureur contrôleuse néglige la défense, la renforce ou bien la déplace.

En réalité, la pratique du biofeedback comme méthode de relaxation se comprend mieux dans une image « côté pile et côté face », où l'opposition apparente des deux faces d'une pièce ressort de leur lien solide.

Apport de l'objectif à la démarche du sujet

Le biofeedback révèle des processus corporels de dimension infime.

Après un temps de surprise, il fait accéder ces phénomènes somatiques imperceptibles au rang de sensation,

Il tend à extérioriser des changements internes (particulièrement neurovégétatifs),

Il place dans le champ de la conscience la possibilité d'un travail sur des autorégulations qui sont en relation directe avec l'émotion; derrière un apparent cumul de « recettes », il y a mise en mouvement et appropriation d'une auto-régulation émotionnelle maîtrisée.

Qu'est-ce qui est éprouvé au décours des pratiques de biofeedback ?

L'induction de la détente par le biofeedback musculaire détermine une résolution tonique achevée. Ce contexte d'observation de la détente emmène vers une évanescence complexe, propice à l'émergence de la sensation, dans un état qui laisse subsister une activité cognitive sporadique, en déconstruction. Incohérence, rappel de significations et permanence d'un corps étrange et pourtant habituel constituent l'expérience du moment, dans la présence de l'induction.

Comme dans toutes les pratiques de relaxation, c'est un moment d'anamorphoses et de sensations infuses qui pourront être reprises dans un travail verbal, certaines produisant de profitables métaphores.

Il y a avec le biofeedback musculaire une spécificité qui tient à des sensations liées à la fluctuation rapide du tonus musculaire global ou focal (et encore du rythme respiratoire). Cette catégorie est très importante dans l'expérience de la technique de la relaxation : d'abord parce que ces fluctuations traduisent extemporanément l'activité émotionnelle; ainsi le pôle tonique fluctuant de la sensation générale du corps révèle des affects. Mais également, ces sensations sont accessibles à une influence volontaire du relaxant. Mieux, c'est en provoquant un changement dans cette catégorie de sensations que le relaxant matérialise la détente, et donc s'approprie l'induction à laquelle il s'est préalablement identifié. Le biofeedback est révélateur de fréquentes résurgences toniques qui répliquent à la consigne de détente. Il s'y dévoile et s'y expose, dans l'étonnement, une dynamique émotionnelle qui resterait inaperçue.

Assimilation corporelle :

Il n'y aura pas toujours de matérialisation verbale de ces éprouvés. Cependant, le langage corporel a été entendu par le relaxateur. Et de ce fait, en revenant à la concentration sur le corps, tout en se conformant à la règle de détente, la relaxation réalise une assimilation corporelle, une concrétisation trans-tonique.

Ce processus d'assimilation corporelle mêle au tonus résiduel involontaire la résolution dirigée: quelque-chose est signifié au corps, de ce qui a été compris hors-le-sens, dans la relation thérapeutique. A la fluctuation spontanée du tonus témoin des affects, la conscience partiellement régressée répond en expérimentant des variantes toniques, maîtrisant de petites différences entre états contractiles successifs, ménageant un déplacement de charges, dans un climat de satisfaction.

Ainsi l'organisation conflictuelle est-elle remaniée sans qu'aucun travail n'ait été produit sur la signification. Il y a eu relaxation, soulagement, mais pas de travail psychothérapique: la sensation a révélé la présence de sens, une réintégration de ses manifestations toniques est advenue, liée à la présence du relaxateur, mais tout cela hors de la pensée. C'est pourquoi nous avons dénommé « assimilation corporelle » ce processus, qui reste fort salutaire pour nombre de patients. Une patiente dit « après, ce n'est plus moi qui décide, c'est mon corps ».

Ou élaboration tonique dialectique :

La régression qui laisse flotter le sujet entre des états plus ou moins informels est susceptible de voir s'établir un dialogue constructif, entre les éléments qui se différencient encore du fond, qu'ils relèvent de la sensation viscérale, qu'ils soient constitués de fragments d'images ou de phrases ou qu'il s'agisse de la part d'attention dévolue au corps à détendre. Un travail s'effectue, qui propose des éléments de pensée à la résonance tonique, et apprécie la pression émotionnelle, tout en résolvant dans la détente sa dimension physique. L'ébauche d'une nouvelle signification s'y précise ; des figurations disparaissent, se modifient ou se déploient, d'autres apparaissent, sous la forme de traces mnésiques rétablies ou bien sous la forme de découvertes parfois surprenantes.

La construction du sens relève ici d'une dialectique entre ce qui, pour la conscience ordinaire adulte, est délimité comme corps et comme pensée. La signification ne peut être construite et intégrée uniquement par l'activité cognitive; il est nécessaire de référer à une dimension somatique du sens pour que celui-ci prenne corps. Ceci se déroule selon des règles propres à la Dialectique: la signification est supportée par des prémisses figurées et par des prémisses corporelles, qui sont de nature dissemblable; la confrontation de ces prémisses figurées, et de ces prémisses corporelles, teste les hypothèses que celles-ci soutiennent pour, depuis des apparences, confluer vers des principes premiers. Corps et pensée s'y homologuent réciproquement et font apparaître l'évidence, dans une phase de réduction du contradictoire. Tangible et abstrait s'y étayent mutuellement, l'activité de jeu représentatif venant s'insérer dans la référence d'un essentiel corporel. Jusqu'à s'y fondre. Jusqu'à ce que, dans l'inorganisé de la régression extrême, des mécanismes qui sous-tendent le fonctionnement de la pensée, échangent directement avec le principe animateur du tonus, sans qu'il n'y ait plus représentation de pensée, et sans qu'il n'y ait plus mobilisation physique. Dans les états de la relaxation extrême, s'opèrent des transactions, où la suspension d'infimes mouvements du corps amorce le mouvement de la pensée.

Il y a refondation d'une identité, d'une identité d'abord archaïque, lorsque le retour à la conscience ordinaire reçoit de nouvelles figurations et de nouvelles sensations proprioceptives, ainsi que la sensation viscérale qui est diversement perçue et diversement modifiée. Cette identité archaïque plus ou moins homogène, apparaît au relaxateur qui sécurisait la régression. Les éléments recouvrés au sortir de l'abîme de la conscience sont disponibles pour la relation thérapeutique, susceptible de reconnaître le changement dans un travail en parole. La signification est alors déposée dans le corps, dans le temps, où le verbe, la formule.

Le biofeedback au milieu de la relation thérapeutique

La présence du signal instrumental accroît le pouvoir du thérapeute à pointer les schémas réactifs des régulations internes et à les incorporer à la conscience de soi, en particulier pour les réactions du système nerveux végétatif. Et donc, entre autres, à réduire l'affaiblissement du processus thérapeutique.

Lorsque les variations (acoustiques) du signal instrumental ne font pas l'objet de verbalisation, elles sont cependant patentes dans l'espace interpersonnel. De ce fait, leur signification participe à la reconstruction d'une identité éprouvée dans un non-dit.

Lorsqu'on induit la détente par le biofeedback musculaire, on détermine un affaissement tonique majeur, parce que le relâchement y est inévitable. Dans l'expérience de la relaxation extrême, le lien thérapeutique fait l'objet de transmutations, autant que l'éprouvé corporel. Lors du retour à la conscience ordinaire, à partir d'un état involué, « pré-originel », la matérialité de la relation thérapeutique représente un axe organisateur important de restructuration à la réalité, parce que vecteur d'« indestructible ».

Conclusion

Dans l'ensemble des techniques de relaxation, celles qui utilisent le biofeedback ajoutent une dimension d'objectivation qui révèle certaines données présentes dans toutes les pratiques, et qui resteraient méconnues. Le biofeedback permet, par cette particularité d'exposer plus complètement des faits essentiels communs à l'ensemble de ces pratiques.

Le biofeedback permet de construire des cures de relaxation qui comportent des « spécificités de signification » incluses dans un parcours où la démarche subjective reste centrale et la relation thérapeutique essentielle, articulant un travail entre corporel et psychique. Le biofeedback représente une manière d'intégration pertinente de différentes approches psychothérapiques dont les dehors sont parfois ceux du conflit. C'est d'ailleurs pour rendre compte de celà qu'un cours traitant du biofeedback est inclus dans le programme du Diplôme Universitaire de Relaxation Psychothérapique de Limoges.

BIBLIOGRAPHIE

Biofeedback Third Edition A Practitioner's Guide
Edited by Mark S. Schwartz and Frank Andrasik
Guilford Publications, New York, 2005, 930 p.

Principles and practice of stress management, Third Edition,
Edited by Paul M. Lehrer, Robert L. Woolfolk , Wesley E. Sime.
The Guilford Press New York, London, 2007, 734 p.

Fisher Sebern, Neurofeedback: a relational Technology 13th International Society for Neuronal Regulation Conference, September 8-11, 2005, Denver Colorado

Fisher Sebern, Neurofeedback: a treatment for Reactive Attachment Disorder Eeg Spectrum International, Northampton, MA

Gevirtz R.N. & Lehrer P. Resonant Frequency Heart Rate Biofeedback, Third Edition, A Practitioner's Guide, Edited by Mark S. Schwartz and Frank Andrasik, Guilford Publications, New York, 2005, pp 245-250

Hammond D. Corydon, What is Neurofeedback ? International Society for Neuronal Regulation, 2003 & 2005

Hammond D. Corydon, Comprehensive Neurofeedback Bibliography International Society for Neuronal Regulation, 2006

Kelley Matthew, Outcome of Alpha/theta Neurofeedback Training in the Treatment of Problem Drinking among Dine' (Navajo) People Journal of neurotherapy, Number 3 - Fall-Winter 1997

Manchester Carol F & al, Dissociative identity disorder with neurotherapy and group self-exploration Journal of Neurotherapy (2-4)4

Norris P.A., Fahrion S.L., Oikawa L.O. , Autogenic Biofeedback Training in Psychophysiological Therapy and Stress Management, pp 175-205, in: Principles and practice of stress management, Third Edition, Edited by Paul M. Lehrer, Robert L. Woolfolk , Wesley E. Sime. The Guilford Press New

York, London, 2007, 734 p.

Remond Antoine & Remond Anne, Biofeedback, principes et applications, Masson, Paris, 1994

Schwartz Mark S. and associates, Biofeedback, a practitionner's guide, Second Edition, The Guilford Press, New York, 1995, 908 p.

Suzzoni F. Relaxation et Conscience modifiée : régresser selon la perspective du “Bio-feedback”, Revue Française de Relaxation Psychothérapique, (Diffusion P.U.F), Décembre 1997, Etats de conscience et Relaxation, p 111-121

Suzzoni F. Dialectique du Corps et de la Pensée, IX° Colloque de la Société Française de Relaxation Psychothérapique, 10 -11 Octobre 2003, Bordeaux

Toomim Marjorie & Toomim Hershel, GSR Biofeedback in psychotherapy: some clinical observations Psychotherapy : theory , research and practice, 12 (1), spring 1975

Yucha Carolyn & Gilbert Christopher, Evidence-based practice in Biofeedback and Neurofeedback. Association for Applied Psychophysiology and Biofeedback, 2004

III – LA PRATIQUE DE LA RELAXATION EN 2008

LA RELAXATION THERAPEUTIQUE CHEZ L'ENFANT. CORPS, LANGAGE, SUJET.

Marika Bergès-Bounes
Psychologue, psychanalyste, relaxateur ARTEA – Paris

Christine Bonnet
Psychomotricienne, relaxateur ARTEA

Résumé :
La relaxation thérapeutique chez l'enfant, développée à l'origine par J. Bergès à l'Hôpital Sainte-Anne, constitue une méthode originale fondée sur l'expérience clinique : elle est un travail sur le corps, une expérience que l'enfant vient faire, en groupe ou individuellement, chaque semaine, dans la relation à son thérapeute. Elle allie concentration mentale et décontraction musculaire en présence du thérapeute qui utilise toucher et nomination.
Loin d'être une simple technique, elle représente une expérience subjective pour les enfants – et leurs familles – qui prend en compte tout le champ clinique. Elle intéresse les troubles psychomoteurs (hyperactivité, dyspraxie, etc...), les troubles des apprentissages, les troubles à expression somatique (migraines, sommeil), les troubles à expression psychique, les troubles somatiques (douleur, cancer, neurologie), les troubles réactionnels (traumatismes). Des illustrations cliniques en sont données.

Mots-clés : relaxation thérapeutique, enfant, familles

Trente ans après la première publication du livre « la relaxation thérapeutique chez l'enfant », chez Masson, de J. Bergès et M. Bergès-Bounes, nous avons souhaité, 4 ans après la disparition de J. Bergès, publier un nouvel ouvrage sur le sujet, reprenant en partie l'ancien, notamment dans la partie technique, mais aussi largement différent car tenant compte des indications plus larges que la clinique nous impose (douleur, oncologie par exemple), et aussi des réflexions théoriques autour de la difficile question du corps - que les enfants nous donnent sans cesse à voir dans leurs symptômes. Nous sommes cinq auteurs de ce livre : M. Bergès-Bounes, C. Bonnet, G. Ginoux, A.M. Pecarelo et C. Sironneau-Bernardeau, rompues à la « relaxation thérapeutique Bergès » depuis des années, l'utilisant auprès d'enfants et d'adultes, à l'hôpital Sainte-Anne, dans des C.M.P.P., à l'hôpital

de la Salpétrière, dans des indications de plus en plus larges, de plus en plus variées, où la place centrale du corps et ses rapports avec la pensée, la symbolisation, l'image, sont sans cesse interrogés.
Le terme même de « relaxation » - qui prévaut malgré son inadéquation - est équivoque car il renvoie immédiatement à une idée d'hédonisme, de massage, de bain chaud, de *farniente* ; nous lui préférons celui de « relaxation thérapeutique » qui met tout de suite l'accent sur le soin et la psychopathologie, ce qui indique ipso facto la nécessité d'une formation sérieuse pour les praticiens qui utilisent cette technique.
Cette relaxation - dite « thérapeutique » pour la différencier des techniques de détente et de confort - ne constitue pas un maternage ou la recherche d'une régression qui serait censée faire revivre à l'enfant les étapes manquées de son développement. Pour nous, pas d'interventions du thérapeute en relaxation maternantes ou « maternisantes » qui ne nous semblent que refléter l'imaginaire du thérapeute, venant combler le vide supposé chez l'enfant, insupportable pour lui, thérapeute. Comment éviter cet imaginaire en miroir, si encombrant en pédopsychiatrie et passer au registre symbolique qui suppose de la perte, la perte incontournable que nous impose la rencontre avec les lois de la parole, lois sous lesquelles l'enfant tombe aussi, comme l'adulte ; la relaxation thérapeutique n'a pas davantage une visée rééducative ou cognitive qui supposerait à la fois un modèle à imiter et un renforcement du moi et de l'adaptation sociale et scolaire.
Le risque pourrait être aussi de « chosifier » le corps, comme s'il était un objet acquis, sur lequel le sujet pourrait « mettre la main » une fois pour toutes ; hors, le corps est insaisissable, il nous échappe sans cesse, nous n'en avons conscience que de manière fugace et lorsque nous le parlons. Il change insensiblement, tout simplement parce qu'il vit et qu'il meurt. La relaxation permet d'en prendre conscience dans cette fragilité et cette précarité même.
Pour nous, la relaxation est un travail sur le corps, une expérience subjective du corps que l'enfant vient faire, en groupe, chaque semaine, dans la relation au thérapeute. Celui-ci suggère des images mentales, touche et mobilise le corps de l'enfant, en nomme les différentes parties. La relaxation thérapeutique est donc une technique originale qui allie une concentration mentale à une décontraction musculaire en présence du thérapeute qui utilise toucher et nomination.
Chez l'enfant, nous préférons, et de loin, la relaxation en groupe : groupe de 6 enfants, ouvert, - puisque les enfants ne commencent pas la cure nécessairement au même moment -, avec deux ou trois thérapeutes en relaxation qui, chacun, s'occupe toujours du ou des mêmes enfants : ainsi la relation est préservée mais est objectivement partagée pendant la cure.
Le groupe est constitué d'enfants tout venant pour l'âge, le sexe, la

pathologie, et son dynamisme et la richesse de ce qui s'y passe en regards, jeux de miroirs, imitations, échanges entre enfants, nous semble bien préférable à une cure individuelle où l'enfant est obligé de se détendre, d'être un « bon élève » sous le regard d'un thérapeute qui attend de lui, pense-t-il, détente et perfection. Car, l'important pour nous - et nous le disons tout de suite à l'enfant qui s'engage dans une relaxation thérapeutique - n'est pas d'obtenir la détente (elle viendra un jour), mais d'être présent à ce qui se passe en lui pendant qu'il tente d'obtenir la détente proposée- au-delà du symptôme qui l'a amené à consulter : question délicate du symptôme dont on connaît la difficulté chez l'enfant puisque la demande, en pédopsychiatrie est celle des parents, rarement celle de l'enfant. Il n'y a donc aucune contrainte, aucun modèle à imiter, aucun gage à donner, nous proposons simplement à l'enfant d'être à l'écoute de ce qui se passe dans son corps.

Autre intérêt du groupe : chaque enfant est particulier, a un corps différent de celui du voisin, et son thérapeute en relaxation s'adresse à lui individuellement, mais en même temps, il a un corps comme celui des autres, qu'il peut voir, et auquel les mêmes mots, le même toucher du thérapeute, vont s'appliquer : il est donc un, parmi les autres et en même temps singulier - et on sait combien, en pédopsychiatrie, la question de l'aliénation à l'autre, à la mère notamment, celle de la difficile séparation du corps de la mère et de celui de l'enfant - qui perdure dans la plupart des symptômes - est insistante. Comment ne pas être, rester l'objet de l'autre ? Comment devenir sujet, devenir un parmi les autres et aussi semblable à eux, puisque partageant la même langue, la même humanité ?

C'est le pari que fait la relaxation thérapeutique : permettre à l'enfant de trouver une place, sa place, celle d'où, comme le dit J. Bergès « l'enfant peut parler.»

Pour nous, la relaxation thérapeutique est d'abord une conquête de l'autonomie, c'est l'enfant qui s'y engage, qui en est responsable (nous proposons aux parents de ne rien vérifier à la maison mais de laisser l'enfant libre de faire ou pas ses séances de relaxation thérapeutique) ; de plus, c'est lui qui, dans les mobilisations du thérapeute, sent s'il est détendu ou pas (ce n'est pas nous) ; c'est encore lui qui nous parle ou pas de sa relaxation en début de séance, quand il y est invité, c'est enfin lui qui dira à quel moment il souhaite arrêter l'expérience. Il est en fait immédiatement placé par nous dans une position de sujet, nous lui faisons le crédit d'en être un.

J. Bergès a toujours insisté sur ce crédit anticipateur d'un sujet chez l'enfant tout de suite : c'est lui qui sait, l'adulte ne sait pas à sa place, comme on le voit si souvent dans les symptômes, notamment scolaires où le savoir est du côté de la mère notamment.

Alors comment proposer la relaxation ? Comment la présenter pour qu'elle soit investie par l'enfant et sa famille et que la demande puisse se dire ? Il nous semble que la relaxation thérapeutique a un rôle à jouer, d'une part parce qu'elle passe par le corps, champ et mode d'expression privilégiée du symptôme, en proposant une autre manière de l'habiter, une alternative à l'état de gêne, de tension ou à la douleur ; d'autre part, parce qu'elle ouvre une voie à l'imaginaire, à l'hypothèse, à la mobilité mentale. Tous les enfants qui ont des difficultés dans le domaine psychomoteur ou dans celui de la pensée (« troubles des apprentissages » par exemple) - et ils sont légion dans les consultations - nous paraissent pouvoir être concernés par la relaxation, à condition qu'ils soient d'accord pour s'y engager, ce qui est indispensable. Irons-nous jusqu'à dire qu'il n'existe pas de « bonne indication » ou de « contre-indication » en relaxation, à partir du moment où l'enfant est décidé à faire ce travail sur l'expérience subjective du corps, soutenu par le même désir du côté de la famille ?

La relaxation thérapeutique noue la réalité tonico-émotionnelle du corps, que le thérapeute touche et mobilise, aux mots et aux images proposés par lui, c'est-à-dire l'identification imaginaire au corps de l'autre et le langage. Elle est donc une technique originale qui conjugue, comme nous l'avons dit, une concentration mentale et une décontraction musculaire en présence du thérapeute qui utilise toucher et nomination.
Ce toucher du thérapeute est toujours lié à sa parole qui nomme les parties du corps (« l'épaule, le bras, le coude, l'avant-bras, le poignet, la main ») et propose des images (« le corps est bercé par la respiration comme une barque est bercée par la vague dans le port »). Les trois registres, réel, symbolique, imaginaire, sont sans cesse sollicités en même temps, de manière répétitive, la plus neutre possible : nous ne changeons ni de mots ni d'images, c'est l'enfant, qui, peu à peu, trouvera les siennes, utilisera ses propres mots, au fur et à mesure qu'il deviendra moins dépendant de la relation à son thérapeute. La suggestion s'apparente davantage pour nous à une induction : c'est une proposition de détente faite par le thérapeute à l'enfant. Mais elle constitue un élément dynamique de la relaxation car elle crée une distance, un contraste entre ce qui est suggéré par le thérapeute et ce qui est éprouvé par l'enfant, entre ce qui est dit par le thérapeute et ce qui est imaginé par l'enfant, et elle se réfère sans cesse au corps de la réalité, celui du thérapeute vu et présent et celui de l'enfant touché, nommé et mobilisé. Elle joue à la charnière entre l'illustration, la représentation et la réalité concrète, palpable et esthésique du corps, et c'est grâce à elle que l'enfant va pouvoir éprouver son identité, à travers la reconnaissance par le thérapeute de son autonomie et de sa place de sujet.

« L'enfant est le réceptacle de la parole et du langage et c'est-ce qui le spécifie comme petit de l'homme. C'est dans cette mesure que la parole du thérapeute, dans la relaxation, est essentielle. Dans la cure, et selon la progression segmentaire particulière à la relaxation chez l'enfant, le thérapeute vient fournir les signifiants qui viennent s'accrocher au corps, se nouer à lui, absolument pas dans une perspective cognitiviste ou dans une visée pédagogique ; mais plutôt en nouant cette nomination, ce signifiant apporté par le thérapeute et qui s'accroche au corps, au toucher qui localise - la mobilisation qui fait jouer le muscle et l'articulation de telle partie du corps - et au regard sur le corps du thérapeute ou des autres enfants du groupe. Il ne s'agit pas ici de chercher le sens ou de nommer dans le but de connaître, il s'agit d'aborder, à travers le transfert entre l'enfant et le thérapeute, ce qui fait que le corps est humain, à savoir qu'il est parlé. (Bergès) » « Le corps dans la neurologie et dans la psychanalyse. Leçons cliniques d'un psychanalyste d'enfants ». - Erès 2005.

Présentation du livre

Au départ notre projet consistait à présenter à la fois le travail de Relaxation Thérapeutique avec les enfants et les adolescents mais aussi, contrairement à l'édition précédente, avec les adultes : il était en effet dommage de ne pas transmettre notre longue expérience auprès des patients adultes que nous recevons par exemple, à l'hôpital de la Salpétrière venant de différents services (psychiatrie, neurologie, diabétologie etc. présentant donc des pathologies très variées). La rencontre avec l'éditeur auquel nous présentions la 1ère mouture de l'ouvrage nous a demandé de revoir notre projet, le nombre de pages exigé ne permettrait pas un tel éventail. Nous avons donc consacré cet ouvrage à la Relaxation Thérapeutique chez L'enfant.

Ce livre a été écrit à plusieurs mains puisque nous avons demandé aux cliniciens qui pratiquent la relaxation Bergès dans différents domaines de faire part de leur expérience ainsi qu'à plusieurs responsables de services hospitaliers spécialisés d'introduire et d'écrire les chapitres qui intéressent les indications de la relaxation thérapeutique dans leur service, en quoi elle représente pour eux un outil à la fois, original et précieux pour les patients qui leur sont adressés.

Après une première partie qui reprend d'une manière détaillée la technique elle-même et les difficultés les plus habituellement rencontrées, nous avons tenté une théorisation à propos du corps, exercice difficile s'il en est, à partir des travaux de J.Bergès concernant, le tonus, le miroir, le symbolique. Notre clinique vient à la fois confirmer ses hypothèses qui restent des

interrogations plus que des certitudes évidemment.
La deuxième partie, la plus développée, riche d'exemples cliniques, traite de la question des indications ; certes, pour nous, il n'y a pas de bonne ou de mauvaise indication à partir du moment où la famille et surtout l'enfant sont d'accord pour s'engager dans ce travail sur le corps.
Pour la clarté de l'ouvrage, nous avons classé les différents domaines dans lesquels la Relaxation Thérapeutique peut être envisagée selon les outils traditionnels de la sémiologie et de la nosographie. Ce découpage peut donner l'impression d'un « catalogue » dans lequel la Relaxation Thérapeutique viendrait « puiser son fond de commerce » ; il est bien évident que chaque enfant se verra proposer la Relaxation Thérapeutique dans le contexte qui est le sien et l'indication de Relaxation Thérapeutique sera élaborée tant avec lui qu'avec ses parents.
Nous présentons donc les domaines dans lesquels la Relaxation Thérapeutique est la plus utilisée et c'est là que nous avons demandé à des praticiens de nous apporter leur réflexion

1) Nous exposons d'abord les troubles psychomoteurs, indication princeps de la Relaxation Thérapeutique

Peut-être est-il intéressant de préciser auparavant, que les deux abords Rééducation Psychomotrice (puisqu'il s'agit des troubles psychomoteurs et que c'est bien souvent l'indication d'une rééducation qui est posée) et cure de Relaxation Thérapeutique atteignent des niveaux proches mais de structure différente, sur quelques points importants ; par exemple, prenons les relations réciproques du corps et de l'espace.
Dans la RPM c'est l'action, le geste, le corps en se déplaçant, en parcourant une étendue, en allant vers un but, en revenant à son point de départ qui créent l'espace de cette action et en même temps l'expérimentent, l'éprouvent à mesure humaine ; la RPM est celle de l'espace agi, qui résiste à l'énergie dépensée dans l'action, énergie qui lui est proportionnelle ainsi que la fatigue entraînée.
Dans la cure de relaxation au contraire, l'espace n'est pas sous-tendu par des repères résistants, le parcours ne suppose aucune fatigue, aucune limite ne vient borner cet espace représenté. En même temps, l'absence de toute contraction musculaire, vient effacer la trace, l'empreinte habituelle de l'action et l'échange est possible entre les actions de l'expérience passée et la représentation d'un espace libre.
Dans les troubles psychomoteurs donc, nous faisons, dans l'ouvrage, la part belle à l'hyperkinésie, si fréquente et si compliquée dans ses enjeux et nous tentons d'expliquer combien la Relaxation Thérapeutique y est intéressante.

Puis nous exposons la dyspraxie, terriblement à la mode en ce moment, exploitée socialement, scolairement par le biais du « handicap », dyspraxie pour laquelle la Relaxation Thérapeutique a toujours rendu de grands services puisque l'on sait combien l'accès au corps du dyspraxique est à la fois étrange et compliqué.

2) Viennent ensuite les troubles d'apprentissage qui sont le principal motif des demandes de consultation dans le service de psychopathologie de l'enfant et de l'adolescent de Ste Anne, « centre de référence depuis 2000 pour les difficultés d'apprentissage oral ou écrit », troubles pour lesquels nous utilisons la Relaxation Thérapeutique en groupe le plus souvent en parallèle d'une rééducation du langage ou d'une psychothérapie. En effet, ces enfants non lecteurs montrent presque toujours un malaise corporel, palpable dès la première consultation, ils se plaignent d'être mal autant debout qu'assis, d'avoir mal au ventre, au bras, à la tête, aux yeux, ont faim, soif, envie de vomir, d'aller aux toilettes etc. Pour ces enfants, inhibés le plus souvent, rigides, immobiles dans leur pensée, incapables de faire des liens qui leur permettraient d'associer les lettres, puis les mots pour lire, la Relaxation Thérapeutique agit et sur le corps et sur l'accès à la mobilité mentale.
L'accès à la mobilité mentale est particulièrement suscité dans la relaxation, puisque, le tonus étant au repos, l'enfant peut alors penser ; la voie motrice étant barrée dans la séance, l'activité mentale de l'enfant peut alors se déployer. La Relaxation Thérapeutique permet ainsi le passage à l'image, à l'imaginaire, le jeu associatif, l'anticipation, l'émergence d'hypothèses, toutes activités mentales nécessaires pour entrer dans les apprentissages et avec lesquels les enfants non lecteurs sont en panne.
La relaxation crée donc de l'image, de l'hypothèse, autorise la pensée, le rêve, chez ces enfants inhibés, barrés au savoir inconscient, sexuel, à la connaissance, et leur permet d'entrer dans la lecture et de jouer avec les lettres, les phonèmes, les mots.
Nous utilisons beaucoup l'association Relaxation Thérapeutique et thérapie ou rééducation orthophonique pour ces enfants non lecteurs. De même, les enfants souffrant de troubles des apprentissages en mathématique bénéficieront le plus souvent de la Relaxation Thérapeutique en association avec une remédiation Logico-Mathématique initiée depuis de nombreuses années par Claire Meljac qui a contribué à cet ouvrage. Enfin, la Relaxation Thérapeutique dans la graphomotricité, est traitée ici par M. A. du Pasquier et M. Schnaid ; la relaxation utilisée y est un peu différente.

3) Les troubles à expression somatique (maux de ventre, vomissements, troubles du sommeil), sont ensuite abordés et c'est le Dr Annequin responsable de l'Unité Douleur et du centre de référence de la migraine à l'hôpital Trousseau à Paris, qui introduit ce chapitre. En effet la Relaxation Thérapeutique est largement utilisée depuis 1996 dans son service, les résultats auprès de ces patients si perturbés par leurs symptômes dans leur vie sociale et scolaire sont très rapidement satisfaisants. Dans la plupart des cas, la Relaxation Thérapeutique est devenue incontournable dans les services qui s'occupent de migraine et de douleur.

4) Les troubles à expression psychique (névroses, dysharmonie d'évolution) sont abordés même si la Relaxation Thérapeutique n'a pas pour eux le même impact mais elle constitue la plupart du temps un traitement d'appoint, non négligeable, notamment sur les angoisses s'exprimant par des manifestations corporelles.

5) les troubles somatiques sont largement exposés, car la relaxation y a une place de choix. Le traitement de la douleur chronique ou aiguë, par le Dr Fournier Charriére (CHU KB), cancérologie pédiatrique par le Dr Oppenheim (Gustave Roussy) neurologie pédiatrique ; dans tous les cas la Relaxation Thérapeutique aborde le réel du corps et les deuils à faire, les risques et les angoisses de mort car bien souvent ces corps sont définitivement blessés et dans le manque.

6) Enfin la Relaxation Thérapeutique envisagée, par le Dr Bailly, qui a été responsable de l'Unité de psychopathologie, avant de s'installer à Londres où il exerce actuellement, (il s'est occupé de traumatismes en tout genre), dans ce que nous appelons **les Troubles Réactionnels :** comment, après des accidents, des agressions, des catastrophes, la Relaxation Thérapeutique permet d'élaborer, de symboliser, de parler le traumatisme, qui jusque là ne faisait que se répéter dans les cauchemars, mais aussi sous forme de flash-back, accompagnés de toutes les caractéristiques sensorielles propres à l'évènement réel et à la terreur éprouvée ? La Relaxation Thérapeutique propose une voie originale dans le processus d'élaboration progressive de l'expérience traumatique.

C'est donc ainsi que nous avons conçu ce livre, qui comprend de nombreux cas cliniques venant illustrer chacun des chapitres proposés, cas cliniques que nous confrontons et qui viennent enrichir notre réflexion théorique.
Début 2004 nous avons créé l'association ARTEA (Association de Relaxation Thérapeutique pour l'enfant et l'adulte) pour maintenir la

rigueur, la qualité et la transmission dans la conception de la Relaxation Thérapeutique qui est la nôtre. Elle permet à tous ses membres de réfléchir en groupe et également pendant la journée consacrée à l'assemblée générale annuelle, à ce qui fait la spécificité de cette thérapie.

PRATIQUE INSTITUTIONNELLE DE LA RELAXATION DE GROUPE EN ALCOOLOGIE

Marie Warnery, Isabelle Charent
Psychomotricienne D.E.
45, rue Massue
94300 Vincennes

Résumé :

Aujourd'hui, on peut parler «des pratiques » au pluriel de relaxation tant elles sont diverses. Ainsi, pour cette séance plénière, je tâcherai d'évoquer la pratique de la Relaxation Statico-Dynamique, en groupe, en institution. Et plus particulièrement en service d'addictologie et d'alcoologie.

Très différente de la cure de relaxation en individuel, la relaxation de groupe impose au thérapeute des remaniements de sa pratique. Non seulement la diversité des patients participant au groupe les lui impose, mais le lieu institutionnel où se déroule la relaxation également.

Au travers de trois expériences cliniques, nous verrons donc comment une certaine pratique de la Relaxation Statico-Dynamique s'est imposée à moi en fonction des différents lieux d'exercice. Et comment les dysfonctionnements observés m'ont amenée à construire un cadre thérapeutique.

Mots-clés : Relaxation Statico-Dynamique, groupe, fonctionnement institutionnel, alcoologie, cadre thérapeutique.

.

1) Les institutions :

Les institutions où j'ai pu exercer la relaxation de groupe sont toutes différentes les unes des autres par leur statut, leur activité et leur taille, mais ont toutes en commun leur champ d'exercice : l'addictologie et l'alcoologie. Je commencerai donc par vous présenter ces institutions pour bien situer les lieux de l'action.

La première expérience en relaxation de groupe remonte à 2002. Elle a duré une année dans une clinique privée, en SSR (Soins de Suite et de Réadaptation). C'est une structure qui ouvre au moment où j'intègre l'équipe. Il y a une vingtaine de lits. Ma mission consiste à mettre en place dans ce lieu flambant neuf une activité de psychomotricité. Et bien sûr, je propose immédiatement un travail en relaxation.

La deuxième expérience remonte à 2004. Elle a duré deux années dans un Hôpital Publique de l'AP-HP Assistance Publique des Hôpitaux de Paris. C'est un service de médecine Interne à orientation toxicologique qui existe depuis très longtemps. La relaxation y est en place depuis de nombreuses années. Ma mission consiste à renforcer l'équipe infirmière en effectif insuffisant afin d'assurer les activités thérapeutiques d'expression plastique, de prise de conscience du corps et de relaxation.

La troisième expérience remonte à 2004. Elle dure toujours actuellement. Elle a lieu dans un CCAA (Centre de cure ambulatoire en alcoologie). C'est un centre qui existe depuis vingt ans. La relaxation y a déjà été pratiquée en groupe dans le passé. Mais l'équipe cherche à « professionnaliser » cette activité pour reprendre les mots du médecin coordinateur. Ma mission consiste donc à reprendre l'activité de groupe et à introduire la relaxation en individuel.

2) <u>Le fonctionnement institutionnel</u> :

- **La clinique** :

Lorsqu'elle ouvre ses portes, la clinique veut être un lieu original où toutes les addictions quelles qu'elles soient seront traitées. La principale activité de la clinique concerne l'hospitalisation. Un séjour de trois à quatre semaines est proposé aux patients. Le séjour prévoit la prise en charge médicale, le traitement médicamenteux en rapport avec le produit qui pose principalement le problème de dépendance, et surtout une série d'activités thérapeutiques. Chaque jour de la semaine est organisé. Un programme prévoit de la gymnastique le matin, des activités variées l'après-midi (arts plastiques, chant, théâtre, sports, groupe de parole) et de la relaxation le soir, juste avant le repas.

- **L'hôpital** :

A l'hôpital, la durée d'hospitalisation est de quinze jours. Le sevrage d'alcool sous prescription médicamenteuse allant en dose dégressive y est effectué sous surveillance médicale et infirmière. Lorsque les patients arrivent, ils bénéficient d'un bilan somatique complet. Le « contrat » d'hospitalisation prévoit une participation obligatoire aux activités thérapeutiques. Chaque matin, la journée commence avec la prise de conscience du corps, suivie de la relaxation. Les activités de fin de matinée ou d'après-midi et de soirée sont nombreuses et variées.

- **Le Centre de cure ambulatoire en alcoologie** :

Quelle que soit la voie d'entrée, le premier rendez-vous au centre est un rendez-vous médical. Les entretiens médicaux vont être les seuls proposés dans un premier temps, et ce, jusqu'à ce qu'il soit indiqué que le patient participe à des ateliers thérapeutiques ou soit suivi par un autre membre de l'équipe, travailleur social, psychologue ou psychomotricien, en co-thérapie. La prise en charge en psychomotricité consiste en un suivi individuel au long cours en relaxation psychothérapique, en Relaxation Statico-Dynamique. La prise en charge se fait également en groupe : sensibilisation à la relaxation où le travail corporel est proposé dans un laps de temps limité ; et groupe d'expression plastique.

3) La pratique :

- **La clinique** :

Les séances de relaxation commencent à l'ouverture de la clinique avec les premiers patients hospitalisés. Le moment de transition entre la fin d'après-midi et le début de soirée où les angoisses sont plus fréquentes et plus prononcées chez les patients semble idéal. Cependant, les patients hospitalisés à la clinique le sont pour des problèmes d'addiction certes, mais d'addiction à des produits très divers. Par exemple, les patients dont je m'occupe au tout début sont majoritairement hospitalisés pour traiter leur dépendance à la cocaïne. Je me rends compte bien vite, et ils le disent eux-mêmes, que la relaxation ne leur convient pas du tout. Elle peut même leur être carrément insupportable. En effet, en y ayant réfléchi, cela tombe sous le sens. Il est difficile pour eux de se mettre au calme puisque que le produit qu'ils consomment en général est un psychostimulant ! Schématiquement, on peut dire que ces patients cherchent plutôt à se « stimuler » car ils craignent de se relaxer. Je rapporte mes observations en réunion clinique. Et je propose de composer des groupes de relaxation en fonction des problématiques des patients. Mais on me répond alors que c'est trop difficile à organiser et à mettre en pratique.

Je suis donc contrainte de faire des groupes avec des patients dépendants aux psychostimulants type cocaïne, dépendants au cannabis, dépendants au cannabis avec une comorbidité psychiatrique (le plus souvent schizophrénie), dépendants aux opiacés, type héroïne, dépendants à l'alcool, avec des troubles des conduites alimentaires... Bien évidemment, tous ces patients ont chacun un vécu très différent de la relaxation. Je suis également contrainte de faire de la relaxation en groupe « ouvert ». Les patients arrivant tous à des dates différentes en hospitalisation et y restant pour des durées variées, il est impossible de proposer un travail évolutif.

J'opte donc pour une séance la plus globalisante possible. Je propose une mise au calme en Relaxation Statico-Dynamique. Les inductions portent sur les points d'appuis du corps allongé sur le matelas, en partant des pieds et en remontant jusqu'à la tête et jusqu'aux bouts des doigts. Je suggère le relâchement musculaire et je ne propose pas d'exercice particulier, ni de respiration particulière. Je tente pendant un temps de rajouter des mobilisations passives du type relaxation Wintrebert, mais cela s'avère vite ingérable sur un groupe de cinq à dix participants !

Je reste donc sur la mise au calme globalisante et au fil des séances, je constate que :

- Les patients qui « répondent » le mieux à ce travail corporel sont les patients alcoolodépendants et les patients présentant une dépendance au cannabis sans comorbidité psychiatrique. Ils décrivent assez facilement leurs sensations corporelles.
- Les patients qui s'endorment systématiquement sont ceux qui présentent une dépendance aux opiacés et/ou qui ont un traitement de substitution. Ils donnent généralement des impressions vagues plutôt que de décrire un ressenti corporel.
- Les patients qui s'endorment aussi systématiquement sont les patients schizophrènes. Ils ont généralement un vécu agréable de la relaxation mais ne décrivent pas ou peu leurs sensations.
- Les patients qui fuient les séances restent ceux qui présentent une dépendance aux psychostimulants.

Pour palier à ces difficultés, je propose des séances individuelles pour que les patients qui en auraient besoin puissent avoir une prise en charge personnalisée. Mais je ne pourrai malheureusement pas développer ce travail sur du long terme puisque je quitte la clinique au bout d'un an.

Le bilan n'est pas très satisfaisant, mais peu importe. Je reste persuadée de la pertinence de la pratique du travail corporel de relaxation auprès de ces patients parce que la mise en jeu du corps est au centre du comportement addictif. Le mal-être psychique permanent est d'abord vécu dans le corps. « Addiction » signifie bien « contrainte par corps ». Et je cherche tout simplement un autre lieu, un autre cadre où exercer.

- **L'hôpital** :

Les patients hospitalisés arrivent à l'hôpital pour effectuer un sevrage d'alcool. Ils arrivent parfois dans des états dégradés, avec des corps fatigués par les alcoolisations, parfois tremblants, parfois trébuchants. Certains ne peuvent pas participer dès leur arrivée aux activités et il leur faut alors quelques jours pour s'adapter. D'autres commencent les activités dès le premier jour. Dans le programme, la relaxation a lieu le matin, après la prise de conscience du corps qui est une activité dynamique à base de gymnastique douce, d'exercices et de jeux de coordination et d'équilibration, parfois éprouvante pour les patients, leur corps n'ayant pas été sollicité depuis longtemps. La relaxation, qui a lieu après une pause courte et dure environ une heure, est donc en général bienvenue et appréciée des patients. Mais, l'activité se fait en groupe « ouvert » pouvant aller jusqu'à une quinzaine de participants, et elle ne va durer que quinze jours. Ceci exclut donc d'engager un travail systématique progressif sur le corps.

Lors des premières séances que j'anime à l'hôpital, je constate que si cette fois les patients présentent la même pathologie (en comparaison avec la diversité des profils des patients de la clinique), les réactions sont diversifiées. En effet, les patients sont alcoolodépendants mais ils n'ont pas le même âge, ils ne présentent pas non plus les mêmes atteintes dues à l'alcool, les degrés de dépendance sont plus ou moins graves, ils n'ont pas les mêmes parcours d'hospitalisation (premier ou plusieurs sevrages), ils n'ont pas la même expérience de la relaxation... etc. Les jeunes refusent parfois de se voir dans les plus atteints. Il me faut donc là aussi trouver des ajustements pour que les séances de relaxation soient adaptées au plus grand nombre.

D'abord, les inductions verbales. Je constate que de nombreux patients ne localisent pas des parties du corps quand elles sont nommées ; d'autres ne les sentent pas ; d'autres s'endorment systématiquement en séance de relaxation. Quelles qu'en soient les raisons - manifestations des troubles du schéma corporel, résistances aux sensations de relâchement, effets du sevrage et du traitement médicamenteux ou encore neuropathies des extrémités - je change les consignes de la mise au calme. Avec les consignes globalisantes que je proposais déjà à la clinique, j'insiste sur :

- La description des points d'appuis et des surfaces de contact du corps allongé sur le support.
- Les inductions de portage par le support (tapis de sol).
- La description du volume du corps : sentir le dessous, le dessus et « l'épaisseur entre les deux ». Je choisis de ne pas détailler l'épaisseur en question, ni ce qu'elle contient.
- L'induction du relâchement musculaire (dessous, dessus, dedans).
- La description des sensations articulaires.
- La description des extrémités (mains et pieds).
- L'induction de la détente du visage en particulier la bouche et la gorge.

Ensuite, les inductions tactiles. Lorsque cela paraît nécessaire, je n'hésite pas à toucher les patients sur la main ou le bras. Par exemple, quand ils sont agités et cherchent leur position, quand ils paraissent anxieux, quand ils s'endorment profondément et rêvent en parlant... Le toucher permet de les apaiser et qu'ils continuent la séance.

Je réserve un temps long à la verbalisation de l'éprouvé corporel après la séance où je propose un tour de table où chacun s'exprime à son tour – sans obliger si toutefois un patient refuse de parler (mais cela est rarement arrivé). Je prends le parti de répondre aux questions, même si elles sont d'ordre

« technique » ou « pratique » devant le groupe et de toujours ramener à un questionnement personnel.

Lorsqu'il arrive que le groupe de patients soit le même sur quinze jours, j'introduis des petits exercices de contraste musculaire du type « étirement de la main dominante » ou des petits exercices de respiration du type « respiration thoracique supérieure » ou « respiration abdominale » avec apposition des mains et auto-toucher. Le jeudi après-midi, jour de la semaine où il n'y a pas d'activité dans le programme d'hospitalisation, je propose une séance à caractère non obligatoire aux patients qui veulent approfondir le travail en relaxation. La séance a lieu avant le repas. Le groupe est plus restreint, ce qui permet de faire une séance plus longue et d'introduire aussi des exercices de contraste musculaire et de respiration. L'horaire de la séance permet de travailler sur des notions comme la préparation de la soirée, de l'endormissement et du sommeil.

Grâce à ces modifications élaborées au fil du temps, les séances de relaxation ont été plus « contenantes » pour les patients et plus rassurantes aussi. En effet, les patients alcoolodépendants consomment de l'alcool pour stopper un malaise physique, de l'ordre du préverbal, qui les rend psychiquement malade. Toute demande d'obtention d'une détente mentale les confronte directement à leur difficulté. Par contre, en partant du versant corporel avec les exercices de contraste, on travaille sur le corps réel en explorant les sensations. La détente corporelle apporte alors un soulagement physique qui fait le lit de la détente mentale.

En ce sens, le travail segmentaire en contraste proposé aux patients du groupe restreint est plus contenant qu'une relaxation globalisante. Et la détente corporelle réelle est plus rassurante qu'une détente mentale. Aux patients alcoolodépendants, il faut donc proposer une relaxation à point de départ physiologique plutôt qu'une relaxation à point de départ psychique, purement mentale. De plus, la verbalisation de l'éprouvé corporel, associée aux questions/réponses a permis d'enrichir la perception, donc l'élaboration, et a ainsi favorisé les associations avec le fonctionnement psychique lié à la prise d'alcool. Par exemple, le rôle joué par l'alcool sur la régulation du sommeil, la gestion de l'anxiété, les ruminations idéiques ou encore la gestion de douleurs physiques chroniques, sont des thématiques qui sont souvent évoquées par les patients : le relaxateur peut ainsi faire valoir le « programme » de la relaxation. Il est arrivé que des demandes de suivi en individuel émergent suite à ce travail. Mais mon expérience hospitalière prendra fin pour des raisons administratives et de fin de contrat à durée déterminée.

- **Le Centre de cure ambulatoire en alcoologie** :

Pour le travail corporel en groupe, la prise en charge se fait après indication du médecin alcoologue référent et après discussion en réunion d'équipe. Je propose une sensibilisation à la relaxation. Le travail dure trois mois, à raison d'une séance par semaine, en groupe fermé. Le groupe est restreint. Bien qu'il se compose de cinq ou six patients au départ, il y a toujours des abandons en route et tous les groupes se sont généralement stabilisés à trois participants réguliers. En ambulatoire, la plus grosse difficulté est donc de maintenir le groupe dans la régularité. Les absences fréquentes m'ont amenée à repenser le cadre.

Je calcule le nombre de séances : environ une quinzaine par cycle de trois mois. Je peux donc proposer un travail évolutif, sur quinze séances. En m'inspirant, de la cure-type de la Relaxation Statico-Dynamique et de la méthode d'Education Gestuelle de M.L. Orlic, j'établis un programme qui constitue une trame de travail. Globalement, il s'agit d'une initiation à la relaxation :

- Dans différentes positions de détente (en décubitus dorsal, en position assise, en position debout).
- Par une prise de conscience de la respiration.
- Par une initiation aux respirations profondes (abdominale, thoracique supérieure).
- Par une initiation à la régulation tonique et au relâchement volontaire au travers d'exercices de contraste musculaire (tension-relâchement).

A partir de ce que les patients apportent en plus à chaque séance (en verbalisant leur éprouvé), le programme est plus ou moins orienté sur des thèmes précis. Lors de la première séance, je propose une mise au calme avec des inductions globalisantes, suivie d'un temps de verbalisation et d'échange. La deuxième séance est consacrée au même travail. En plus du temps d'échange, le « dessin du bonhomme » est proposé aux patients. Feuille, papier, crayon et pas de gomme. Ce test permet d'évaluer la représentation du corps chez les patients et ce qu'ils peuvent en dire. A la troisième séance, je reprends la mise au calme de façon plus succincte et je propose une prise de conscience de la respiration. Les patients doivent par apposition de leurs mains, par auto-toucher et palpation des zones abdominale, thoracique inférieure et thoracique supérieure, sentir et verbaliser leur respiration. A la quatrième séance, je reprends la mise au calme de façon encore plus succincte puis, je propose un travail sur la respiration thoracique supérieure. Les séances se poursuivent ainsi au fil des semaines. Les patients sont peu à peu invités à « faire seuls » pour la première partie de la séance - pour la mise au calme - et à chaque fois, un nouveau travail est abordé, ensemble.

Pour les exercices de contraste musculaire, je propose de travailler sur la main dominante pour commencer. Les épaules suivront lors d'autres séances et dans des positions variées. L'avant dernière séance est consacrée au travail en position debout. Je laisse le thème de la dernière séance au choix des patients. Mais je leur demande à nouveau de se dessiner. Les dessins réalisés lors de la deuxième séance sont posés à côté. Une discussion s'engage alors sur ce que les patients observent de l'évolution de leurs dessins. Je les invite aussi à faire le bilan des trois mois de travail en relaxation : leurs progrès, leurs difficultés, leurs requêtes...

Bien que chaque groupe soit différent, il en ressort que beaucoup plus d'individus utilisent la relaxation seuls (chez eux) et constatent des effets positifs sur leur quotidien (plus calmes, plus détendus...). Bien plus ici qu'à la clinique ou à l'hôpital, les patients de ces groupes de trois mois ont acquis de l'autonomie et plus d'expérience. Ils s'approprient la relaxation. La possibilité de reprendre une autre session de travail est offerte, à moins que certains ne veuillent approfondir le travail en psychothérapie de relaxation en individuel.

4) <u>Le bilan</u> :

De ces trois expériences : le groupe ouvert avec des patients présentant des addictions diverses, le groupe ouvert avec des patients présentant une addiction au même produit, le groupe fermé avec des patients présentant une addiction au même produit ; j'ai tiré un certain nombre de réflexions.

Du point de vue du patient, la « formule » la plus profitable s'est avérée être celle du groupe fermé, restreint, composé de patients avec le même type de pathologie, où le travail corporel est systématique et progressif. C'est dans cette configuration que le plus grand nombre de patients s'est appropriée la relaxation et a acquis de l'autonomie. Du point de vue du thérapeute, la pratique de la relaxation en groupe est un outil thérapeutique des plus riches. Mais pour que la psychothérapie corporelle se fasse, encore lui faut-il un cadre propice.

D'abord, il me parait indispensable que le travail de relaxation en groupe soit un projet porté par l'équipe thérapeutique de l'institution. Un cadre mal défini, des indications imprécises n'apportent que confusions et ne permettent pas aux patients de bénéficier au mieux des bienfaits de la relaxation. Le préalable au bon déroulement de la cure de relaxation passe donc par la définition du cadre avec nos collègues - quitte à leur proposer une ou des séances pour qu'eux-mêmes fassent l'expérience de la relaxation. Il me paraît également fondamental de leur définir les indications et contre-indications, d'autant plus que ces dernières sont rares.

Ensuite, bien que cela semble tomber sous le sens, il faut que le thérapeute soit formé en relaxation. Par formation, j'entends en plus de la formation théorique, une formation didactique, une pratique personnelle de la relaxation. Comme tout psychothérapeute, le relaxateur doit avoir expérimenté son outil psychothérapique en l'occurrence : la relaxation. La psychothérapie corporelle s'appuie en effet sur une expérience partagée dans un cadre spécifique et elle mobilise des investissements archaïques profonds.

Afin d'améliorer sa pratique, le thérapeute doit savoir puiser avant tout dans son propre vécu corporel mais ses connaissances de plusieurs « méthodes » de relaxation lui permettent d'adapter plus facilement le travail proposé aux patients quand il se retrouve face à des impasses. Loin d'être du « bricolage », à partir du moment où son vécu propre de la relaxation lui permet d'intégrer des perceptions nouvelles, cette façon de procéder est au contraire extrêmement précise. Par exemple, en relaxation statico-dynamique, il sera plus avisé d'utiliser des inductions purement verbales de type Schultz à un moment de la cure, alors que plus tard, un travail de type Jacobson sera indispensable à l'enrichissement des sensations. De même, les mobilisations passives que Wintrebert utilisait sur les enfants sont adaptables aux adultes qui présentent très fréquemment des troubles du schéma corporel en alcoologie. Je mobilise les patients alcoolodépendants à des moments clés de leur cure. J'ai eu aussi recours au travail dynamique de Orlic qui permet d'enrichir le vécu corporel des patients les plus déficitaires. Cet « arsenal » thérapeutique, m'a offert des solutions pratiques et rapides pour modeler et adapter ma pratique dans ces institutions. Il ne dispense pas du ressenti interne, ni de l'inventivité propre à chaque cure individuelle ou de groupe, car les groupes aussi sont différents.

La supervision me semble être un autre élément fondamental. La possibilité d'échanger dans un groupe de supervision de thérapeutes en formation a été des plus enrichissant. Plus tard, la participation aux réunions d'une association de thérapeutes exerçant auprès de populations diverses mais dans un esprit psychothérapique de la relaxation, m'a permis de réapprendre sans cesse et de me questionner sur ma pratique quotidienne.

En conclusion, je dirai simplement que la relaxation ou les relaxations ne cessent de me passionner tant elles constituent une thérapie sans cesse réinventée, imaginative et évolutive : une psychothérapie d'avenir.

LA RELAXATION, POURQUOI ? LA RELAXATION, COMMENT?

Claudio Widmann
Psychanalyste, relaxateur – Ravenna en Italie

Résumé :
Dans la relaxation thérapeutique, la détente, au vécu proprement dit, ne constitue pas l'aspect thérapeutique le plus important. Jouent un rôle plus important en effet, un certain nombre de phénomènes communs aux différentes pratiques de relaxation, ainsi que nous le verrons.
Avant tout, chaque relaxation entraîne des modifications de l'état de conscience. Il est communément établi qu'intervient un abaissement du niveau de vigilance et de conscience, conséquemment accompagné d'une plus grande exposition de l'inconscient. La régression constitue une seconde caractéristique, en entendant par régression le passage à des niveaux psychiques de moindre complexité, structuration et différenciation.
Un rôle différent du corps et du langage corporel appartient à la phénoménologie de la relaxation : régression corporelle, dialogue tonique et imaginaire corporel en sont les aspects exemplaires.
La position et les fonctions du moi en sont modifiées. En particulier, on peut observer un amenuisement des fonctions du moi et une activation de la fonction imaginative.
Enfin, dans les thérapies de relaxation, sont mises en œuvre des modalités de relation et des formes de transfert très singulières.
Aux différentes approches de la relaxation, correspondent des aspects techniques différents eux aussi, en fonction de la façon dont on envisage l'action sur l'état de conscience, sur la régression psycho-corporelle, sur le rôle du moi, de l'imaginaire, du transfert, etc. Désireuse de promouvoir un type particulier d'évolution psycho-dynamique, la psychothérapie autogène précise et revendique certains aspects, disons, procéduraux, qui configurent l'identité du training autogène.
En privilégiant un état particulier de conscience (“état autogène”), la psychothérapie autogène est indissolublement liée à une attitude mentale de concentration passive.
Elle est en quête d'un état de régression (“découplage organismique”) dans lequel l'organisme rétablit des activités autogènes et des équilibres bionomiques.
Elle réduit dans une très large mesure le rôle du moi, tout en prévoyant une vigilance constante et un certain degré d'activité (“concentration”) et elle vise une désidentification à l'égard du moi (“*ent-ichung*”).

Elle promeut une expérience corporelle dans laquelle le vécu somatique (lourdeur, chaleur etc.) est imaginatif, tout en ayant un caractère de pleine réalité. Elle permet ainsi au sujet d'accéder à une expérience proprement “imaginale” (Corbin) et à une dimension imaginative plus vaste.
En donnant une priorité psycho-dynamique aux contenus bionomiques ou aux archétypes de l'inconscient, elle récuse toute intervention extérieure au cours de l'expérience autogène (“abstinence du thérapeute”) et toute ingérence interne (“non-interférence” du moi).
Enfin, dans la relation, elle privilégie le passage progressif de la projection sur le thérapeute (transfert) à la projection sur le contexte, consolidant de la sorte une forme particulière de relation que Schultz appelle le “nous thérapeutique”.
Ces modalités techniques caractérisent le training autogène, mais ne sont pas pour autant arbitraires : elles sont fondées sur une conception précise de la vie psychique et traduisent un projet bien défini de transformation psychologique
Mots clés : état de conscience, formes de transfert, langage corporel

Le Training autogène est une méthode de relaxation, de relaxation par « auto-décontraction concentrative », indique Schultz comme sous-titre de son ouvrage. Certes, mais dans le cadre d’une thérapie de relaxation, le facteur thérapeutique le plus important n’est pas la relaxation.
Oscar Wilde disait que la vie est ce qui advient lorsque l’on consacre son temps à autre chose. On peut s’en inspirer et dire que dans une thérapie de relaxation, la thérapie est ce qui advient quand le patient s’occupe de la relaxation.
Ce qui advient concerne avant tout l’état de conscience. La modification de l’état de conscience est un facteur commun à toutes les techniques de relaxation et en constitue parfois l’objectif principal (par exemple dans la thérapie hypnotique). Si l’on s’en tient à l’analyse de Tart (1975 p.83), la relaxation déstabilise le système de la conscience de base, ce qui a deux implications importantes :

- L’on impose des structures (complexes et qui assurent une ou plusieurs fonctions liées les unes aux autres) qui fonctionnent de manière indépendante de l’attention/conscience (*ib.* P.32).
- L’on accède à une dimension d’expérience différente, parce que la « conscience, perception, sensation, pensée et action comprises » est une construction semi-arbitraire (*ib.* P 47).

En termes psycho-dynamiques, on observe une plus grande exposition de l'inconscient, à savoir des zones sur lesquelles la conscience ordinaire ne met pas l'accent de l'attention et auxquelles elle n'applique pas les modalités de la conscience. Si l'on adopte la terminologie innovante et pertinente de Bergson, on pourrait dire que des parts différentes de la vie psychique sont « intentionnées ».

La plus grande exposition de l'inconscient incite de nombreux auteurs à qualifier l'état de relaxation d'expérience régressive. En effet, la régression est un « passage à des niveaux psychiques de moindre complexité, structuration et différentiation » (Laplanche et Pontalis 1973, p.498) et l'inconscient constitue un état de la vie psychique moins structuré et plus indifférencié que la conscience. Ainsi, il serait permis de dire avec Pélicier que la relaxation fait apparaître un phénomène complexe de « régression thérapeutique, topique, temporel et formel » (in Ranty, 1990, p. 2).

Dans ce cadre de régression complexe, le corps-en-relaxation est un acteur de premier plan.

Derrière l'apparente passivité de l'assoupissement, une conscience modifiée « intentionnée » d'innombrables vécus corporels, qui sont les précurseurs et les dépositaires physiques de vécus affectifs.

A cet égard, le concept de « dialogue tonique » que nous devons à de Ajuriaguerra reste d'une grande pertinence. Mais l'analyse plus approfondie et structurée de Ranty (2001) met en évidence que le corps est lui-même l'objet de regards introspectifs et d'une observation extérieure, qu'il est le pôle d'un investissement libidinal et de phantasmes séducteurs, qu'il est le lieu de contact et de projection d'une dimension imaginative et symbolisée. Le corps en relaxation n'est pas un corps absent mais bien un corps présent comme protagoniste de la relation.

A partir des années 50, l'accent a été mis sur les fortes connotations transférentielles de la relation. Sapir a montré l'importance de la parole et du geste dans la relaxation, mais a également mis l'accent sur le fait que la parole, filtrée par le phantasme corporel, est vécue comme séductrice, érotisante, menaçante, angoissante, rassurante, consolatrice et intrusive. Le thérapeute lui-même est modifié, investi de projections et engagé dans le vaste mouvement régressif. Il n'est pas par conséquent un simple opérateur qui administre la relaxation, mais au contraire un interlocuteur transfiguré par la projection du sujet. « En intentionnant » différentes portions de la réalité, un état de conscience modifié structure également de manière particulière la relation et la translation.

Pour tous ces aspects, l'expérience de la relaxation remet radicalement en question le rôle du moi. Dans la relaxation, le moi est nécessairement déstabilisé : il est le principal agent de conscience, mais l'état de conscience est altéré ; il coordonne les fonctions progressives du psychisme, mais le psychisme recule sur des positions régressives ; il est sédimenté dans le

corps (« le moi est avant tout moi-corporel » dit Freud), mais le corps est investi de projections et de symbolisations.
Le moi réel recule pour disparaître ou presque tandis que parallèlement impose progressivement sa présence ce que Virel appelle, le moi-corporel imaginaire. C'est avec le moi-corporel imaginaire que le sujet en état de relaxation accède à l'univers imaginatif.
Toutes les expériences de relaxation donnent accès à une dimension expérientielle où les images, écrit M.-J. Hissard, s'imposent « avec la force lumineuse du rêve et qu'il faut bien appeler une mystérieuse incarnation ». Sur la scène imaginative, le moi-corporel imaginaire fait des expériences régressives, corporelles, transférentielles, de confrontation avec l'inconscient.
Comme on peut le voir, dans une thérapie de relaxation interviennent de nombreux phénomènes, outre la relaxation en tant que telle, tandis que s'enclenchent des processus plus importants que cette dernière. Ce qui en d'autres termes, signifie que, alors que le sujet se concentre sur la relaxation, interviennent des phénomènes psycho-dynamiques essentiels qui sont la thérapie en tant que telle. Il s'agit de phénomènes de modification de la conscience, de confrontation avec l'inconscient, de régression, de symbolisation, de projection, de translation, d'immersion dans la dimension imaginative.
C'est dans ces mêmes processus que résident les raisons cliniques de pratiquer une thérapie de relaxation ; c'est en eux, phénomènes apparemment collatéraux, que réside le « pourquoi » de la relaxation.
En fonction de la façon dont on entend agir sur ces différents plans, sont apparues différentes procédures spécifiques à la pratique de la relaxation. Les stratégies permettant d'opérer sur la modification de la conscience, sur la régression, sur la symbolisation corporelle, sur la translation relationnelle et sur l'imaginaire, constituent le « comment » de la relaxation. De nombreuses questions techniques doivent être nouvellement envisagées dans le cadre ainsi tracé. Parole ou silence, détachement ou contact, abstinence ou séduction, séduction symbolique ou geste physique ne constituent pas des indications absolues, mais sont des opérations relatives aux stratégies qu'une psychothérapie met en œuvre.
Ainsi, la psychothérapie autogène de Schultz revendique, elle aussi, des aspects procéduraux spécifiques, qui sont cohérents avec la conception théorique de Schultz lui-même et qui définissent l'identité spécifique du Training Autogène.
Le premier aspect concerne l'état de conscience.
Schultz parle d'un « état autogène » caractéristique qui est obtenu grâce à l'entraînement concentratif. Il se caractérise par une concentration psychique

circonscrite avec précision mais en même temps « passive et indifférente » (*ib*. p. 288).
La « **concentration passive** » caractérise le Training Autogène à la fois comme attitude mentale et comme instrument technique. Elle intervient à un double niveau : d'une part, l'engagement actif de l'entraînement et l'attention intentionnelle sur le contenu de la formule (par exemple sur le bras droit) ; d'autre part, l'indifférence et la passivité totale concernant le résultat (par exemple la lourdeur). Luthe parle « d'acceptation passive » de tout ce qui se produit durant l'exercice. Il s'agit par conséquent d'une activité passive et d'une passivité active.
Le parallèle le plus important avec la concentration passive de Schultz est fourni par le *wei-wu-wei* du zen, qui signifie faire-sans-faire, se concentrer et dans le même temps laisser-advenir. Schultz affirme que « l'entraînement systématique aux exercices suffit pour conduire à l'état autogène (ib. p. 437), à savoir à un état de commutation organismique, caractérisé par des réactions psychiques et somatiques typiques.
La « **commutation autogène** » est l'état régressif spécifique que le Training Autogène entend instaurer. Une **désactivation globale**, qui investit tout l'organisme (déconnexion organismique), qui modifie le fonctionnement tant physiologique que psychologique et qui marque le passage (commutation) à un registre fonctionnel différent du registre habituel, caractérisé avant tout par la passivité en lieu et place de l'activité.
Le trait caractéristique de cette déconnexion organismique, ce sont les phénomènes autogènes. Comme l'a indiqué Tart, des structures fonctionnelles s'imposent qui agissent de manière indépendante de l'attention/conscience et s'instaurent d'elles-mêmes sans l'intervention active du Moi. La régulation du tonus musculaire ou la normalisation des rythmes biologiques sont des exemples connus et macroscopiques d'autorégulation autogène.
Mais il s'agit seulement d'exemples d'un changement d'état plus général (commutation organismique) lors duquel l'organisme rétablit « un principe fondamental inhérent à la préservation de l'existence » que Schultz qualifie de bionomique, à savoir d'un principe normatif de la vie (*ib*. p. 461). La régression visée par Schultz est ouvertement la régression à un niveau fonctionnel auquel l'organisme envisagé dans son ensemble rétablit des principes bionomiques : vitaux, archaïques, universels, régulateurs et trophiques.
Un séminaire ICSAT qui s'est tenu récemment a montré que les principes bionomiques de Schultz ont un caractère d'archétype : ce sont des principes archétypaux. Ainsi est-il permis de dire que la commutation organismique est une régression à un niveau archétypal de la vie psychique. D'une part,

elle déclenche des mécanismes physiologiques d'autorégulation, et d'autre part « elle donne accès au monde des images et permet d'entrevoir la réalité d'un autre univers » (*ib.* p. 477). De fait, un principe archétypal se manifeste toujours sur le pôle physique et sur le **pôle imaginatif**.

A maintes reprises nous avons soutenu que la psychothérapie autogène est une psychothérapie imaginative. Le cycle inférieur stimule essentiellement l'imaginaire corporel, mais le cycle supérieur cultive l'imaginaire dans sa dimension la plus vaste. On se limitera ici à ne souligner que deux caractéristiques de l'imaginaire autogène.

Première caractéristique : grâce à la concentration et à l'entraînement, le Training Autogène induit des modifications psycho-physiques réelles. De la sorte, les images autogènes sont perçues comme images réelles : la lourdeur du bras ou une couleur devant les yeux ne sont pas seulement imaginées mais réellement perçues.

Toutes les thérapies imaginatives accordent une grande importance aux images quasi-réelles, au point que H. Corbin a créé le terme « imaginal » pour désigner une image qui n'est pas seulement le fruit de l'imagination mais qui est vécue comme réelle. De l'avis de beaucoup, ce ne sont pas les productions imaginaires mais imaginales qui débouchent sur la transformation psychologique. Le Training Autogène permet de vivre une expérience, non seulement imaginative, mais authentiquement imaginale.

Seconde caractéristique : la psychothérapie autogène cultive le caractère autonome des images intérieures. Schultz part de la conviction selon laquelle les images ne cachent pas seulement des « déformations du caractère », mais anticipent des « préformations » de la personnalité ; elles préfigurent des structures psychiques qui modèlent la personnalité. A savoir que dans l'imaginaire autogène, se manifeste la « voie du destin » le long de laquelle s'agencent la personnalité et l'évolution de l'individu.

Par respect de la nature autogène et des fonctions bionomiques de l'imaginaire, Schultz introduit un « **principe de non-interférence** » fondamental du moi : au moi, il est demandé d'accepter toute image, sans condition, dans une attitude acritique. Cette attitude n'est pas seulement technique, puisqu'elle entend alimenter une transformation psychologique structurelle : la capacité de désidentification du moi (*Entichung*).

Pour Schultz, il ne s'agit pas d'annuler le Moi mais de dévoiler derrière le moi-empirique la réalité du moi-immanent, catégorie psychologique qui n'est pas sans analogies importantes avec le Soi de Jung.

La concentration passive du Training Autogène est une attitude de la conscience, emblématique de la conception que Schultz a du moi-empirique ; il est appelé à la vigilance et à la concentration constante, mais aussi à l'acceptation passive sans condition (Luthe) des productions

autogènes, des reformulations bionomiques, des anticipations évolutives qui préforment la physionomie de toute la personnalité.
De la volonté de respecter et de faciliter les manifestations autogènes, découle le principe de non-interférence du moi, mais également le « principe d'abstinence » du thérapeute.
La plus pure expression du principe d'abstinence est le silence absolu du thérapeute durant la relaxation et le renoncement à la direction verbale des exercices du training, au point de quitter la pièce quand le sujet s'entraîne.
Dans la psychothérapie autogène, l'expérience imaginative est une confrontation directe avec l'inconscient (sans la médiation du thérapeute) ; c'est une expérience autogène (guidée ni par le moi ni par des figures extérieures) ; c'est une régression au niveau archétypal des principes bionomiques (et non pas à des stades antérieurs de la relation parentale) ; c'est une rencontre avec les images subjectives, qui modèlent la façon d'être particulière de l'individu.
Cette expérience se déroule sur un registre transférentiel, bien que Schultz n'accorde pas une grande importance au transfert, préférant œuvrer à la réalisation d'une alliance, d'une solidarité entre patient et thérapeute, solidarité qu'il qualifie de « nous thérapeutique ».
Wallnöfer et, plus encore Durand de Bousingen, ont fortement réévalué la portée du transfert dans la psychothérapie autogène, toutefois l'empreinte de Schultz demeure : l'inconscient est exploré, davantage dans sa projection sur le monde que dans sa projection sur le thérapeute. Il se manifeste concrètement dans la dimension imaginale et c'est là qu'il donne concrètement forme à l'individualité du sujet et à son parcours formatif.
Dans ses dimensions universelles, ce parcours s'inscrit dans les principes bionomiques et archétypaux. Dans ses dimensions particulières, il s'inscrit dans la Voie du destin, l'archétype résolument personnel et subjectif, présent dans l'inconscient de chacun de nous et que les images intérieures dévoilent.
C'est pourquoi, dit Schultz, dans le traitement des images autogènes « notre travail psychothérapeutique accède à des niveaux supérieurs et s'immisce dans les significations et les valeurs existentielles dans la réalisation réelle de soi » (*cit.* p. 481).

TABLE RONDE :

Quel avenir pour la relaxation psychothérapique ?

Les liens de la S.F.R.P. avec les autres Sociétés de Relaxation Psychothérapique.

TRAVAILLER ENSEMBLE ?

Marie-José Hissard
Psychologue, psychothérapeute, formatrice IFERT-SFRP,
Vice-présidente de l'APERSD (Association des Psychothérapeutes en Relaxation Statico-Dynamique),
Ex-attachée au Service d'Alcoologie (UTAMA) de l'Hôpital Beaujon à Clichy (92).
Cab. 7 bis rue de l'Aqueduc 75010 Paris.

Résumé :
La SFRP est née du rassemblement de trois associations de relaxateurs (RSD, ACT, GRASP). En considérant les difficultés de la SFRP à présenter son unité en même temps que sa diversité, on peut parallèlement appréhender une partie des réticences des diverses sociétés de relaxation à travailler entre elles et à élaborer un statut du relaxateur. On peut faire l'hypothèse qu'au-delà des arrière-plans historiques de sécession, chaque société tend à défendre l'intégrité de son corps associatif: en effet, chaque société ne forme t-elle pas des patients spécifiques qui deviendront à leur tour des relaxateurs spécifiques ? Ces groupes de soins ne peuvent-ils conserver leur spécificité (préalablement reconnue) dans une fédération plus large ?

Mots-clés : corps associatif, fédérer, diversité, spécificité, statut du relaxateur.

Sur la question des relations entre les sociétés de relaxation, m'est venue aussitôt cette question-proposition: *"Travailler ensemble ?"*, soit une déclaration d'intentions, assortie d'un point d'interrogation porteur de sens divers tels que :

- est-ce possible de travailler ensemble ?
- est-ce qu'on le veut ?
- le faut-il, et pourquoi ?

Le faut-il ?

Deux raisons peuvent nous apparaître, d'ordre économico-juridique et d'ordre scientifique.
On peut penser que l'union faisant la force, il faudrait une action groupée si

l'on souhaite faire reconnaître la relaxation comme psychothérapie, ceci selon des critères qui nous conviennent à nous, relaxateurs, plutôt qu'à des instances extérieures à la profession. Irait-on jusqu'à la faire entrer dans la nomenclature de la Sécurité Sociale ? Pourrions-nous ainsi préserver les intérêts des personnes que nous avons formées, chacun dans nos organismes associatifs de formation ?
Plus fondamentalement, ne serait-il pas temps d'examiner nos différences de méthode et d'objectif thérapeutique conformément à ce qui nous réunit quand même ici aujourd'hui : un état, une pratique que nous appelons tous la "relaxation". Sans doute y a t-il là un énorme matériel dont nous pourrions tous avoir intérêt, à de multiples niveaux, à considérer les éléments disparates comme complémentaires.

Le veut-on ?
Nos associations témoignent d'orientations différentes, voire divergentes. Le creuset d'origine de la relaxation en France initié par Jorge Garcia-Badaracco puis Michèle Cahen dans le service de Julian de Ajuriaguerra au milieu des années 50, ce creuset nous n'avons plus guère de chances d'en connaître la pulsion groupale, sinon peut-être par Badaracco lui-même qui, au congrès des "psychothérapies à médiation corporelle" en février 1996, disait qu'il avait alors "essayé d'articuler la méthode de Schultz avec l'expérience psychanalytique". Ceci pour rappeler que la relaxation née d'une induction unique a produit chez les uns et les autres des effets simultanément fort semblables et fort différents..., comme nous le voyons nous-mêmes chaque année chez les personnes que nous formons. Durant "l'enfance" de la relaxation en France, une sorte de "fraternité post-natale" a d'abord pris la forme d'une association, l'AREFFS, puis, comme on sait, d'autres expériences, les passions adolescentes, le besoin de reconnaissance de chacun par chacun, de sa maturité, parfois de sa supériorité, ont fait éclater le consensus apparent. Chacun s'en est allé, s'affirmant de son côté, confirmé par son association.
Sommes-nous suffisamment mûrs maintenant pour regarder d'un autre oeil notre communauté relaxatrice qui n'en est plus à se constituer, mais à se sauvegarder ? L'entrée de la relaxation à l'université, par la porte étroite de la Douleur à Montpellier, par le porche principal d'abord à Bordeaux, puis à Limoges, pourrait même nous faire espérer mieux. Et peut-être d'abord, puisque nous voici à l'université, nous aider à constituer un savoir honnête, aussi peu tendancieux que possible... Pour tout dire: un savoir.

Mais est-ce possible justement ?
La méthode que chacun emploie détermine sa ligne de recherche et c'est en la poursuivant dans ce qu'elle a de spécifiquement efficient que pratique et connaissance s'enrichissent. C'est la raison pour laquelle le travail "entre soi" de chaque association lui est indispensable et est précieux pour tous ; c'est en tout cas ainsi que s'est créée l'A.P.E.R.S.D., un empire dans l'empire de la SFRP (une principauté plutôt !). Nous sommes donc appelés dans la logique de notre méthode à toujours plus nous spécialiser. Pourtant, dépassant les vieilles querelles, si nous considérons chacune de nos spécificités côte à côte, elles peuvent prendre alors figure de facettes d'un seul et même phénomène. Cela peut mettre en marche une autre façon de travailler sur la relaxation pour peu que nous concentrions vraiment notre inventivité sur ce sujet. Après les analyses de chacune de ces facettes par chaque société dans son fief, quelle synthèse opérer ? C'est le tâtonnement ébauché à la SFRP.

Les obstacles les plus vifs consistent tout autant à nier nos différences qu'à les affirmer contradictoirement. Ce furent ces positions successives que nous avons rencontrées quand nous avons, la RDS, l'ACT et le GRASP, constitué l'IFERT. Nous rencontrions ces problèmes à chaque réunion d'information pour les candidats à la formation. Nous étions assez conscients de ce qui nous réunissait pour dépasser cet obstacle à chaque fois mais combien de dépliants ne sont-ils pas sortis assez peu réussis de cette situation ?

Il apparaît aussi que si les plus anciens des relaxateurs peuvent envisager d'un point de vue synthétique l'avenir de la relaxation, les débutants entrent plus difficilement dans ces vues en raison de la complexité de l'expérience de relaxation, de celle de la professionnalisation et de l'intégration des multiples aspects de "l'être au monde" du relaxateur. En effet leur propre relaxation se poursuit, chez les débutants, et apporte son lot de questions et de réponses; la relaxation de leurs patients introduit une dimension transitionnelle dans la relation même; la structure des personnalités en présence, leurs élaborations et les interférences transférentielles, tout cela mobilise totalement et pour longtemps. Ainsi dans l'APERSD, réexpérimenter en groupe les inductions à la sensation est un travail fondamental, intense et fécond, qui ne doit pas être, au départ, encombré par la théorisation, pas même celle de la SFRP. Certains ont besoin en outre de situer leur ressenti et leur activité par rapport à un discours dominant institutionnel, analytique ou technico-médical, quand ce ne serait que pour avoir du répondant. Dans l'ensemble, il s'agit de "s'y retrouver".

Ces lourdeurs ont une vertu d'approfondissement mais elles freinent le travail comparatif et une théorisation plus globalisante de la relaxation. Or il me semble que nos associations répondent en majeur partie aux besoins de nos formations et il est probable que nous répondons à nos "formés" dans le prolongement de leur demande de patient initial. Un groupe associatif, ne serait-ce pas un groupe de soins spécifiques, puisque chaque association reste "entre soi". Tous addicts ! Sensualistes préoedipiens, muets du sentiment, oedipiens analysants, beaucoup plus bavards !

Il ne faut donc pas que nous comptions sur l'osmose méthodologique pour arriver à parler de la relaxation, sans doute même au contraire. Pour travailler ensemble, nous aurons à affirmer d'abord la volonté de le faire et de trouver pour cela de nouveaux modes d'échanges, sans doute plus de pratique. Un retour aux sources !

Alors pour commencer, prenons du champ, de la distance, comme la relaxation nous y invite, et sortons de nos autismes associatifs pour l'avenir de la relaxation.

TEXTE ENVOYE AUX ORGANISATEURS DU COLLOQUE

Monique Dechaud-Ferbus

Présidente de l'A.E.P.P.C

Chers collègues

Nous regrettons de ne pas pouvoir participer à votre colloque et sommes de tout coeur avec vous. Comme vous nous l'avez demandé, nous vous envoyons quelques notes concernant notre méthode de psychothérapie psychanalytique corporelle émanant de J. de Ajuriaguerra. Nous nous inscrivons dans le champ d'extension de la Psychanalyse ce qui nécessite pour nos membres d'avoir une formation psychanalytique, et pour nos membres formateurs d'être psychanalystes, membres de l'association psychanalytique internationale. "Dans les expériences primaires il n'existe aucune dichotomie entre le corps et le psychisme. Dans l'habitacle qui est son corps et qui lui est donné, l'enfant est habité. En lui ses besoins s'expriment, ses pulsions se manifestent, c'est lui qui subit les émotions... Pendant une longue phase, le corps est récepteur et réceptacle, spectateur et acteur, il est lui-même et l'autre par un transitivisme qui suit les lois des mécanismes de projection et d'introjection. L'enfant vit un dialogue protopathique au cours duquel la communication affective se fait sous la forme d'un corps donnant et refusant".

Vous reconnaissez dans cette citation, Ajuriaguerra, et cela me permet de montrer à sa suite l'importance que nous accordons au "dialogue tonico-émotionnel". Dans le champ d'extension de la psychanalyse, la psychothérapie psychanalytique corporelle propose un aménagement de la cure-type par l'introduction de la médiation "perceptivo-corporelle". Cette introduction d'une médiation entre le patient et le thérapeute tient compte des défaillances psychiques du patient qui se manifestent par la fonction non suffisamment médiatrice du langage. L'objet du travail de l'analyste devient non seulement, les rêves, fantasmes ou associations du patient (qui sont souvent absents ou réduits dans les structures concernées) mais les états du corps-propre. Le corps-propre du sujet prend alors son statut intermédiaire d'être à la fois objet de l'objet et objet du sujet. En ce sens il acquiert la fonction d'objet transitionnel. Ce sont les états du corps et leur expression verbalisée qui vont être choisis préalablement par l'analyste comme matériaux de son travail thérapeutique. L'importance est donnée à l'impulsion de l'auto-observation et à l'expression verbale du vécu corporel dans une relation de non-dialogue où rien n'est ajouté au matériel apporté par le patient mais où nous lui permettons de l'utiliser pour renforcer son pare-excitations rempart qu'il doit opposer au monde extérieur traumatisant et aux pulsions internes qui l'assaillent. Le travail au cours du processus de la cure se déroule du quantitatif au qualitatif donc vers une progressive métaphorisation. Le cadre proposé dans lequel le patient est allongé sous notre regard et peut nous voir sans difficulté, est un cadre dissymétrique qui permet la reconstitution des caractéristiques essentielles primordiales (c'est à dire les caractéristiques qui renforcent les défenses du moi et approfondissent l'insight) caractéristiques principales du milieu maternel dans lequel le patient s'est développé, c'est à dire ce qui le circonscrivait, l'entourrait, l'enveloppait, le soutenait. Le divan est une excellente métaphore du "giron" dirait Francis Pasche. En ce qui concerne les indications qui justifient cette adaptation du cadre dont je parlais plus haut, de mon point de vue, il y a surtout deux catégories de patients pour lesquels cette psychothérapie psychanalytique corporelle est indiquée. Il s'agit sur le plan psychiatrique des patients psychotiques non dissociés, ou des psychoses froides, des pathologies du narcissisme comme les états-limites qui manifestent une tendance aux "acting" concernant leur corps (tentatives de suicide, automutilation, prises de toxiques) des névroses de comportement ou des névroses actuelles.Pour la deuxième catégorie, je pense aux patients psychosomatiques et aux problématiques de deuils. Toutefois plus que la symptomatologie, c'est plus la référence au fonctionnement psychique et ses failles qui orientent vers une "psychothérapie psychanalytique corporelle de relaxation". Car quand nous sommes amenés à proposer ce type de travail psychique, c'est que nous constatons que les bases les plus primaires de l'intégration sensori-motrice sont infiltrées de dysfonctionnements relationnels précoces qui sont sources des défaillances constatées. Ce sont des patients qui renvoient à des conflits narcissiques primaires et donc archaïques et aux difficultés de symbolisation qui en découlent. Dans les désorganisations psychosomatiques, les états-limites, les psychoses, nous avons une absence d'unité narcissique du Moi. Cette variation du cadre que nous proposons pour ce travail implique des caractéristiques particulières du processus qui va s'engager mais duquel il serait trop long de parler ici. Mais, je vais donc m'interrompre en vous priant de nous excuser une fois encore et en vous souhaitant à tous un excellent colloque.Merci tout particulièrement à Yves Ranty pour avoir eu la gentillesse de vous faire part en gros des aspects particuliers de notre travail.

Monique Dechaud-Ferbus

Présidente de l'A.E.P.P.C. Site internet:http://www.apepr.asso.fr/

PRESENTATION DE LA SOCIETE FRANÇAISE DE RELAXATION PSYCHOTHERAPIQUE

Yves Ranty

Président de la SFRP

La Société Française de Relaxation Psychothérapique a été créée le 9 Mars 1988.
Elle reconnaît la pluralité des relaxations psychothérapiques. Ces méthodes impliquent la concentration mentale sur les états du corps-propre (toniques et sensoriels), les inductions verbales et tactiles du relaxateur dans un cadre propice à la régression, le caractère transférentiel de la relation thérapeutique.
Les changements physiologiques et psychologiques donnent à la relaxation, sa dimension psychothérapique spécifique.
Le vécu corporel s'élabore psychiquement avec une progressivité de l'évolution vers la créativité et/ou la verbalisation.
La cure peut être entreprise à des fins de développement personnel ou sur indication médicale pour des troubles divers (maladies physiques, anxiété, somatisations et autres pathologies psychiatriques).
Elle accepte tous les relaxateurs de formation psychologique, psychanalytique, comportementaliste, systémique à la seule condition, qu'ils s'inscrivent dans une pratique affirmée et une réfllexion théorique solide. Ces échanges ne peuvent qu'enrichir les uns et les autres.

Formation

Elle est assurée par son organisme formateur qui est l'IFERT (Intergroupe de formation et d'études en relaxation thérapeutique). Il comprend trois types de méthodologies : la Relaxation Statico-dynamique de Marie-José Hissard, issue de la méthode de Jacobson, le Training Autogène Progressif de Yves Ranty issu du Training Autogène de Schultz et de la Méthode Ajuriaguerra et l'Abord Corporel Thérapeutique élaboré à Necker, issu du Training Autogène et de la psychomotricité. Le formateur en est le docteur Jean-Pierre Meyer.
Le cursus minimum est de deux années :

- Une première étape consacrée à une expérience personnelle de relaxation individuelle ou collective au rythme d'une séance hebdomadaire.

- Une seconde étape sous la forme de contrôle de cas ou d'un stage didactique d'un an consacré à la supervision.

La formation est validée soit par la délivrance d'une attestation de formation, accordée par le parrainage de deux membres de la S.F.R.P., soit par la soutenance d'un mémoire. Cette attestation ou ce mémoire permettent de postuler à l'admission à la S.F.R.P. en tant que membre adhérent.
La formation pratique est complétée par une formation théorique : participation aux « Après-midi de la S.F.R.P. » et aux Colloques qui ont lieu tous les deux ou trois ans.

Formateurs

A Paris
Mme Marie-José Hissard (Psychologue)
Dr Jean-Pierre Meyer (Psychiatre)

A Bordeaux :
Dr Jacques Darquey (Psychiatre-Psychanalyste)

A Limoges :
Dr Philippe Nubukpo (Psychiatre))
Dr Christophe Peugnet(Psychiatre
Dr Catherine Mousnier (Psychiatre)
Dr Yves Ranty (Psychiatre Psychanalyste)

A Brive
Dr Christophe Mandon (Psychiatre)

A Porto-Vecchio :
Dr Franck Suzzoni (Médecin Généraliste)

La S.F.R.P. a été créée dans le but :

- de regrouper les psychothérapeutes qui pratiquent la relaxation en France et dans les pays étrangers,
- de former les psychiatres, les psychologues, les psychomotriciens, les médecins généralistes et plus généralement l'ensemble du personnel soignant : infirmiers(ères) sages-femmes, kinésithérapeutes, orthophonistes, chirurgiens-dentistes
- de promouvoir la relaxation en tant que psychothérapie

- de la faire connaître en vue de l'amélioration de la qualité des traitements dispensés aux patients dans le cadre du système de soins
- de contribuer à l'évaluation des pratiques professionnelles de relaxation

Comment devenir membre ?

- En étant formé par la S.F.R.P.
- Par le D.U. de Relaxation Psychothérapique de Limoges.
- Ou par la reconnaissance d'une pratique confirmée et en étant présenté par deux parrains membres titulaires de la S.F.R.P.

La Société française de Relaxation psychothérapique entretient des liens à la fois avec les groupes français (ARTEA, AEPPC et la Société Française de Sophrologie)mais aussi avec les groupes étrangers : l'Association Hongroise de Relaxation et Thérapies par symboles, l'ICSAT (Italian Committee for the Study of AT), l'Ecole bionomique de Walter Orrù à Cagliari, la Société japonaise de Training Autogène, l'Association américaine de Biofeedback Appliqué.
La SFRP par son Président est représenté au sein de l'ICAT (International Committee of Autogenic Training) dont le siège est à Tokyo.

Site internet : http : //relaxpsy.com

IV LA FORMATION DES RELAXATEURS :

FOND ET FORME, CONTRATS ET ORGANISMES, UNIVERSITE ET ACCREDITATION

UN DIPLOME UNIVERSITAIRE DE RELAXATION PSYCHOTHERAPIQUE. DE BORDEAUX A LIMOGES : DIX ANS D'EXPERIENCE. BILAN ET PERSPECTIVES.

Laurence Hilbert (1) et Philippe Nubukpo (2)(3)

1) Infirmière, étudiante du DU de Relaxation de Limoges
(2) Psychiatre, relaxateur ; CH La Valette (23) et CH Esquirol (87) (France)
(3) Société Française de Relaxation Psychothérapique (SFRP)

Résumé :
La relaxation est une technique psychothérapique qui tire ses racines du yoga mais surtout, de l'œuvre de Schultz, contemporain de Freud qui a élaboré le Training Autogène. Cette méthode va inspirer la plupart des techniques contemporaines de relaxation.
Après un apogée dans les années 1950, les relaxations ont connu un recul en tant que psychothérapie alors que le terme se galvaudait de plus en plus désignant des pratiques diverses et souvent éloignées de la psychothérapie.
La question au cœur de ce travail est donc celle de la formation, donc de l'acquisition mais aussi de la transmission d'un savoir, d'un savoir-faire.
En 2005, le DU de relaxation psychothérapique de Limoges est né sous l'égide du professeur Clément, des Dr Nubukpo et Peugnet. Auparavant et depuis 10ans, le diplôme universitaire de Relaxation Psychothérapique existait à Bordeaux dirigé par le Dr Marvaud.
L'objectif général de ce travail était de recueillir un ensemble d'informations, d'avis, d'expériences sur les cheminements des différents professionnels, qui partis d'une motivation à l'inscription pour ce cycle d'études de 3 années consécutives, ont été jusqu'à l'aboutissement du diplôme et au-delà selon les individus. Le but était aussi de dire ce qu'apporte ou devra apporter en plus, le DU de Limoges.

Les objectifs spécifiques étaient :
- Connaître la motivation de ces professionnels de santé pour l'inscription au DU de Relaxation Psychothérapique
- Savoir si les étudiants jugeaient le contenu de la formation, adapté à l'exercice de la relaxation psychothérapique.
- A l'issue de la formation, quel est le devenir professionnel avec cet outil thérapeutique ?

- Quelle est l'évolution de leur pratique dans le temps ?
Ainsi, de juin en décembre 2007, nous avons interrogé par courrier, par téléphone, par mail ou au cours d'un entretien de face sur rendez-vous, à l'aide d'un questionnaire des anciens étudiants du D.U. de Bordeaux à partir de la liste des 91 étudiants de 1997 à 2007, répartis en six promotions. Les résultats concernent des professionnels de santé d'horizons variés ayant souvent choisi, le DU de relaxation afin d'acquérir une technique psychothérapique ayant rapport au corps. Ils plaident pour une formation longue (au moins trois ans), avec des intervenants d'origine variée. Les étudiants plébiscitent la cure didactique et le mémoire de fin d'étude, outil de réflexion. Ils expriment le souhait de voir se poursuivre les échanges après la fin des études. Le DU de Limoges par son organisation et son programme répond bien à ces attentes et devrait déboucher sur un diplôme permettant d'accéder au titre de psychothérapeute en France lorsque les décrets d'application de la loi sur les psychothérapies seront en vigueur.

Mots clés : formation, diplôme universitaire, relaxation psychothérapique

Introduction

La formation de qualité à la relaxation des thérapeutes est un enjeu majeur. Au sein de la Société française de Relaxation psychothérapique (SFRP), cette formation est diversifiée ; le diplôme universitaire de Relaxation psychothérapique en est une modalité.

Le diplôme universitaire de Relaxation psychothérapique a existé pendant 10 ans à Bordeaux (Dr Marvaud, Pr. Moreau et Henry...). Depuis 2005, Limoges, a pris le relais de Bordeaux (Pr. Clément, Dr Ranty, Dr Nubukpo, Dr Peugnet...).

L'objectif général de ce travail était de tenter un bilan du D.U. de Bordeaux afin d'ajuster celui de Limoges.

Les objectifs spécifiques sont :

- Connaître la motivation des professionnels de santé pour l'inscription au DU de Relaxation Psychothérapique
- Recueillir le jugement des anciens étudiants sur l'adaptation entre le contenu de la formation et l'exercice de la Relaxation psychothérapique
- Connaître leur devenir professionnel avec cet outil thérapeutique à l'issue de la formation
- Connaître l'évolution de leur pratique dans le temps

Méthodologie

Nous avons réalisé une enquête transversale à l'aide d'un questionnaire de juin en décembre 2007 ; ainsi, nous avons interrogé, par courrier, par téléphone, par mail ou au cours d'un entretien de face sur rendez-vous, des anciens étudiants du D.U. de Bordeaux à partir de la liste des étudiants.

Sur 91 envois initiaux, 20 questionnaires complets ont été exploités. Leur analyse permet de dégager les points suivants.

Résultats

La liste recensait 92 étudiants de 1997 à 2007, répartis en six promotions :

-1997/2000 : 12	-1998/2001 : 12	-2000/2003 : 16
-2001/2004 : 21	-2003/2006 : 19	-2004/2007 : 12

Nous avons noté que les professions représentées à la formation appartenaient majoritairement au corps médical et paramédical.

Profession exercée	Nombre
Dentiste et chirurgien-dentiste	3
Médecin généraliste	2
Psychanalyste	1
Psychologue	2

Relaxateur psychothérapique		1
Ergothérapeute		1
Psychomotricienne		3
Infirmières :	Infirmière	1
	Formatrice IFSI	1
	Psychiatrique	2
	Libérale	3
Educatrice spécialisée		1

La motivation à l'inscription pour le D.U. était triple : technique, pratique et théorique.

Il s'agissait pour les étudiants de trouver une méthode :
- qui allie le corporel au psychisme pour prendre en charge des patients présentant des douleurs.
- non médicamenteuse pour répondre aux problèmes de stress des patients
- pour compléter les thérapies existantes

La formation a paru adaptée à l'exercice de la relaxation psychothérapique à l'unanimité des répondants. Ils ont toutefois précisé qu'elle était un préalable et qu'elle nécessitait de se poursuivre par une supervision.

Les points forts de la formation étaient :
- la question du corps qui se trouve être la voie d'entrée au processus thérapeutique,
- la cure de relaxation personnelle et de groupe, élément essentiel qui prépare le plus sur le plan pratique
- la reconnaissance par un titre universitaire
    - l'intérêt de travailler un mémoire
    - la durée de 3 ans, nécessaire selon eux à l'acquisition de nombreux concepts, a permis un questionnement et une recherche approfondie par des lectures.

En ce qui concerne leur devenir depuis la fin de la formation, 4 professionnels pratiquent la relaxation en institution, 8 en libéral. Les autres professionnels (8) ne pratiquent pas pour les raisons suivantes : exercice de la psychanalyse seule, absence de possibilité d'exercer la relaxation psychothérapique en tant que telle par les dentistes et chirurgiens dentistes, refus d'avoir une double casquette (un médecin généraliste). Deux professionnels en institution se seraient vus refuser cet exercice. Les autres entraves à la pratique de la relaxation, selon les étudiants sont : une méconnaissance dans le milieu médical et hospitalier, la difficulté à trouver sa place de relaxateur ou à articuler plusieurs pratiques et parfois trouver un lieu d'exercice.

Discussion

Le Diplôme Universitaire de Relaxation Psychothérapique (DURP) de Limoges semble bien répondre aux satisfecit ou souhaits exprimés par les anciens étudiants du D.U. de Bordeaux. En effet le DU de Limoges, créé en 2004 pour succéder à celui de Bordeaux, est né d'une triple volonté. La volonté de transmettre (*succéder à Bordeaux*) portée par Yves Ranty et Jean Marvaud. La volonté de poursuivre l'œuvre du « maître » (fidélité, estime, confiance) qui étaient la préoccupation des deux futurs coordinateurs (Philippe Nubukpo et Christophe Peugnet). Enfin le troisième levier est né de la volonté d'offrir un enseignement diversifié aux internes et autres professionnels de santé notamment en Limousin ; ceci a été déterminant dans le soutien universitaire du Pr. Jean-Pierre Clément. Ainsi l'ensemble des acteurs a souhaité que le DU de Limoges porte une triple ambition pour les étudiants : connaître le fonctionnement humain (*psychologie et psychopathologie à partir des lectures, discussions et enseignements*), expérimenter son fonctionnement personnel *(constitution de son modèle propre à partir du Travail personnel ou didactique)*, intégrer l'expérience (*supervision)*.

Ainsi le D.U.R.P. de Limoges dure 3 ans (84h/an) à raison d'une session de deux jours (soit 14h/mois).

Chaque année, nous accueillons trois promotions de 10-15 étudiants (aux même dates) ainsi que des intervenants de spécialités et régions différentes.

L'enseignement comporte deux parties :

Théorique (5 modules) - Pratique (trainings, cas cliniques) ainsi répartis :

- 1ère année : 4 modules généraux - TA Schultz
- 2ème année : module relaxation avec trainings
- 3ème année : discussion de cas - mémoire (avec communication) – formation à la méthode Wintrebert

L'évaluation au cours du D.U.R.P. de Limoges se fait par un contrôle continu des connaissances. A la fin de la première année, il est organisé un entretien oral noté sur 20 (une seule session annuelle) ; la fin de deuxième année est sanctionnée par un examen écrit (théorie et pratique) noté sur 20 (une seule session annuelle). Sont admis à passer en 3ème année, les candidats ayant obtenu la moyenne à l'examen et débuté leur cure individuelle. En fin de troisième année a lieu la soutenance d'un mémoire

devant un jury de 3 membres ou plus dont au moins 1 universitaire et avoir commencé la supervision.
Le travail didactique, totalement indépendant, doit comporter 1 an au moins de cure personnelle donnant droit à une attestation du formateur et 1 an au moins de contrôle de cas également attesté par un formateur. Ses modalités et son paiement sont discutés avec le formateur.

Le DURP de Limoges peut-il donner le titre de psychothérapeute ?
Dans la loi sur la Politique de Santé du 30 juillet 2004, l'article concernant les psychothérapeutes stipule : « L'usage du titre de psychothérapeute est réservé aux professionnels inscrits au registre national des psychothérapeutes... L'inscription est enregistrée sur une liste dressée par le représentant de l'État dans le département de leur résidence professionnelle. Elle est tenue à jour, mise à la disposition du public et publiée régulièrement... Cette liste mentionne les formations suivies par le professionnel ».

Cette loi précise que l'inscription sur cette liste est de droit pour les docteurs en médecine, les psychologues (l'article 44 de la loi n° 85-772 du 25 juillet 1985) et les psychanalystes régulièrement enregistrés dans les annuaires de leurs associations.

Un décret en Conseil d'État doit préciser les modalités d'application de la loi ainsi que les conditions de formations théoriques et pratiques en psychopathologie clinique. Le projet de décret d'application sur l'usage du « Titre de psychothérapeute » (Version du 13 /12/ 2006) propose pour l'inscription des professionnels autres que médecin, psychologue et psychanalyste, sur la liste nationale, les conditions suivantes :
- l'attestation de la formation en psychopathologie clinique prévue par l'article 5
- l'état des autres formations suivies dans le domaine de la pratique de psychothérapie
- le cas échéant, l'attestation de l'obtention d'un diplôme relatif à une profession réglementée dans le champ sanitaire et social.

En ce qui concerne la formation minimale commune théorique et pratique en psychopathologie clinique pour user du titre de psychothérapeute, le projet de décret préconise que les professionnels aient validé :
- une formation théorique et pratique en psychopathologie clinique conforme au cahier des charges fixé par arrêté des ministres chargés de la Santé et de l'Education nationale, « confiée à l'université ou à des organismes ayant passé convention avec elle. »

Ce cahier des charges devrait viser à permettre d'acquérir une connaissance des fonctionnements et des processus psychiques, une capacité de discernement des grandes pathologies psychiatriques, une connaissance des différentes théories en psychopathologie et une connaissance des principales approches en psychothérapie. Ceci devrait se réaliser au travers d'une formation théorique d'une durée de 400 heures et d'un stage pratique d'une durée minimale de 5 mois, fractionnable selon le besoin, dans un établissement de santé ou un établissement médico-social accueillant des patients atteints de pathologies psychiques.

Conclusion

Les étudiants du Diplôme Universitaire (DU) de Relaxation Psychothérapique (RP) de Bordeaux répondant au questionnaire ont apprécié le sérieux de la formation et sa validation par un diplôme universitaire ainsi que le cadre, la durée et le contenu de la formation conjuguant la théorie, la pratique (cure personnelle et groupe de relaxation). Dans leur devenir après la formation, il semble que des difficultés et des contraintes se dessinent en fonction du lieu et type de la pratique.

Le Diplôme Universitaire de Relaxation Psychothérapique (DURP) de Limoges s'inscrit dans une continuité et une spécificité. Il va continuer à se développer afin de constituer une formation validant pour le titre de psychothérapeute en France à l'horizon du Décret d'application de la Loi sur la Politique de Santé du 30 juillet 2004 en ce qui concerne l'usage du «titre de psychothérapeute ».

Références

- la Loi n° 2004-806 du 9 août 2004 relative à la politique de santé publique ; Titre IV : Objectifs et mise en œuvre des plans nationaux. Chapitre II : Cancer et consommations à risques.
Article 52. JORF n°185 du 11 août 2004 page 14277 texte n° 4

- Projet de Décret n° xxxx relatif à l'usage du titre de psychothérapeute Version du 13 décembre 2006, à transmettre au Conseil d'Etat. Fédération Française de Psychothérapie (FFDP). Site internet : http://www.ff2p.fr/consulté le 02/05/2008.

SEMENCE POUR LE FUTUR
A LA RECHERCHE DES FORCES VITALES
ET DES RESSOURCES ENERGETIQUES
DEGAGEES PAR LE TRAINING AUTOGENE
DANS UN MONDE DEVENU IRRATIONNEL A SON INSU

Magda Szönyi
Psychologue, psychothérapeute-formateur –Budapest en Hongrie
Email : szonyimag@invitel.hu
Adresse(s) de messagerie :
szonyimag@t-online.hu

Résumé :
A partir du travail sur les images, nous rechercherons les symboles qui nous permettent de dégager les clés de transmission des réalisations futures, vivantes et vivables.
Images développées dans l'intervention :
-"le chemin" – prendre le chemin à la rencontre d'un avenir qui vient vers nous, porteur des éléments de départ –
- "la semence" – qui impose un travail préalable avec le grain pour que les semailles produisent de riches récoltes –
- "l'œuf" – qui a besoin d'être couvé avec chaleur et patience –
- "l'enfant à naître" qui doit être accepté inconditionnellement comme un autre semblable et différent -
- "la fête" – à laquelle on se prépare, que l'on attend, qui jalonne le temps et marque des étapes de notre vie en laissant ses traces dans notre souvenir –
- " la fenêtre" – qui nous permet de déplacer notre vue et point de vue du dedans, ici et maintenant ; au dehors ailleurs, plus tard et autrement.

Mots clés : symboles du futur, clés de transmission, le travail psychique

LA FORMATION DES RELAXATEURS AUJOURD'HUI

Marie-José Hissard
Psychologue, psychothérapeute, formatrice à l'IFERT-SFRP,
Vice-présidente de l'APERSD(Association des Psychothérapeutes En Relaxation Statico-Dynamique),
Ex-attachée au Service d'Alcoologie (UTAMA) de l'Hôpital Beaujon, à Clichy. (92)
Cab. : 7 bis rue de l'Aqueduc - 75010 Paris

Résumé :
La confidentialité et la nature paradoxale de l'expérience de relaxation peuvent rendre la formation à la relaxation psychothérapique difficile. Au-delà des habituels écueils de toute psychothérapie, le cadre de la formation peut aider ou aggraver l'apprentissage du non-métier de relaxateur. On examinera les difficultés anciennes et nouvelles que rencontrent formés et formateurs à faire advenir, toujours plus vite, une forme non prescriptible dans des cadres socio-universitaires censés valider formellement une expérience existentielle intime.
La relaxation trouvant enfin, par le biais de la formation, un début de légitimation universitaire, il semble nécessaire et possible, à partir de notre expérience au sein de l'IFERT, organisme de formation de la SFRP, de proposer quelques améliorations du cadre actuel de cette formation, pour l'avenir des futurs relaxateurs et celui de la relaxation.

Mots-clés : formation, paradoxe, relaxation, expérience intime, validation.

Bon nombre d'entre vous ont été formés par l'un ou l'autre des formateurs ici présents, et aussi par quelques absents, et chacun a son idée sur les défauts et les vertus de sa formation comme de son formateur. On aurait pu commencer par là : le recensement des plaintes et des louanges des formés et déformés. Mais le formateur tient le micro et s'y cramponne, dans l'espoir de transmettre, encore, en tirant devant vous le fil solide -mais si peu visible- de la trame psycho-formatrice de la relaxation.
C'est que la relaxation n'existe que paradoxalement. En premier lieu, elle déploie ses sensations sur un continuum tonique qui va de la tension à la détente croisée à la présence discontinue d'une conscience le plus souvent tensiogène. Or la relaxation profonde ne s'obtient qu'en cessant de la chercher, dans l'abandon tonique et la réceptivité totale de la conscience.

Peut-on installer la formation dans cette sorte d'aporie ? Car une multitude d'autres paradoxes découlent du premier, sous-tendant les difficultés courantes de la formation. S'y ajoutent les apparentes exigences de l'époque (toujours plus vite !) et nos solutions, toujours de compromis..., mais sans doute réajustables, pour une partie au moins, aux besoins de la cause.

I - <u>Les difficultés courantes de la formation</u>

Le caractère paradoxal de la tâche et de la situation gêne la relaxation du candidat.

On vient se former pour augmenter ses avoirs, outils thérapeutiques et surface sociale, et on va devoir, plus ou moins temporairement, passer par un dépouillement de ses savoirs et de ses défenses, un abandon de ses objectifs et des tensions associées.

On paie d'avance (et, pour les formateurs, on vend) une expérience centrale, totalement personnelle, qui n'est pas assurée d'avoir lieu ni de rendre capable de la transmettre à des patients, des patients bercés par des mythologies érigées selon les cas en devoirs et en droits : bonheur, simplicité, authenticité, jouissance, etc...

Le contexte éventuel de formation permanente ne fait qu'accentuer le conflit entre l'objectif de formation et la psychothérapie de la personne. Cette entreprise intime déborde en effet largement le rôle social, la durée subventionnée et la destinée professionnelle du budget investis par l'employeur, quand elle ne va pas carrément à leur encontre. Quant aux organismes de formation, ils sont assujettis à la crainte de perdre leur numéro de formation permanente s'ils n'y forment pas assez de candidats. Ils sont donc eux aussi pris dans le conflit entre leur vocation et leur inscription sociale. Ils sont, de plus, sollicités par la demande de soignants de diverses disciplines, confrontés à la pénurie financière et à la déshumanisation des soins institutionnels.

Si le DU apparaît comme le seul espace où la relaxation ne soit pas tout à fait forclose dans le champ des pratiques thérapeutiques, il n'en reste pas moins qu'elle ne peut pas y être définie, pour l'essentiel, comme un savoir. Et la dimension universitaire diplômante n'améliore évidemment pas l'abord de la pratique personnelle.

Les patients, les pouvoirs publics réclament des soins rapides, efficaces, faciles à vivre, pas chers. Or plus c'est urgent, plus la relaxation commande qu'on ralentisse la frénésie anxieuse. Et le temps, comme vous le savez, c'est de l'argent. Comment former à soigner vite par la relaxation le manque à être, les souffrances anciennes qui s'actualisent brusquement, les violences oubliées ?

Comment former vite, aussi ?
Ainsi malentendus et paradoxes sont le lot de l'exercice du relaxateur, plus encore du formateur, ils sont le limon fertile, semble-t-il, de son activité, d'autant plus fertile, pourrait-on parfois croire, que cette activité est mal définie. Nous avons donc parfois bien du mal à faire se relaxer nos futurs collègues, à les y aider :

- pour des raisons intrinsèques à une psychothérapie de la conscience, une connaissance de soi au-delà des mots ;
- pour des raisons de structure défensive ;
- pour des raisons d'inadéquation de nos cadres professionnalisants à la nature de l'expérience de relaxation.

Or les futurs relaxateurs sont des patients comme les autres. Ils doivent avoir l'espace et le temps de cette précieuse reconnaissance, même s'ils sont bien souvent au début dans le déni de leur souffrance propre, tout orientés qu'ils sont vers leur perfectionnement technique et professionnel, au point que certains cherchent à appliquer immédiatement à leurs éventuels patients la séance qu'ils viennent de vivre. D'autres, analysés déjà, analysants encore, veulent juste un instrument plus simple à manier, pensent-ils, que l'analyse, et un statut de psychothérapeute en attendant mieux. Ils connaissent leur souffrance, pensent-ils, et sont très étonnés de penser, de se colleter avec un corps qui se refuse à l'abandon sous surveillance et toute-puissance mentales. L'engagement total, l'investissement de la conscience à s'unir étroitement au corps, à faire corps, requiert de tous assez souvent bien plus que ce qu'ils avaient prévu. C'est qu'il ne s'agit pas non plus de s'endormir, même en s'en approchant bien près.
Donc si les former, c'est avant tout les relaxer, ils trouvent dans la situation de formation un obstacle supplémentaire à le faire par rapport au patient "simple".

Des difficultés naissent aussi du projet conjoint de relaxer et de former, car nous comptons aussi au nombre de ces obstacles, non seulement par notre propre structure psychologique bien sûr, mais aussi parce que nous voulons les relaxer en les formant ! Au summum du paradoxe de la situation, nous voudrions ne pas les déformer, qu'ils trouvent leur forme, dans le temps et l'espace qui leur sont propres. Or nous utilisons une méthode et il est bien rare qu'en tant que formateur, nous n'y tenions pas, précisément dans ce contexte de la formation où s'ébauche la transmission. Et ce candidat si doué, qui rentre si bien dans l'expérience, qui en saisit déjà tant d'implications, ne pourrait-il pas continuer, développer notre travail ? Conjugué au contre-transfert, ce dernier point est piégeant pour le dit formateur et son "formé" qui risque alors le formatage.

II - <u>Certaines difficultés habituelles sont actuellement accentuées par la formation et la demande socio-économique</u>

Proposer une ou des méthodes ?

Alors pourquoi ne pas leur donner le choix entre plusieurs sortes d'expériences de la relaxation...comme le font les écoles de psychomotricité, avec plus de temps, de séances ?

Actuellement le DU propose des séances de relaxation en groupe suivant l'empreinte de sa direction et des méthodes qu'elle pratique, et donc plus ou moins de travail sur le sensoriel, la conscience, la relation transférentielle, l'imaginaire, etc...Louable éclectisme, mais la précoce juxtaposition de vécus divers de relaxation permet difficilement de dépasser le plan soi-disant évident de la détente. Dans une phase ultérieure à la cure personnelle, ces vécus sont enrichissants ; dans la phase de découverte, ils sont générateurs de confusion, ils distraient les relaxants d'eux-mêmes et créent un "vernis professionnel" légitimant la diversification superficielle.

Or malgré la multiplicité des expériences méthodologiques, c'est toujours de la même manière que l'on s'engage dans la relaxation. S'il s'agit d'être capable de savoir à quels processus méthodologiques et psychologiques ce processus interne s'apparente, cela reste très difficile tant que l'on ne s'est pas enfoncé très avant dans la dynamique structurée d'une cure. Enfin la réflexion proposée "avant l'heure" risque de rester plaquée, sans suites.

La technique de l'évitement du transfert :

Et puis le patchwork des expériences évite celle du transfert dont la psychothérapie quelle qu'elle soit dépend en partie. Pourtant cet investissement que certains sont si habiles à économiser dans le projet de leur "formation" sera essentiel pour connaître et travailler la souffrance relationnelle avec la relaxation s'ils veulent pouvoir s'aider à aider les autres dans cet abord thérapeutique.

Les relaxations appuyées sur la sensation attirent à n'en pas douter les méfiants du préformé, les chercheurs du vrai moi authentique, les assoiffés de fraîcheur préverbale et donc le solitaire, l'autodidacte, phénix en rupture du groupe, qui rôde dans les couloirs de la relaxation. Or la tant espérée maîtrise professionnelle ne viendra pour le coup que "par surcroît", dans le lâcher prise de la cure éminemment transférentielle dans un premier temps, et aussi par la suite, durant le temps du travail didactique de prise en charge contrôlée et discutée des premiers patients dans l'abandon de l'illusion que nous formons à un "métier". Dans cet échange, une transmission dialoguée, discutée, apparaît peu à peu comme indispensable à l'exercice professionnel et permet mieux qu'un "contrôle" (utile néanmoins parfois) la découverte que l'inventivité se trouve pleinement à l'intérieur du cadre et de la disponibilité à intégrer le point de vue de l'autre. Sur ce point, on voit au passage que la formation ne saurait faire l'impasse sur la question de l'éthique.

III - Thérapies brèves, formations longues

La pression de la démocratisation des soins psy. pousse à les abréger :

Ce n'est pas un hasard historique si nous sommes si intéressés par les thérapies brèves. A supposer qu'on puisse abréger les psychothérapies, est-ce à dire qu'il faille abréger la transmission des savoirs et le mode de formation. Savoir ce que l'on fait paraît plus nécessaire encore quand on prétend à la brièveté des thérapies. La question se pose en effet, surtout depuis quelques années où la culture évolue vers une technicisation de l'instantané en même temps que vers une vulgarisation et, en quelque sorte une "démocratisation" du point de vue psychologique. Je parle ici de la psychologie comprise comme partage des expériences, souffrances et solutions du bon sens, sur le pouce, fraternellement, "entre nous" ou bien devant tout le monde, à la TV, pour tous. Parallèlement s'accroît l'offre officielle des services de professionnels pour aider les victimes ainsi que diverses catégories de soignants confrontés à des "populations difficiles" et/ou des rôles auxquels ils n'ont pas été formés, sans parler des programmes comportementalistes qui mettent les solutions psychologiques à la portée de tous. Le meilleur comme le pire se trouvent souvent confondus dans ces circonstances diverses mais le dénominateur commun, c'est que même ceux qui ne veulent ou ne peuvent financièrement pas chercher un soulagement, une connaissance de soi auprès des professionnels libéraux, ont enfin des espaces d'expression psychologique à la mesure de leurs investissements.

Conditions de réussite des thérapies brèves :

Si la relaxation, comme certains relaxateurs le montrent ici aujourd'hui même, peut agir rapidement sur des demandes limitées pour toutes sortes de raisons, c'est à plusieurs conditions: le "relaxant bref" doit avoir très besoin d'être soulagé (on peut voir ainsi la relaxation-préparation à l'IVG, certaines pratiques respiratoires pour certaines angoisses) et faire un transfert suffisant sur le relaxateur. Ce transfert est souvent massif en relaxation : en l'occurrence, il doit être exploité et ne pas être amoindri, étant donnés les objectifs et le temps limité. Il sera donc nécessaire d'être à la fois techniquement inventif, efficace et attentif aux moindres mouvements psychologiques du patient car celui-ci devra reporter en très peu de temps ce transfert sur l'exercice et l'investir assez pour en connaître tout seul les effets.

Mais surtout :

- la capacité diagnostique,
- le projet thérapeutique dans ses limites comme dans l'ouverture vers des développements ultérieurs possibles,
- l'empathie active et bien dirigée,
- les moyens thérapeutiques intuitivement intégrés à l'action et à la parole, voilà ce que le thérapeute-éclair doit avoir pour faire une thérapie non seulement brève mais bonne, et cela ne s'acquiert pas en formation brève ni dans un exclusif tourisme méthodologique.

Savoir et sentir du débutant :

Savoir ce qu'on fait en relaxation, c'est savoir ce que l'on sent, au pire, savoir faire avec ce que l'on ne sait pas identifier que l'on sent. Débuter, c'est s'avancer aussi thérapeutiquement que possible dans l'imprécision de ce savoir, qui n'est pas seulement une identification plus ou moins difficile mais une chaîne de liens entre les connaissances théoriques, ce que l'on sait du patient et ce que l'on sait de soi dans ce que l'on sent ici et maintenant, l'expérience (qui n'épuise jamais tout à fait ce jeu de colin-maillard). Il est question là de la chair pensante du relaxateur, dans le temps et l'espace physiques selon les dimensions de l'unité psychocorporelle, de la lourdeur du temps qu'il faut à chacun selon ses besoins, pour se relaxer, puis savoir relaxer inventivement pour chaque patient, pour chaque pathologie. Quand on vient demander une formation, on est le plus souvent bien loin de ces considérations ; on n'y accède que peu à peu, d'autant que le processus de relaxation n'est même pas achevé, comme il est naturel, avec la fin séquentielle de la cure.

Parallèlement, la tâche et le rôle du formateur ne sont pas terminés avec la cure et même encore après la didactique, du moins conçue comme durant un an. Pourtant, présomption des uns, démagogie des autres, les formations avortées ne dérangent personne ; mieux, elles s'alignent sur celles d'autres organismes, moins exigeants, plus dans l'air du temps.

Rencontre de l'idéologie de la communication instantanée et de celle de l'unité en relaxation :

Nous sommes tous, emportés par la mondialisation culturelle qui rapproche instantanément toute expression et instaure ainsi un principe d'indifférenciation dans l'immédiateté de la communication. La résorption du temps et de l'espace sont à l'horizon des nouvelles technologies. A quoi s'opposent les états très différenciés de notre corps et de notre conscience : dans la faiblesse initiale de l'enfance, celle terminale de la vieillesse, les étapes et les rythmes de la maturation, soit l'espace et le temps du corps, de

notre vie. Dans sa prétendue dématérialisation, le déni technologique tend à déhiérarchiser toute communication, toute production ; en quoi ces effets confuso-fusionnels font écho au déni de parentalité. Le désir de nombreux parents de ne pas contraindre ni dominer leurs enfants, leur désir d'amour absolu et d'égalité-plaisir peut trouver à se refléter chez les formateurs, dans leur désir de formation rapide, sans ascendant, un désir d'unité non conflictuelle, porté par cette drôle de discipline du "bien-être" qu'est la relaxation.. Or, d'une part le besoin de référence est encore long après la cure, d'autre part la division est l'autre dimension essentielle de notre fonctionnement, à la base de toute abstraction, de toute attention soutenue, de tout refoulement et de notre exercice thérapeutique en général. Ce qui se poursuit du travail personnel en même temps que son objectivation progressive durant la didactique, n'est qu'un chapitre de la relaxation différentielle au seuil de laquelle la cure s'est arrêtée pour redoubler pendant la didactique par le besoin qu'a le débutant-thérapeute de posséder les exercices et les sensations qui s'y rattachent et d'en être possédé pour induire aisément. Le totem relaxateur reste nécessaire jusqu'à ce que le formé intègre la relaxation différentielle à son activité et se sente autonome ; il trouve alors la bonne distance et la bonne proximité avec son formateur qui, lui, a réglé les siennes sur les besoins maturatifs de la personne en formation.
La relaxation est une thérapie "forcément " d'avenir, parce que la relaxation s'inscrit dans le temps, travaille avec le temps. Sa capacité différentielle à moduler détente et tensions en fait un mode adaptatif "sur mesure" tout terrain. Surtout elle représente le retour à notre humanité, la conciliation des extrêmes, ses faiblesses et sa puissance, son imaginaire adaptatif du plaisir à la vie, l'inscription essentielle de l'éphémérité exultante et poignante de l'individu charnel dans l'anonyme dématérialisation où s'engage notre Histoire.

IV - Conséquences pratiques

Le choix de la méthode et la menée temporelle de la formation :

Venons-en à l'essentiel : les conséquences pratiques. Que faire en effet de ces considérations quand on cherche à imprimer le dépliant de l'IFERT, notre organisme de formation SFRP ?

A la SFRP, la formation passe désormais par le DU et le travail personnel de la cure, cure suivie d'une année de contrôle des premières prises en charge.

Le DU s'avère d'autant plus nécessaire que nous sommes sortis du cadre sélectif médecin/psychologue/psychomotricien des débuts pour intégrer des catégories soignantes diverses comme nous l'avons vu. Outre le savoir

embryonnaire concernant directement la relaxation, la nécessité de savoirs physiologiques, psychologiques et d'un minimum de connaissances psycho-pathologiques s'impose.
Parallèlement l'idée de la pluralité méthodologique subsiste. Ne pourrait-on l'illustrer à un moment utile de la formation en proposant, avant tout choix de thérapeute, une séquence de sensibilisation introductive aux différentes méthodes thérapeutiques ? Ce pourrait être le rôle du D.U. d'introduire à cette diversité, préalablement à toute formation. Car la formation, c'est d'entrer dans la complexité extrême d'un vécu qui modifie la conscience ; y entrer peut demander du temps et suffisamment de répétitions pour permettre l'élaboration et l'analyse de ressentis fins (voire ténus), de leurs causes et de leurs effets ; au-delà, c'est encore du temps de dépasser ces effets individuels somato-psychiques et psychologiques pour accéder à une réflexion méthodologique et théorique, que la formation ne fait qu'ébaucher. Ainsi la relaxation serait engagée un an avant l'enseignement du D.U., ce qui permettrait aux étudiants une saisie plus profonde des questions abordées, des comparaisons mieux documentées, mieux senties, plus discutées, bref un investissement et une intégration des expériences et des connaissances meilleurs. La cure engagée en même temps que le DU contribue à la confusion de la demande initiale d'outils servant d'immédiats besoins. La proposition des méthodes diverses parallèle à l'entrée dans le travail personnel masque la nécessité de la répétition évolutive et de la durée pour élaborer, donne à penser à certains qu'ils ont fait le tour de la relaxation et même qu'ils pourraient se passer de la cure transférentielle !
Pour ceux dont le DU vient après la cure personnelle, le DU semble très profitable car il clarifie, ordonne, situe et relie les expériences psychocorporelles dans le corps des connaissances médico-psychologiques ; il conduit ainsi à l'investissement théorique, cependant que les méthodes présentées dans le cours de ces études participent peu ou prou à l'intégration de la cure personnelle, "digérées" ou reliées en elle, dans une sédimentation germinative.

Le coût de la formation :
On aura compris que la prise en charge de la cure individuelle par la Formation Permanente n'a pas ma faveur, même si elle paie mieux le formateur, car elle favorise le technicisme professionnel et la tension de performance. Par ailleurs elle donne à l'employeur un pouvoir au minimum symbolique sur notre soignant-soigné, pouvoir dont nous n'avons sûrement pas encore fait le tour, et elle voile les capacités du futur thérapeute à s'assumer socialement, à plus forte raison à apporter une aide à autrui dans ce domaine. Cependant, certains formés dans ce cadre ayant montré leur

compétence de psychothérapeute, il conviendrait de considérer ces demandes au cas par cas, selon les investissements déjà visiblement réalisés par le candidat.
Par contre, à la suite de la cure, l'année didactique de prise en charge contrôlée entre parfaitement dans la définition professionnelle du relaxateur et la Formation Permanente peut en devenir une forme de reconnaissance, tout comme la séquence d'expérimentation des méthodes, l'année précédant le DU constituerait le stage d'initiation type dont les institutions aiment à gratifier leurs employés.

Un seul niveau de formation :
Maintenant faut-il créer des niveaux de formation différents ? La difficulté pour le DU de trouver un style et un niveau d'enseignement accessible au médecin et à l'infirmier, au psychologue et au psychomotricien, aux scientifiques et aux littéraires, peut créer la tentation d'un tronc commun "moyen". La logique expansionniste des besoins "psy" favorise la rapidité et le moindre investissement, et si une sous-catégorie de diplôme suffisait à certains pour exercer, elle deviendrait naturellement la demande générale. Afin d'éviter le danger de la baisse de qualité des soins de relaxation, l'enseignement y touchant doit rester d'un bon niveau universitaire. Il s'agit aussi de ne pas éloigner les cerveaux bien faits et bien instruits d'explorer le champ scientifique quasiment vierge de la relaxation, mais aussi ceux de la connaissance de soi, de la genèse somato-psychique de l'humain et de l'individu, pour progresser dans la thérapeutique. A elle seule l'expérience sensorielle est une mine et la liaison perception/sensation en est une autre. Les systèmes proprioceptifs sont explorés actuellement par A.Berthoz mais la cénesthésie (les"sentiments d'arrière-plan" chez A. Damasio) reste peu connue, or elle est notre base de travail.

Pour conclure : capacités d'improvisation et de réflexion valident le relaxateur.
A l'issue de ce processus de changement à des degrés divers et des premières prises en charge de patients, la validation devra comprendre la production d'un mémoire. Quels seraient les points forts de cette validation ? :
- la capacité à orienter la menée de la cure selon la problématique du patient et sa résolution somato-psychique,
- la capacité à analyser les aspects transférentiels et contre-transférentiels dans le dialogue tonico-émotionnel et verbal de la psychothérapie,
- la capacité à objectiver autant que possible ce travail et, dans cette distance, à se relier à la réflexion des autres et au savoir.

Le professionnel de la relaxation formé jusqu'à ce point et à un rythme au plus près du sien saura donner à des intervenants ponctuels les éléments techniques indispensables à une aide ponctuelle qu'il ne peut lui-même accomplir mais supervise, du moment que l'ensemble du dispositif et des soignants enveloppe assez le patient et que le formé à la relaxation est à l'écoute des soignés et parfois aussi des soignants. Et si l'intervenant ponctuel ainsi initié le désire, à son tour il prendra du temps et les moyens de sa formation approfondie.

Ainsi, me semble t-il, pourrions-nous vraiment aider à se former nos relaxateurs, pour leur avenir et celui de la relaxation.

QU'EST-CE QU'UN RELAXATEUR PSYCHOTHERAPEUTE ?

Yves Ranty
Neuro-Psychiatre-psychanalyste
Président de la Société Française de Relaxation Psychothérapique

Résumé :
Il est clair que dans notre idée, la formation est de conduire le soignant à être un jour non pas un thérapeute mais un psychothérapeute. Donc la question est de savoir comment devient-on un psychothérapeute et surtout un psychothérapeute spécialisé en relaxation ? Comme le disait Michel Sapir nous formons les soignants à et par la relaxation. Le formateur est donc le responsable de tout ce travail qui doit se passer au cours de la formation. Il y aura obligatoirement des bons et des moins bons formateurs. Le bon formateur sera d'autant meilleur qu'il aura eu la possibilité d'avoir lui-même été bien formé. Il y aura donc des chaînes de bonne formation et des chaînes de moins bonne formation.
Mais comment définir la bonne formation de relaxateur ?
A mon avis, il faut d'abord définir la relaxation et mieux encore la bonne relaxation. Donc dans la formation de relaxateur, il y a d'une part, la référence à une méthodologie bien codifiée qui va jouer un rôle très important dans la transmission et, d'autre part, la référence à une façon de penser, d'agir, de comprendre, d'écouter qui est celle du psychothérapeute. Le formateur doit être le garant de cette double transmission. Enfin, on ne peut pas passer sous silence l'accréditation de nos formations pour les soignants non-médecins et non-psychologues. Où en est la loi sur les psychothérapies ?

Mots-clés : formation, relaxateur, double transmission

La formation doit conduire le soignant à être psychothérapeute spécialisé en relaxation. Ce formateur doit être le garant de cette double transmission, transmission de sa propre formation de relaxateur et de sa propre formation en tant que psychothérapeute. Enfin, on ne peut pas passer sous silence l'accréditation de nos formations pour les soignants non-médecins et non-psychologues.

Le Livre Blanc de la Fédération française de Psychiatrie en 2003 a fait une étude importante sur la notion de psychothérapie et a noté que ce terme a été donné la première fois par un médecin anglais Daniel Hack Tuke en 1872 qui parlait de psychothérapeutique et qui désignait l'aide morale dispensée aux croyants. Mais, c'est surtout le médecin français Hippolyte Bernheim, chef de file de l'Ecole d'Hypnologie de Nancy, qui utilisa le premier le terme de psychothérapie, toujours en usage aujourd'hui. A cette époque, le terme psychothérapie signifiait « l'influence de l'esprit sur le corps ».

Actuellement, on entend par psychothérapie « une aide qu'un psychisme peut apporter à un autre psychisme par l'utilisation de la relation interpersonnelle ».

La psychothérapie a été longtemps influencée par la psychanalyse mais depuis 1980 d'autres corpus théoriques peuvent la sous-tendre car il n'y a pas de psychothérapie sans corpus théorique.

Le Livre Blanc de la Psychiatrie reconnaît comme nouvelles psychothérapies, les psychothérapies à médiation corporelle dont la relaxation.
Les bases théoriques de la psychothérapie sont au nombre de quatre :

1) le courant psycho-dynamique
2) le courant humaniste de Karl Rogers basé sur « l'empathie et la congruence » (la coïncidence intuitive des sentiments du thérapeute avec ceux du patient)
3) le courant systémique de Grégory Bateson de Palo Alto
4) le courant comportementaliste et cognitiviste
5) le courant éclectique et intégrationniste, c'est un courant qui se base sur la constatation de la multiplicité des techniques, le manque de cohérence et la pauvreté de certaines théorisations, le dogmatisme, l'ostracisme de nombreuses écoles divisées et opposées en écoles rivales. Il propose d'introduire plus de rigueur dans ce domaine sur la base d'études scientifiques. Ces études ont montré par exemple que toutes les théories et les techniques sans exception mettent en jeu dans des proportions et avec des accents différents les mêmes facteurs dits pour cette raison « communs », telle que l'alliance thérapeutique, la motivation du patient, celle du thérapeute, le désir de changement, la régulation des affects, l'articulation entre affects et cognition, etc. Ces facteurs communs rendent compte de 30 % des résultats thérapeutiques observés alors que les facteurs proprement spécifiques n'en expliquent que 15 %. Ne privilégiant à priori aucune théorie, ce courant considère qu'il faut arriver à mieux décrire les indications des différentes techniques et ne pas refuser

leurs associations si elles permettent d'être plus efficaces. On pourrait penser que la relaxation, d'une manière générale, peut entrer dans ce courant.

Ce Livre Blanc a été écrit en collaboration avec la Fédération française de Psychiatrie et le Collège national des universitaires de psychiatrie. Cette commission, en 2000, a formulé les recommandations suivantes en ce qui concerne les psychothérapies pratiquées par les psychiatres :

1- Un développement et une harmonisation de la formation à la psychothérapie au plan national en organisant et en facilitant l'accès à tous ces constituants.
2- La promotion par l'U.E.M.S. (Union Européenne des Médecins Spécialistes) de critères de compétence et de formation au niveau européen.
3- Le développement de relations organisées entre l'Université et les Instituts de formation reconnus par la profession.
4- Le renforcement du rôle des superviseurs dans la formation pratique.
5- La pérennisation de la Commission afin de garantir la compétence des futurs psychiatres et la qualité du service rendu au patient.

Pour la Formation le conseil est de généraliser les méthodes pédagogiques qui ont fait leurs preuves et la Commission a tenu à mettre l'accent sur les supervisions et les relations entre les Universités et les Instituts de formation. Quelle psychothérapie proposer aux psychiatres ?

Il y aurait deux niveaux de formations.

Premièrement, une formation à la psychothérapie de base qui pourrait être définie « comme une relation thérapeutique adaptée au champ psychiatrique ». Cette psychothérapie de base doit s'appuyer sur l'enseignement d'un support théorique diversifié comportant des notions de psychologies affectives, cognitives, psycho-dynamiques, sociales, comportementales ainsi que sur des indications relevant d'autres théories et de leurs articulations entre elles.
La diversité dans ce domaine est une richesse.
Cette formation à la psychothérapie de base doit être acquise pendant le cursus universitaire. Au cours de quatre années d'internat, le psychiatre en formation reçoit un enseignement par séminaire. Ces séminaires accordent

une place importante à l'étude des différents concepts qui viennent d'être rappelés succinctement aux indications des psychothérapies, à la façon de les prescrire et à la préparation du patient pour qu'il puisse entreprendre un tel traitement.

Deuxièmement, des formations à des psychothérapies spécifiques.
Il est évident qu'aucune de ces formations ne peut être imposée aux futurs praticiens car elle relève d'une inclination et d'un choix personnel. Il serait toutefois souhaitable que chaque psychiatre puisse se former à l'une d'entre elles. Le problème est que dans ce cas, l'Université ne peut se charger de telles formations. Elles ne peuvent être entreprises qu'au sein d'organismes privés avec, il faut en convenir, un coût financier non négligeable.

Pour les non-psychiatres, il y a eu des avancées au niveau de cette fameuse Loi du statut du psychothérapeute. C'est la loi sur la politique de santé qui a été votée le 30 juillet 2004. Cette loi dit ceci : « Premièrement, l'usage de titre de psychothérapeute est réservé aux professionnels inscrits au registre national des psychothérapeutes. Deuxièmement, l'inscription est enregistrée sur une liste dressée par le représentant de l'Etat dans le département de la résidence professionnelle. Elle est tenue à jour, mise à la disposition du public et publiée régulièrement. Troisièmement, l'inscription sur la liste visée à l'alinéa précédent est de droit pour les titulaires d'un diplôme de docteur en médecine, les personnes autorisées à faire usage du titre de psychologue dans les conditions définies par l'article 44 de la loi n° 85772 du 25 juillet 1985 portant diverses dispositions d'ordre social et les psychanalystes régulièrement enregistrés dans les annuaires de leurs associations. Quatrièmement, un décret en Conseil d'Etat précise les modalités d'application du présent article et les conditions de formation théorique et pratique en psychopathologie clinique que doivent remplir les personnes visées dans le deuxième et le troisième alinéa.
Ainsi, d'après cette loi, la profession de psychothérapeute est officiellement reconnue en France :

- elle possède maintenant un statut juridique
- elle n'est pas réservée aux médecins et psychologues
- elle n'est pas sous un contrôle médical explicite et ne concerne pas exclusivement les malades mentaux
- les psychothérapies ne sont pas définies et les méthodes ne sont pas limitées
- les médecins et psychologues se déclarant psychothérapeutes devront avoir suivi, eux aussi, une formation de psychopathologie

Un registre national français des psychothérapeutes a été créé.
Pour y figurer le psychothérapeute doit pouvoir justifier une formation complète impliquant :

- une psychothérapie personnelle approfondie
- une formation spécifique, théorique et clinique approfondie
- un contrôle et une supervision de la pratique clinique
- un engagement à respecter le Code de Déontologie de la Fédération française des psychothérapeutes.
- chaque psychothérapeute doit par ailleurs être membre de la Fédération française des psychothérapeutes et contresigner la Déclaration de Strasbourg.

Le 12 décembre 2003, il a été créé un Office National de la Psychothérapie dont la composition est définie par Décret en Conseil d'Etat. Cet Office est constitué de 4 Collèges :

- le Collège des psychothérapeutes médecins ou psychiatres,
- le Collège des psychothérapeutes psychologues,
- le Collège des psychothérapeutes psychanalystes,
- le Collège des psychothérapeutes certifiés.

Cet Office a noté que l'accès à la formation de psychothérapeute est ouvert à des professionnels de niveau Bac + 3 ou équivalent. La formation implique à la fois l'acquisition d'un savoir théorique spécifique, un processus psychothérapique personnel et une pratique sous supervision.
L'Office doit être obligatoirement consulté sur l'organisation de la profession et des pratiques de la psychothérapie. Il tient à jour un Registre national des psychothérapeutes qualifiés et assure le respect du Code de déontologie.
L'usage du titre de psychothérapeute est réservé aux professionnels répondant aux conditions citées ci-dessus et agréé par l'Office national de la psychothérapie dans les conditions définies par Décret.

La formation et la pratique de la psychothérapie se distinguent nettement des formations de psychiatrie et de psychologie.

V - LA RELAXATION PSYCHOTHERAPIQUE VINGT ANS APRES :

REPRESENTATIONS, CHAMPS, DERIVES, PASSERELLES

RELAXATION ET HYPNOSE.
POINT DE VUE D'UN PRATICIEN DE L'APPROCHE ÉRICKSONIENNE.

Hervé Fischer
Pédopsychiatre
1 rue Charles. Gobert - 19100 Brive
05 55 17 06 41
herve.fischer@wanadoo.fr

Résumé :

Nul doute que les termes relaxation et hypnose ont des points communs, quand ils ne sont pas simplement confondus auprès du grand public (au point d'être interchangeables, par exemple pour éviter l'effet de crainte de mot hypnose ?). Ou bien, l'un d'eux n'est-il qu'une modalité particulière de l'autre ? Pourtant, ils ont aussi des spécificités qui les font diverger l'un de l'autre, liées à leurs modalités de pratique ou leurs effets sur celui qui en bénéficie. Le concept de méditation (ou de thérapie de pleine conscience qui en dérive) pourrait-il les réunir? En deçà d'une pratique organisée de psychothérapie comme la psychothérapie de relaxation ou l'hypnothérapie, cette communication proposera de passer en revue quelques points de convergence et de divergence entre ces deux concepts à travers leurs définitions et leurs aspects historique et clinique. Enfin, dans le contexte d'un congrès de relaxation dont l'objet est de dépasser les dualismes psychothérapeutiques, il sera proposé de considérer relaxation et hypnose comme des approches spécifiques et complémentaires, partageant certains aspects, approches reconnues ou à faire connaître au service du soin comme des psychothérapies d'avenir.

Mots clés : psychothérapies - relaxation - hypnose

Summary :

No doubt : relaxation and hypnosis have common points. These two terms are even frequently mistaken in the layman's mind - maybe to avoid some kind of reluctance due to the word hypnosis itself. Or would it be possible to assume that one approach is included in the other as a subspecialty ? They nevertheless have dissimilarities, especially in terms of practical settings, or of therapeutical expectations and benefice. Could meditation, or so-called "mindfulness therapy" that derives from it, reunify them ? Not a guideline on relaxation therapy or hypnotherapy as well-defined psychotherapeutical methods, this paper tries to review where these two techniques meet or diverge through their definitions, and through their historical and clinical aspects. In the context of a congress dedicated to relaxation which purpose is overcoming psychotherapeutic dualisms, it will be offered as a conclusion to consider relaxation and hypnosis as specifical and complementary approaches that share a few important points - and stress that they are already acknowledged or are still waiting to be known for the sake of public health and for the future of psychotherapy.

Key-words : psychotherapy – relaxation –hypnosis.

ARGUMENT

Le thème du Colloque de la SFRP étant « dépasser les dualismes psychothérapiques », il était tentant pour le praticien de l'hypnose participant à un colloque de la Société française de Relaxation psychothérapique de s'interroger sur les relations entre ces deux concepts : relaxation et hypnose. Je dois préciser que je n'ai pas de formation en relaxation. Ma pratique est celle d'un pédopsychiatre libéral et institutionnel, formé d'abord à la psychanalyse ensuite à l'hypnose éricksonienne et aux thérapies systémiques brèves que je pratique (et enseigne) depuis une quinzaine d'années. D'où l'importance de mon sous-titre : 'point de vue' (on pourrait dire réflexions) d'un praticien de l'approche éricksonienne. Mes connaissances de la relaxation sont limitées (je sollicite donc l'indulgence du lecteur expert) et proviennent de deux sources : quelques lectures (dont Sapir et Ranty) et les propos des patients (et des médecins qui les adressent).

Cette distinction m'intéresse car j'y suis régulièrement confronté dans ma pratique : ainsi, récemment, j'ai fait une brève induction hypnotique -sans utiliser le mot hypnose- à une vieille patiente présentant un trouble anxieux. Le matin même, elle s'était sentie très mal à son réveil avec des palpitations et des sueurs et avait essayé une technique de contrôle respiratoire ; je lui propose donc de se concentrer à nouveau sur les mouvements de sa respiration puis d'installer un lieu de sécurité, ce qu'elle fera, sans pouvoir fermer les yeux. Après cette séance, elle commente : « c'est comme la relaxation que j'avais apprise, il y a longtemps, à Tours, avec un kiné et qui m'avait fait beaucoup de bien... » les termes hypnose et relaxation sont donc fréquemment confondus.

Il en résulte comme vous l'imaginez beaucoup de confusions : ainsi, à une personne téléphonant pour demander un rendez-vous et qui m'interroge « faites-vous de la relaxation ? ». Je réponds habituellement : « Non, madame, je pratique l'hypnose... » ; tandis que ma collègue Armelle Touyarot (sage-femme et hypnothérapeute) préfère éviter dans sa pratique le mot hypnose et dire à ses patientes « on va faire une séance de relaxation » .

Pour compliquer encore les choses, on voit aussi les deux termes associés : Françoise Samak (qui enseigne l'hypnose à Nice) propose une cassette d'autotraitement pour le public et un livre intitulés 'cesser de fumer par la relaxation hypnotique', ce qui suggère :

1) Que les termes ne sont pas synonymes (sinon le titre serait pléonasmique.)

2) Qu'il existerait d'autres types de relaxation, à côté de l'hypnotique (et je ne vois pas bien ce que serait une relaxation non hypnotique : psychanalytique, comportementaliste).

3) Pourquoi ne pas dire 'hypnose relaxante' ? Ce qui laisserait entendre qu'il existerait une hypnose non relaxante. Je pense que c'est le cas avec l'hypnose des épreuves : l'hypnose négative des traumatismes, 'l'hypnose des batailles' (qui crée souvent une anesthésie), l'hypnose des sportifs pendant leur effort physique... Donc il existe une hypnose 'contractante', de tension (une armure), de bon tonus et de protection, ce que je suggère généralement aux personnes qui craignent le lâcher prise, comme les phobiques, ceux qui affirment d'emblée 'je suis incapable de me relaxer, je ne peux pas fermer les yeux...'

Ce débat 'dualiste' pourrait sans doute être posé tant pour les termes 'hypnose' que 'relaxation', en les confrontant par exemple à des concepts tels que : psychanalyse, thérapie comportementale et cognitive, sophrologie, suggestion, manipulation, influence, transe, thérapie... mais cela dépasserait les limites de mon intervention.

Je vous propose donc d'aborder ce dualisme sous les angles :

➲ Lexical : des définitions de la littérature à celles que j'utilise avec mes patients

➲ Historique : en me centrant sur l'histoire récente de l'hypnose

➲ Clinique : modalités et indications, en évoquant ma pratique

En distinguant chaque fois ce qui, de mon point de vue, réunit et sépare les deux concepts, avant de conclure en tentant de dépasser le dualisme.

1 **Aspect lexical :**

Pour le grand public, **relaxation** est un synonyme de détente (Cf. le verbe 'to relax' des anglo-saxons...) et le terme est utilisé dans de nombreux domaines (sportif, professionnel) où il devient un objet de consommation.

Voici ce que l'on trouve sur internet, sur le site Wikipédia, dans une sorte d'inventaire à la Prévert :

« QUELQUES TECHNIQUES DE RELAXATION EN VRAC :

- yoga
- Training autogène
- biofeedback
- exercice de méditation
- exercice de respirations
- auto-hypnose
- sophrologie
- relaxation progressive des muscles de Edmund_Jacobson
- massage
- "Méthode Ajuriaguerra"
- "Méthode Sapir"
- écoute de musiques
- réflexologie
- prière
- Méthode Vittoz »

Tout y est : le training autogène apparaît entre le yoga et le biofeedback, l'autohypnose côtoie la sophrologie et les méthodes Ajuriaguerra et Sapir, seules bénéficiaires de guillemets, émergent comme des particularités.

Les écrits sur la relaxation se réfèrent tous aux notions de variation du tonus musculaire et de déconnexion.

C'est d'abord une relaxation musculaire utilisée par les comportementalistes pour lutter contre les tensions musculaires et permettre au sujet de contrôler les phénomènes d'angoisse lors des expositions par exemple. Par extension le sens s'étend à la relaxation mentale.

Michel Sapir écrit en 1991 : « *ainsi définirons-nous comme relaxation toute technique s'exerçant sur le tonus musculaire et visant son relâchement.* » Il en fait *« dans un certain sens »* une technique corporelle et précise que toutes les techniques corporelles ne sont pas de la relaxation. Il en en exclut le 'touching' venu des USA (où il place la bioénergie et la gestalt-thérapie) ainsi que la sophrologie.

A côté du relâchement musculaire, on définit aussi la relaxation par le mot 'déconnexion' (sans préciser de quoi ? des pensées ? du mental ? probablement de l'environnement). Ainsi la première phrase du livre de Schultz, définissant sa méthode, le training autogène : *« c'est d'amener, par des exercices physiologiques et rationnels déterminés, une déconnexion générale de l'organisme qui par analogie avec les anciens travaux sur l'hypnose, permet toutes les réalisations propres aux états authentiquement suggestifs »* (cité par Ranty, P. 17).

Voici la définition trouvée sur le site de la SFRP (Société française de Relaxation psychothérapique) : *« (La relaxation) a pour objectif non seulement l'obtention d'une détente musculaire et psychique mais aussi d'un épanouissement personnel du sujet avec une modification profonde de sa vie affective et émotionnelle, en mobilisant l'imaginaire, en permettant un travail d'association somato-psychique et, enfin, en incitant à la verbalisation de l'éprouvé corporel et des productions psychiques ainsi induites ».*

Le praticien de l'hypnose éricksonienne pourrait faire sienne cette phrase pour définir sa pratique avec les nuances suivantes : il ne cherche pas uniquement à produire une *détente musculaire ou psychique* (d'autres phénomènes l'intéressent, j'y reviendrai) et il n'incite pas *à la verbalisation* de ce qui s'est produit. Par contre, il adhérerait pleinement à *l'obtention d'un épanouissement personnel du sujet avec une modification profonde de sa vie affective et émotionnelle, en mobilisant l'imaginaire, en permettant un travail d'association somato-psychique.*

Le mot **Hypnose** renvoie généralement (tant pour le grand public que pour les professionnels) à un contenu plus flou, à la fois mystérieux, fascinant et inquiétant. Il renvoie à un imaginaire (véhiculé par des films et des spectacles) qui condense l'histoire de l'hypnose et de la psychanalyse, aussi souvent confondues par les patients qui disent : « je voudrais, pendant que je dormirai (sommeil hypnotique) que mes problèmes disparaissent, d'un seul coup, sans effort » ou alors « retrouver les détails d'un souvenir, d'un moment de mon passé, vérifier une hypothèse ou lever ce qui bloque ma psychothérapie ». Le mot hypnose est porteur de la crainte de perdre le contrôle, crainte liée à la soumission à l'hypnotiseur.

J'utilise souvent les définitions suivantes : on constatera que la référence au corps y est peu présente :

- « C'est un quatrième état de l'organisme, actuellement non objectivable (à l'inverse des trois autres: veille, sommeil, rêve) : une sorte de potentialité naturelle, de dispositif inné..., caractérisé par des traits qui renvoient apparemment aux relations pré langagières d'attachement de l'enfant et se produisant dans des situations où l'individu est perturbé dans ses rapports avec son environnement ». (L. Chertok 1989)
- « mode de fonctionnement psychique dans lequel un sujet, grâce à la participation d'une autre personne, parvient à faire abstraction de la réalité environnante, tout en restant en relation avec son accompagnateur. Ce mode de fonctionnement fait apparaître des possibilités nouvelles : par exemple, des possibilités supplémentaires d'action de l'esprit sur le corps, ou de travail psychologique à un niveau inconscient.» (J. Godin 1997)

Les définitions actuelles font plutôt référence aux notions de :

- état modifié de conscience (ou 'amplifié', T. Roblès)
- veille paradoxale (par opposition au sommeil paradoxal) ou veille généralisée (F. Roustang)
- possibilité de configurer le monde (F. Roustang)
- Concentration et focalisation/défocalisation
- Dissociation (le pendant de la 'déconnexion') (Hilgard, F. Roustang).

Et plus souvent encore, je parle à mes patients demandeurs d'hypnose des moments de rêverie, d'évasion dans la lune, d'actes faits sans y penser et (pour les plus érudits) d'états hypnagogiques ou hypnopompiques...

2. Aspect historique :

Relaxation : les auteurs s'accordent à faire de J. H. Schulz (1884-1970) son fondateur avec la mise au point vers 1911 de sa méthode qu'il a nommée, training autogène. Ce contemporain de Freud s'inspire des techniques orientales (yoga et zen) et de l'hypnose, principalement de l'auto hypnose (travaux de Couhé et Vogt). Sa méthode de 'décontraction concentrative' parfaitement codifiée a été reprise et modifiée par ses successeurs. Sapir classe ces méthodes en découvrantes ou couvrantes selon qu'elles accordent ou non une place à la recherche du sens et à l'interprétation psychanalytique du vécu corporel et du transfert.

Hypnose : Si l'on remonte souvent à l'antiquité et au chamanisme (où le mot transe renvoie à un état spectaculaire et différent de l'état habituel), les historiens de l'hypnose partent toujours de Mesmer (1734-1815) et son usage (aussi spectaculaire et controversé) du magnétisme. Parmi ses successeurs je ne citerai que le chirurgien écossais Braid (1785-1860) car c'est à lui qu'on doit le terme d'hypnose -pas très heureux car connoté au sommeil-, terme en fait employé avant lui par le français, Hénin de Cuvelier. Je m'étendrai un peu sur le psychiatre américain Milton H. Erikson (1901-1980) et le psychanalyste français François Roustang. Le lecteur intéressé pourra consulter les ouvrages de P. Bellet (2002) et D. Mégglé (1998).
Contemporain de Schultz, Érickson est un psychiatre hospitalier et universitaire, qui enseigne et pratique dans le Wisconsin puis dans le Michigan des recherches approfondies en laboratoire sur l'hypnose (au départ avec Hull) avant de s'installer en libéral dans l'Arizona pour des raisons de santé. A partir des aléas de sa propre vie (il a en particulier été deux fois atteint par la poliomyélite et a 'découvert' l'autohypnose et ses possibilités sur son propre cas à 17 ans alors que les médecins le disaient condamné), il bouleverse la façon de pratiquer l'hypnose. Extrêmement attentif au non verbal, il accepte et utilise (d'où l'emploi par ses successeurs du néologisme 'utilisationisme') tout ce que le patient 'apporte' à l'entretien, y compris les résistances. À la place (ou en plus) des suggestions directes (qui ont fait renoncer beaucoup de praticiens, dont Freud, à l'hypnose) il raconte des anecdotes, en général, puisées dans sa propre vie, des histoires, des métaphores végétales, biologiques ou liées aux centres d'intérêt du patient. Bref, il utilise sa créativité pour stimuler la créativité de ses patients. Chaleureux et optimiste, il oriente l'attention de ses patients vers leurs réussites, leurs ressources, leurs potentialités latentes. Patients et thérapeutes viennent le voir de partout, les thérapeutes surtout pour observer ses méthodes. Ami de Bateson, Erickson inspire les travaux de l'école de Palo Alto et de ceux qui vont mettre au point les thérapies systémiques, stratégiques, et la PNL. Son originalité thérapeutique dépasse le cadre strict de l'hypnose, et on raconte qu'il répondait à la question « faites-vous toujours de l'hypnose ? » par : « Un tiers de mon temps, j'en fais, un tiers de mon temps, je n'en fais pas ; et le dernier tiers, je ne sais pas ce que je fais. » (Méggle, 2008). Au-delà de l'hypnose formelle (la séance d'hypnose, qu'il appelle aussi la transe), l'approche éricksonienne emploie aussi 'l'hypnose conversationnelle', où les caractéristiques de la relation hypnotique sont utilisées dans la séance de thérapie sans induction de transe. Il s'agit donc des suggestions sans hypnose, plus que de l'hypnose sans suggestion (comme mentionné par Ph. Brenot, 1997, dans son article 'relaxation' dans *les objets de la psychiatrie*).

C'est en particulier ce que proposent les thérapies brèves orientées vers la solution. Ce style relationnel particulier, qui s'apprend lors de formation à l'hypnose éricksonienne, est préconisé à tout professionnel du soin, même s'il ne pratique pas l'hypnose formelle par la suite: « *Le médecin qui se forme à l'hypnose thérapeutique éricksonienne -s'initie à la communication hypnotique... , -apprend à travailler avec –et non contre – les résistances.. ; -pratique pour lui-même et enseigne à ses patients l'auto hypnose ; - reconnaît et utilise la transe spontanée de son patient en cours de consultation. Avec un peu de d'entraînement, il utilise l'hypnose conversationnelle. Il peut donc être utile d'étudier l'hypnose thérapeutique même sans jamais utiliser l'hypnose formelle, ritualisée.* » (Doutrelugne et Cottencin, 2005, p. 145).

F. Roustang, a lui aussi un parcours original inverse de celui de Freud. Celui-ci a inventé la psychanalyse, « pour se situer le plus loin possible de l'hypnose » (pour citer toujours Brenot). Alors que F. Roustang, au départ psychanalyste membre de l'école de la cause freudienne, arrive à l'hypnose et aux approches éco-systémiques, et se désigne par le mot 'thérapeute'. Les titres de ses livres donnent une idée de sa trajectoire : *Qu'est-ce que l'hypnose* (1994), *Comment faire rire un paranoïaque* (1996), *La fin de la plainte* (2000), *Le thérapeute et son patient* (2001), *Il suffit d'un geste* (2003), *Savoir attendre pour que la vie change*, (2006). Je ne peux résister au plaisir d'extraire cette citation de ce dernier titre, à propos de l'état d'attente du patient et de son thérapeute : « *On n'est plus en quête, mais on ne perd de vue aucun des détails qui flottent au hasard. Un peu comme le chat qui se repose, fait semblant de dormir, somnole même et cependant reste attentif aux moindres indices qui pourraient le renseigner sur l'approche de sa proie. Donc vigilance aussi diffuse que précise, aussi <u>décontractée</u> que concentrée* » (Roustang, 2006, p. 39, c'est moi qui souligne pour faire le lien avec notre thème, la relaxation et la notion schultzienne de 'décontraction concentrative').

<u>3. Aspect clinique :</u> je vais ici décrire ce qui m'apparaît comme des points de divergence et de convergence entre les deux approches c'est donc l'aspect clinique de mon propos ; je l'illustrerai d'une vignette et inclurai les indications et contre-indications des deux approches. Je me limiterai ici à la séance proprement dite (la déconnexion ou 'état autogène' et la séance d'hypnose formelle, la transe) en les isolant de leur contexte, qui est lié à la profession du praticien et au champ dans lequel il l'utilise : thérapies comportementales, training autogène, relaxations psychothérapiques, hypnothérapie. Cette dernière ne sera pas développée ici, elle associe à des moments d'hypnose formelle, des pratiques variables selon les modèles théoriques du thérapeute (cognitif, systémique, stratégique, psychanalytique, et pour ma part le courant des thérapies brèves orientées vers la solution). Dans la suite de l'exposé « R » veut dire relaxation et « H » hypnose.

Divergences :

- durée : si la séance elle-même dure autour d'une heure pour la R comme pour l'H, la cure de R sera de 2 ans ou plus alors que l'hypnothérapie fait partie des thérapies brèves (de 1 ou quelques séances à quelques mois).
- groupe : La R est pratiquée aussi bien individuellement qu'en groupe alors que l'H éricksonienne, de par la personnalisation qu'elle demande, ne s'adresse qu'à l'individu.
- La position (posture) : sera le plus souvent allongée pendant la R, moins en H actuellement où l'on préconise plutôt la position assise (fauteuil confortable mais pas indispensable) : on peut être en hypnose en marchant (la marche méditative lente du zen appelée Kin Hin), en faisant des mouvements rythmiques (danse) et la transe au sens chamanique ou somnambulique est un état plutôt actif.
- le toucher : est assez largement utilisé en R (partie prenante de la technique), et peu en H, pour induire une catalepsie (saisir doucement le poignet pour déplacer l'avant bras du sujet) et enfin aux confins de l'hypnose dans le traitement par stimulations alternées.
- la fermeture des yeux : quasi indispensable en R, pas en H (induction par fixation visuelle, traitement par mouvements oculaires), même si souvent souhaitée.
- Suggestions : elles sont rares, limités, standardisées, directes en R (« mon bras droit est agréablement lourd ») ; indirectes, sophistiquées (c'est la rhétorique hypnotique) et sur mesure en H éricksonienne (« je ne sais pas si vous serez amusé de sentir une lourdeur ou une légèreté dans une partie de votre bras droit ou gauche ou peut-être seulement une légère lourdeur ou encore autre chose… »).
- Le silence : celui du relaxateur est important, moins celui de l'hypnopraticien qui accompagne quasi toute la transe par ses paroles, ponctuées parfois de pauses ; le patient est invité à se taire en R et à verbaliser après, cela est moins formel en H où il peut à priori parler quand il veut et pas systématiquement après la transe.

- élaboration, interprétation, recherche de sens (temps de verbalisation) après ou au décours de la relaxation ou la transe : si elle apparaît essentielle dans le courant de relaxation psychanalytique, elle est réduite au minimum nécessaire à la fin de la séance d'hypnose, Erickson pensait que l'efficacité est d'autant plus importante que le patient ne se souvient pas de ce qui s'est passé pendant la transe (à cette fin, il mettait en place des techniques destinées à favoriser une amnésie). Sur ce critère l'hypnose éricksonienne appartient aux techniques 'couvrantes' selon la classification de Sapir.

- transfert : il est moteur dans les cures de R d'inspiration analytique, et pas utilisé en hypnose. A l'extrême, pour certains, (Roustang, 1994 et Zendel, 2008), inexistant car 'soluble dans la transe' : *«...Dans la veille généralisée, nous sommes non pas en relation avec une personne, représentant éventuellement d'autres personnes, mais dans un état premier de l'existence dont le statut personnel est mis entre parenthèses... Par l'interprétation, clef du changement, la psychanalyse cherche à fournir des significations. Elle s'efforce de retrouver un sens perdu, elle veut donner un sens à des paroles ou des actions qui jusque-là en étaient dépourvues.... L'hypnothérapie est aux antipodes de cette préoccupation. Elle n'a pas besoin de chercher à ajouter un sens, à découvrir un sens qui échappait, à dévoiler des mécanismes obscurs ou inconnus. Elle se contente, et c'est tout autre chose, de faire entrer dans le sens qui existe déjà, de faire éprouver ce sens et cette orientation dans la mesure où on s'y trouve plongé. Le sens est l'expérience même. Il n'y a rien à ajouter ».* (Roustang, 'qu'est-ce que l'hypnose ?' pp : 147-149).

- Phénomènes hypnotiques : si la R en utilise uniquement certains (relâchement musculaire, chaleur, focalisations, déconnexion de l'environnement, activation des capacités d'imaginer), l'H puise dans une plus grande variété de manifestations obtenues en transe et choisies à la carte selon le patient et l'objectif du traitement : ainsi le praticien pourra choisir un phénomène parmi le tableau ci-dessous :

MODALITÉS :	POSITIVES NÉGATIVES
=> Perceptions	
Sensations externes :	
hallucinations positives	hallucinations négatives
Sensations internes :	
nouvelles/différentes	analgésie/anesthésie
Orientation dans l'espace :	
réorientation	désorientation
=> Mémoire	
Mémoire :	
hypermnésie	amnésie
Orientation dans le temps :	
progression en âge	régression en âge
Écoulement du temps :	
expansion	contraction
=> Corps / physiologie	
Mouvements musculaires :	
Lévitation	Catalepsie
Ecriture automatique	Signaux idéomoteurs
Cœur/sang :	
accélération du cœur et de la circulation	ralentissement du cœur et de la circulation
Température :	
chaleur	froid
=> Affects / associations	
Associations :	
nouvelles associations	dissociation
Émotions :	
nouvelles émotions	perte d'anciennes émotions

Ces mêmes éléments sont rapportés aussi en relaxation au décours de l'expérience de pesanteur mais presque comme des artefacts pas vraiment voulus ou utiles au travail thérapeutique : *« On retrouve des sensations de déséquilibre du corps, des sensations de bascule, des impressions de flottement, des sensations d'augmentation de volume des membres, des impressions d'enfoncement dans le divan ou d'être collé au divan, des sensations de picotement, des impressions d'être dans un autre monde, des sensations de manchon entourant les membres, des impressions de plénitude, de densité. D'autres vont ressentir des tiraillements, des tressaillements, des impressions vibratoires, des sensations de perte des membres, des sensations d'endormissement et d'anesthésie, des envies de se mettre en boule, de ne plus penser ; des sensations de membre comme un bloc de ciment lourd, des sensations de lévitation avec même parfois une lévitation réalisée (au cours d'une séance de training autogène, une de nos patientes a levé progressivement les bras et les jambes à la verticale), des sensations de sécurité, des sensations de bien-être intense, des sensations de légèreté, des modifications de l'espace de la pièce, (agrandissement ou rétrécissement), des impressions de morcellement, de pantin désarticulé, des impressions d'être entouré d'une carapace, des impressions de gangue ; de cocon chaud, des sensations de mouvement, de déplacement et enfin des sensations douloureuses. »* (Ranty, 1990, p. 141). Pour l'hypnopraticien, la relaxation est un moyen d'induction parmi d'autres comme la fixation visuelle d'un point, l'évocation d'un souvenir, la lévitation... Mais il l'utilisera un peu différemment, par exemple en disant : « et ne cherchez surtout pas à vous relaxer... maintenant... complètement... ou avant que votre corps ne vous y invite... etc. » (association de suggestion négative paradoxale et de pauses). Voici un exemple d'utilisation par l'hypnopraticien de la capacité à produire une lévitation par un patient : il s'agit d'un adolescent de 17 ans, adressé pour des vomissements dans un contexte d'anticipation anxieuse, vomissements assez handicapants car présents quasi chaque matin lorsqu'il se rend au lycée, où il est bon élève. Lors de la 2° séance, je lui propose une première induction de transe en fixant une main et en se concentrant sur les sensations dans ses mains. Il développe lentement une lévitation de la main droite..., qui, en 15 minutes, atteint la hauteur de son épaule et s'accompagne de tressaillements, secousses très impressionnantes, tandis que la main monte plus haut que son visage... Je me demande que faire : poursuivre ou le faire sortir de transe pour lui demander ce qui se passe et si c'est assez confortable pour continuer ? Je décide de poursuivre et valide ses manifestations en lui proposant que ces mouvements musculaires sont la manifestation d'un important travail qu'il est en train de faire, pour mettre au point ses réactions automatiques. Puis il ferme les yeux et laisse couler quelques larmes ; il dit après se sentir engourdi, avoir eu des sensations bizarres dans ses mains et qu'il n'avait pas pleuré depuis longtemps. Il présente une distorsion du temps (vécu de 10 minutes pour 30 minutes réelles). Deux semaines après il revient et dit aller beaucoup mieux : il n'a eu que 3 petites nausées.

➲ Indications et contre indications : la séance d'hypnose formelle peut être employée avant ou pendant une intervention chirurgicale, un soin douloureux, un acte de chirurgie dentaire, des douleurs aiguës, dans la préparation à la naissance ; la relaxation n'étant généralement pas proposée dans ces situations. Il en est de même pour le sevrage tabagique et l'énurésie, indications classiques de l'hypnose et pas de la relaxation. Enfin, on pourrait conseiller l'hypnose à ceux qui refusent la relaxation (peur de s'allonger, fermer les yeux) et proposer la relaxation à ceux qui redoutent le mot hypnose.

Convergences :

➲ Terme induction : en H comme en R, on emploie le terme induction, partagé avec les anesthésistes, mais eux-mêmes n'ont-ils pas repris le terme utilisé par les hypnotistes avant l'essor des drogues anesthésiques ?

➲ Silence du patient : le patient n'a pas besoin de parler, du moins au début de la séance.

➲ Exercices à la maison : dans les deux pratiques, on recommande aux patients de faire de la relaxation ou de l'autohypnose entre les séances avec le praticien.

➲ État modifié de conscience : Comme nous venons de le voir, R & H donnent lieu à la production des mêmes manifestations chez les patients. L'état relaxé ou autogène est donc la même chose que l'état d'hypnose ou de transe.

➲ État partagé : l'état de relaxation ou de transe est aussi vécu par le praticien en même temps que le patient, ce qui favorise pour ce dernier l'accès à l'état relaxé ou d'hypnose et permet une qualité particulière de relation.

➲ Indications : H & R partagent un grand nombre d'indications pour des troubles psychiques : les pathologies anxieuses, les troubles phobiques, les troubles psychomoteurs (tics, énurésie), les troubles du sommeil, la pathologie psychosomatique (asthme, eczéma...), les dépressions névrotiques (dysthymies), certaines addictions. Leur champ est aussi commun pour des pathologies somatiques comme les douleurs chroniques ou les maladies invalidantes et, avec des aménagements, les troubles psychotiques ou border line (la principale condition pour moi étant d'être apte par sa formation à traiter ces patients).

➲ Contre indications : H comme R ne s'avèrent pas de bonnes approches pour les hystéries de conversion et les tocs, comme les états psychotiques et limites pour des thérapeutes non au fait de ces pathologies.

Conclusion :

« Et surtout ne cherchez pas à vous relaxer... tout de suite, ou pas avant de sentir un signe de votre partie inconsciente qui vous le fera savoir et je ne sais pas ce que ce sera... peut-être un clignement des paupières ou un léger tremblement des vos doigts ou une sensation discrète dans une main... » Ce discours est devenu pour moi un élément d'induction classique en hypnose Éricksonienne. La puissance de la suggestion négative paradoxale, fait que quoi que fasse le patient, ressentir ou non une détente, sera répondre à la suggestion et aller vers la transe, transe que les entretiens précédents auront permis d'orienter vers un but. Ce même patient ou un autre patient préférera ou bénéficiera de la relaxation psychothérapique qui au-delà de la découverte de son vécu corporel se verra proposer de réfléchir au sens de ses souffrances à travers l'analyse du transfert. Deux situations où les mêmes manifestations psycho corporelles seront exploitées différemment dans la relation établie avec le soignant. Le dualisme R –H peut alors être schématisé comme suit, avec une zone de partage et des zones bien spécifiques.

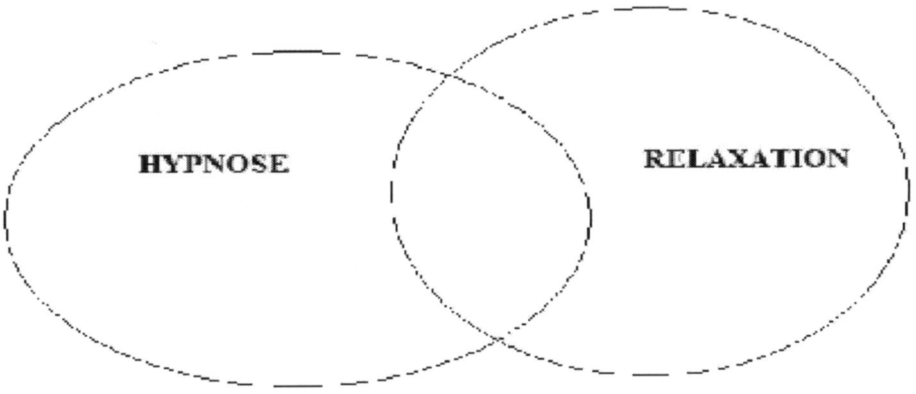

Un patient est récemment venu me voir pour chercher un soulagement à des douleurs précordiales d'autant plus invalidantes (elles l'empêchent de dormir et nourrissent des craintes hypochondriaques) qu'aucune organicité n'a pu être retrouvée.Auparavant, des séances de relaxation au Centre Anti-douleur de l'Hôpital le soulagent mais l'effet ne dure que quelques heures après ses séances. On lui parle d'hypnose et il veut essayer : après deux séances, il revient avec un grand sourire, disant « ça y est, la douleur a lâché... » Entre temps, il a même pu essayer une séance de sophrologie en groupe dans un Centre de Thalassothérapie. Il peut comparer ces approches et je me garderai de dire laquelle lui a permis de se sentir mieux, de reprendre le contrôle de la situation dans son corps.

Quels sont les apports des neurosciences et des explorations de neuro-imagerie sur l'action de la relaxation et de l'hypnose ? Les mêmes circuits neuronaux sont-ils activés en relaxation comme dans les états hypnotiques (cortex cingulaire antérieur notamment) ? Voici manifestement une piste à explorer pour approfondir mes propos.

Une autre ouverture ou piste d'avenir est-elle dans le courant émergeant de la thérapie de pleine conscience, le mindfulness des anglo-saxons, développé à partir des ouvrages de J Kabat-Zin ? Ces approches, soumises à programmes et études (Segal, Williams, Teasdale), sont simplement basées sur les principes de méditation : se concentrer sur les sensations corporelles actuelles (position, respiration...). Elles illustrent la tendance actuelle au rapprochement entre psychothérapie et spiritualité.

Claude Virot (2007) met l'accent sur la modernité de l'hypnose : « en 20 ans, l'hypnose contemporaine a acquis ses lettres de noblesse. C'est la plus ancienne des psychothérapies. Et paradoxalement, la plus moderne, car elle a intégré les grands courants scientifiques de ces 50 dernières années ». Tandis que T Roblès à Mexico fait de l'hypnose éricksonienne une approche heuristique ou holistique : en effet elle y intègre des références à l'anthropologie, la psychanalyse, la thérapie systémique et aux développements de la physique quantique…

Si la relaxation 'dérive' de l'hypnose, ces deux outils de soin partagent le même champ avec des représentations et des applications différentes : l'intérêt actuel pour l'harmonisation entre l'esprit et le corps en font sans contexte des thérapies d'avenir, que le grand public comme les professionnels gagneront à mieux connaître.

Bibliographie

- Bellet P., *L'hypnose*, (Odile Jacob, Paris, 2002).
- Colot E., *Hypnose et hypnothérapie*, Encycl. Med. Chir, (Paris France) 37820 B50, 2002.
- Doutrelugne Y., Cottencin X,. *Thérapies brèves, principes et outils pratiques,* Masson 2005.
- Godin J, *Hypnothérapie*, Editions Techniques, Encycl. Med. Chir, (Paris France) 37820 B50, 1991, 10 p.
- Kabat-Zin. J., *Où tu vas, tu es,* Jean-Claude Lattès, 1996
- Megglé D., *Erickson, hypnose et psychothérapie,* Psychologie dynamique Retz, 1998.)
- Megglé D., hypnose profonde et thérapie brève, revue 'Hypnose & Thérapies Brèves', N° 5, mai 2007)
- Melchior T., *Créer le réel, hypnose et thérapie*, (Paris Seuil, 1998).
- O'Hanlon W. H., Martin M., *L'hypnose orientée vers la solution*, (Le Germe, Satas, 1995).
- Pélicier Y. (sous la direction de), *Les objets de la psychiatrie*, L'esprit du temps, 1997 : articles relaxation (par Ph. Brenot) et hypnose (par J Godin)
- Ranty Y., *Le training autogène progressif, une relaxation*

psychothérapique, PUF, Paris, 1990.

- Roblès T., *La magie de nos masques,* Théorie et pratique, (Le Germe, Satas, 2007).
- Roustang F., *'Qu'est-ce que l'hypnose ?'* Éditions de minuit, 1994, PP 147-149
- Roustang F., *La fin de la plainte*, (Odile Jacob, Paris, 2000).
- Roustang F., *Le thérapeute et son patient*, Entretiens avec Pierre Babin,(Editions de l'Aube, 2001).
- Roustang F., *Il suffit d'un geste*, (Odile Jacob, Paris, 2003)
- Roustang F., *Savoir attendre pour que la vie change*, (Odile Jacob, Paris, 2006).
- Roustang F., article sur dissociation ds revue HTB N°8 (transfert se dissout ds l'hypnose)
- Salem G., Bonvin E., *Soigner par l'hypnose*, Masson, Paris, 2001.
- Sapir M., P*sychothérapie de relaxation chez l'adulte* (EMC 37820 B10).
- Sapir M, Reverchon F., Prévost J-J., Canet-Palaysi C., Philibert R., Cornier A., Cohen-Léon S., Fedida P., La *relaxation : son approche psychanalytique,* Dunod, 1979.
- Segal Z. V, Williams M. G., Teasdale J. D., *La thérapie cognitive basée sur la pleine conscience pour la dépression*, De Boeck, Carrefour dans psychothérapies, Bruxelles, 2006.
- Touyarot A., *Pas à pas, guide d'auto préparation à l'accouchement par l'hypnose*, Satas, 2007.
- Virot C. (sous la direction de), *Hypnose contemporaine et thérapies brèves : le temps de la maturité,* Le souffle d'or, 2007.
- Zendel Ph. : *La relation hypnotique*, revue HTB N° 7, 2008, pp 6-26)

LA PSYCHOTHÉRAPIE : DU TRAITEMENT A LA SANTÉ RETROUVÉE

Carmine Grimaldi*
*Médecin, psychothérapeute
Directeur du Centre de Psychothérapie Dynamique – Ancona - Italie

Résumé :

La Psychothérapie de l'Avenir doit reconnaître les changements sociaux et psychiques et développer une méthode qui ne tient pas compte de la théorie idéologique et qui respecte le domaine clinique « ouvert » aux nouveautés, qui dépasse le jugement global et considère le patient comme un être individuel cas par cas.

Elle doit accepter le défi du changement et devenir un moyen à travers lequel le patient est en condition de trouver un processus d'auto activation afin de former des nouveaux schèmes perceptifs-cognitifs-comportementaux qui le rendent capable de s'adapter tout seul au contexte réel dans lequel il vit et d'atteindre la santé physique et psychique.

La Psychothérapie de l'avenir doit être adéquate pour la recherche de la santé de l'homme contemporain et doit effectuer le grand changement de moyen pour le traitement de la pathologie, à possibilité pour développer les capacité créatives, mais potentielles de l'esprit afin de rendre le patient capable de construire sa propre « santé ». Pour réaliser ce travail je me suis basé sur les intuitions de J.H. Schultz et de M. Liebl et je les ai développées en une nouvelle forme théorique et pratique.

Les fondements de cette approche sont :

1) Etant donné que les principes de la vie sont innés dans le corps, ce dernier doit être activé et connu avant tout.
2) L'ensemble corps-psyché-culture est la base de la personnalité.
3) La recherche du « sens » intérieur de la vie est un facteur essentiel de la psychothérapie.
4) Il faut pratiquer la méthode de l'élaboration A-C au lieu de la technique de l'interprétation.
5) La psychothérapie de l'avenir doit, donc, suivre la direction qui de l'intérieur de l'homme va à l'extérieur et qui se différencie par celle qui suit le sens contraire.

Mots-clés : Changements sociaux, avenir, créativité, relaxation

Préface

J'ai beaucoup appris de mes maîtres, de mes collègues et, encore plus, des patients que j'ai suivis avec une dévotion clinique et un esprit de recherche depuis 35 ans d'exercice de la médecine et de la psychothérapie dans les organismes publics et dans mon activité privée.

J'ai toujours été frappé par le moment du processus clinique durant lequel le patient, une fois guéri du symptôme ou de la maladie et le médecin se répètent, réciproquement, les questions : que faire ? Continuer ou terminer le rapport thérapeutique ? Et si l'on continuait, quels seraient les objectifs à atteindre ?

Depuis 1996, en suivant les indications de M. Liebl et de la métapsychologie de J.H. Schultz d'après la reconstruction de l' I.C.S.A.T., j'ai expérimenté et formulé une méthode qui vise à développer les fonctions de la psyché afin que le patient, après la thérapie, puisse devenir lui-même et de sa propre volonté le créateur de son intégrité physique et mentale.

La recherche est née et continue au « Centro Psicoterapia Dinamica » d'Ancône. A partir de cette recherche nous avons publié des traités à thèmes. Je profite de l'opportunité de cette invitation à ce stimulant congrès sur la psychothérapie de la relaxation de l'avenir pour exprimer une brève réflexion sur les facteurs qui détermineront la psychothérapie dans un avenir proche.

Définition de la psychothérapie

Si l'on considère la personnalité, selon moi, comme le résultat de l'interaction entre la disposition biologique individuelle et le milieu géo-socio-culturel, il faut alors retenir que la psychothérapie la plus appropriée est celle qui tient compte de la totalité de l'être-homme; l'ensemble Corps-Psyché-Culture intégré selon une modalité circulaire. Le devoir de la psychothérapie de l'avenir doit aller au-delà du simple traitement des symptômes pathologiques afin d'aider le patient :

1) A vaincre, avant tout, ses angoisses existentielles ;
2) Ensuite à apprendre à se connaître soi-même ;
3) Finalement à former un esprit créatif adéquat à bien gérer la réalité quotidienne.

Si l'homme est toujours le même dans ses besoins vitaux et psychiques, les conditions et les modalités pour les satisfaire changent. Le monde dans lequel l'homme contemporain vit, se transforme rapidement et en profondeur grâce au développement technologique ainsi qu'à la composition multiculturelle. Le monde est devenu complexe et difficile à définir dans les valeurs existentielles. Et la direction vers le futur n'est pas univoque. Une fois perdues les idéologies, les philosophies métaphysiques, les certitudes de la raison, l'homme se retrouve « seul » pour faire face aux devoirs de la vie et de l'existence.

La technique, en effet, influence non seulement la vie sociale et psychique mais aussi physiologique. Par exemple, le passage de la culture orale à la culture écrite, grâce aux copistes, comporta une différente façon d'entendre, de sentir, de penser et d'agir. L'écriture entraîna la linéarité et l'homogénéisation. De nos jours, en revanche, la « multimédialité » développe le caractère unique, la simultanéité et la non homogénéisation. La diffusion de l'imagination d'aujourd'hui est un retour à la condition primitive-tribale dans laquelle la pensée mythique n'avait pas encore atteint la phase du concept. Le mythe était fils de l'imagination et il ne considérait pas le principe de la causalité des évènements puisqu'il considérait les causes et les effets comme un complexe élément mental sans linéarité logique, mais simultané. Les médias modernes émettent, tous les jours, un flux d'informations qui se traduit en un flux de conscience à l'intérieur d'un domaine psychosocial total qui se caractérise dans la diversité, l'intégration, l'inclusion et la simultanéité sans un point de vue.
Le model multimédial s'oppose au domaine mécanique dans lequel s'applique le principe de la séparation, de la linéarité, de la séquence et du point de vue.

La Psychothérapie de l'Avenir doit reconnaître les changements sociaux et psychiques et développer une méthode qui ne tient pas compte de la théorie idéologique et qui respecte le domaine clinique « ouvert » aux nouveautés, qui dépasse le jugement global et considère le patient comme un être individuel, cas par cas. Les nouvelles attitudes et les comportements causés par les nouvelles technologies ainsi que par les nouveaux moyens de communication de masse demandent, selon moi, une psychothérapie capable de mettre en relation les différents points de vue, pourvu d'une personnalité souple et apte à la société électromagnétique, informatique et simultanée. Même le concept d'inconscient et de conscience change avec le processus d'adaptation à tout ce qui est nouveau dans le monde en conservant la façon saine de vivre et nécessite le développement des potentialités de l'ensemble corps-psychè. Les neurosciences affirment non seulement le fait que cela est possible mais aussi que l'homme a développé jusqu'à présent simplement une petite partie de ses potentialités.

Voilà ! La Psychothérapie de l'avenir doit accepter le défi du changement et devenir un moyen à travers lequel le patient est en condition de trouver un processus d'auto-activation afin de former des nouveaux schémas perceptifs-cognitifs-comportementaux qui le rendent capable de s'adapter tout seul au contexte réel dans lequel il vit et d'atteindre la santé physique et psychique.

Pour atteindre cet objectif, *la relation thérapeute-patient* doit être considérée comme le lieu privilégié à l'intérieur de laquelle se vérifient les évènements qui déterminent le développement des fonctions de la psyché qui doivent mener aux conditions de santé. Dans la relation clinique le thérapeute est le guide, celui qui aide le patient à trouver son « chemin » sans pourtant interférer dans le processus de consciente individuation. Chaque personnalité est unique, différente l'une de l'autre, et cela comporte une recherche de la méthode qui doit être nécessaire, unique et exclusive pour guérir la pathologie ainsi que pour vivre en santé la vie qui lui a été donnée.
Cette prospective thérapeutique m'a poussé à expérimenter une approche pour trouver le sens du matériel clinique. Contrairement à la tendance des psychothérapies à orientation psychanalytique interprétative, ainsi qu'à celles cognitives-comportementales qui visent à donner des directives, j'ai formulé l'approche de l'Elaboration Analytique-Créative dans laquelle le patient, à travers sa sensibilité, trouve dans son intime le « sens » de son vécu. Le patient, guéri de ses symptômes qui lui déformaient la réalité, devient l'Etre qui acquiert la réalité par le biais de sa sensibilité telle qu'elle est, sans contaminations, la transforme en connaissance grâce à l'activité auto-créative de l'esprit pour l'exprimer en une action ou en un discours. Le patient, donc, grâce à la psychothérapie non seulement guérit, mais connaît aussi lui-même et le monde ; il peut créer sa vie de façon conforme à son être qui vit la santé et la manifeste à travers des actions conscientes, en suivant les principes de la vie innés dans l'homme.

Lignes directives de la psychothérapie d'avenir
Les principes d'une psychothérapie qui portent le patient en partant de la pathologie à obtenir la santé sont déjà évidents dans la Métapsychologie de la Psychothérapie Autogène/Bionomique de J.H. Schultz. Le travail que je me préfixe maintenant, consiste à développer les intuitions dans une forme adéquate à la culture contemporaine et de les intégrer avec les soutiens des sciences psychologiques qui ont suivi.

Examinons- en les points principaux :

1) L'homme est un Système vital formé de parties qui sont en interaction dynamique et circulaire, organisées selon les principes de fonctionnements relatifs au système même, dans lequel le total ne correspond pas à la simple somme des parties. Ce Système ne peut pas réaliser la conscience avec l'analyse des parties individuelles, ni avec chaque processus, ni moins à travers un principe métaphysique, mais uniquement en prenant conscience par le biais de la perception des sensations internes qui manifestent la totalité dans son devenir.
L'homme en tant que système existe grâce à l'immédiate capacité de se régénérer sans aucune interruption, il est ouvert à l'interaction avec l'environnement afin de se conserver et de grandir. Il n'est pas « réactif » à l'environnement étant pourvu d'auto-activation, ayant la faculté de s'autoréguler afin de maintenir l'homéostasie du monde intérieur. La psychothérapie de l'avenir doit, donc, suivre la direction qui de l'intérieur de l'homme va à l'extérieur et qui se différencie par celle qui suit le sens contraire.

2) Le Système doit être entendu comme un ensemble de Corps-Psyché colloqué dans un milieu socioculturel qui le détermine dans le processus de configuration de la personnalité adulte.
Ce principe permet de dépasser la scission de la science qui, à partir de la conception Platonicienne-Chrétienne, à travers la philosophie de Descartes, a séparé le corps de la psyché en faisant devenir la psychothérapie « scientifique » inadéquate à soigner les patients qui viennent aux consultations.

J.H. Schultz considère le corps-organisme comme la base pour le développement de la psyché. Son concept de « somatisation » retient le « psychique » comme un phénomène primitif et vital dans la sensibilité du corps naturellement prédisposé à s'activer suite à un stimulus. Les « sensations » produites manifestent les fonctions de l'organisme corrélées aux principes de la vie et constituent en même temps, les racines protéiformes pour l'organisation suivante de la psyché. Cette perspective justifie et explique pourquoi le processus psychothérapeutique doit commencer à partir de ce qui est corporel et continuer avec la détente.

L'approche Autogène, toutefois, connaît le corps à la phase du repos, l'instant « inertiel » dans la totalité du mouvement. Après une longue expérimentation, j'ai formulé et ajouté au Training Autogène du corps, un ensemble organique et systématique d'exercices corporels en mouvement (Body Feeling) pour compléter la connaissance du corps avec l'auto-perception, même dans le libre mouvement.

3) En accord avec le principe de non-interférence, le concept du Training Autogène qui considère la prospective du thérapeute comme « guide », je retiens que la psychothérapie de l'avenir doit valoriser l'intuition de J.H. Schultz de l'importance, dans le travail clinique, de l'expansion de conscience ainsi que de la recherche du « sens ». Le sens de la vie à partir de la perception du vécu biopsychique demande, pour être acquis, la connaissance du monde intérieur. Ce processus, à mon avis, se réalise à travers l'éducation de l'activation de la fonction « perceptive » qui permet de saisir la vie et l'existence dans l'immédiat de sa manifestation. L' « émotion » comme sens primitif et spontané de la vie et la « sensation » comme sens intérieur maîtrisé sont les points psychophysiologiques de départ par lequel commence le processus pour la recherche du « sens » de la vie dans l'individu. Le parcours intrapsychique : Evénement - SENSATION - (EMOTION) - CONSCIENCE - ELABORATION – PENSEE, est le pilier du processus.
Saisir le sens de la vie à partir de sa propre conscience est une révolution par rapport au sens commun puisque cela permet de réaliser une action consciente adéquate au contexte de la réalité dans laquelle on vit et qui est conforme à sa réelle existence.

4) En outre, la psychothérapie du sens doit aller au-delà de la technique de l'interprétation qui saisit le sens à partir de l'extérieur du patient. J'ai formulé la méthode de l'Elaboration Analytique-Créative pour aller au-delà de l'interprétation qui est une modalité à travers laquelle on définit le sens du matériel clinique à partir de la théorie du thérapeute détachée du patient.
L'élaboration A-C, en revanche, est un processus grâce auquel le patient apprend à donner un sens au matériel produit par lui-même grâce à la conduction du thérapeute. Le patient capable de donner un sens à la vie devient créatif étant donné qu'il effectue une action sensée conforme à ses valeurs existentielles selon les principes de la vie. Le sens avec l'élaboration A-C ressort de l'intériorité du patient comme de la chaleur qui se dégage par combustion spontanée.
La différente approche pour donner un sens au vécu a des importantes répercussions dans la gestion du rapport thérapeutique, dans le transfert, dans le contre-transfert et autre.

CONCLUSION

La Psychothérapie de l'avenir doit être adéquate pour la recherche de la santé de l'homme contemporain. Elle doit effectuer le grand changement de moyen pour le traitement de la pathologie, à la possibilité pour développer les capacités créatives, mais potentielles, de l'esprit afin de rendre le patient capable de construire sa propre « santé »par soi même. Pour réaliser ce travail, je me suis basé sur les intuitions de J.H. Schultz et de M. Liebl et je les ai développées en une nouvelle forme théorique et pratique. Les fondements de cette approche sont :

1) Le corps doit être activé et connu avant tout étant donné que les principes de la vie sont innés.
2) L'ensemble corps-psyché-culture est la base de la personnalité.
3) La recherche du « sens » intérieur de la vie est un facteur essentiel de la psychothérapie.
4) Il faut pratiquer la méthode de l'élaboration A-C au lieu de la technique de l'interprétation.

BIBLIOGRAPHIE

Grimaldi C. (2002), *La Psicoterapia Autogena nella dimensione del sentire*, L'Orecchio di Van Gogh, Chiaravalle.

Hellenberger H.F. (1991), *La scoperta dell'inconscio*, Boringhieri, Torino.

Horney K. (1981), *Nevrosi e sviluppo della personalità*, Astrolabio, Roma.

Jung C.G. (1979), *Questioni di Psicoterapia*, Boringhieri, Torino.

Schultz J.H. (2001), *La Psicoterapia Bionomica*, Masson, Milano.

LA RELAXATION, THÉRAPIE DE L'AVENIR PARCE QUE THÉRAPIE PAR L'*AD-VENIR*

Gérard Thouraille
Kinésithérapeute, psychothérapeute de relaxation, sophrologue
Toulouse

Résumé :
Quelle que soit la méthode, le processus de relaxation consiste en un *lâcher-prise*. Le sujet s'y réapproprie conjointement son vécu corporel et son vécu temporel. Il éprouve sa durée intime et perçoit l'avenir sur un mode décrispé. Il ne s'agit pas de l'avenir des préoccupations soucieuses mais de l'avenir immédiat vécu ici maintenant. Se relaxer c'est *laisser advenir…* Cette passivité productive contrevient largement à l'utilitarisme croissant de notre monde et à sa pensée opératoire. La relaxation aura-t-elle une place dans le futur tel qu'il se construit ? Oui, répond l'exposé, car l'être humain aura besoin de se ressourcer dans une situation de *non agir* et de *laisser advenir*.

Mots-Clés : Flux temporel, durée intime, laisser advenir, subversion.

On peut entendre et lire l'intitulé de notre congrès de deux manières. Première lecture : il s'agit de la place des pratiques de relaxation dans l'avenir tel qu'il semble se dessiner. Seconde lecture, plus inattendue mais peut-être plus littérale : il s'agit du rapport foncier que la relaxation entretient avec l'avenir via le vécu temporel du sujet et donc sa perception de l'avenir. Ces deux lectures me paraissent liées. Si la relaxation est une psychothérapie d'avenir, n'est-ce pas justement parce qu'elle est aussi une thérapie de la relation intime au temps et, donc, à l'avenir ? Aussi bien cet exposé se propose-t-il d'articuler ces deux aspects ou, plutôt, de réfléchir sur leur articulation. Il veut en fait penser la place de la relaxation dans l'avenir en pensant d'abord *la place de l'avenir dans la relaxation*.

On considère les techniques de relaxation (j'emploie le mot « technique » au sens de la *technè* grecque : l'élaboration libre d'un ouvrage dont on ne peut savoir au début ce qu'il sera à la fin) comme des méthodes à médiation corporelle. Elles sont tout autant *à médiation temporelle*. La réduction au corps propre qu'elles déploient se double d'une réduction au temps propre. Le sujet est engagé dans une aventure qui modifie l'état de sa conscience et le niveau de sa vigilance. Pour lui le corps n'est plus un véhicule utilitaire, un support pour autre chose. Il vaut par lui-même et pour lui-même, étendu là, glorieux dans sa simple présence, masse pesante et chair qui vit, image, territoire mis en mots et lieu de métamorphoses. Cette simplification existentielle passe par une réduction au *temps propre*. Le temps vécu n'est plus tout à fait, plus exactement, plus du tout celui des horloges. La temporalité pressée du *faire* et des *affaires*, ce temps qu'on gagne ou qu'on perd, qu'on meuble ou qu'on tue, mais qui n'intéresse pas par lui-même, cette massive succession d'heures, de jours, de mois, d'années, ce temps avec un grand **T** qui surplombe, écrase et s'impose sous la forme d'une incessante course, cette temporalité-là fait place à ce que H. Bergson appelait la « durée pure ». Reprenant les termes d'une chanson jadis célèbre, je dirai qu'en relaxation « le temps dure longtemps ». Le *lâcher-prise* cher à Kammerer renvoie à une expérience intense de réappropriation du corps et du temps.

Et l'avenir, demanderez-vous ? Car la réduction au temps vécu est une réduction au présent. La médiation temporelle est une *immédiation* temporelle. En se recentrant sur son ici-maintenant le relaxant se soustrait largement aux anticipations soucieuses et à l'émiettement d'un mental happé par le futur. Mettons toutefois un bémol. Comme le souligne Yves Ranty, certains patients ont besoin de tensions musculaires et d'un certain degré de tension mentale... Néanmoins et globalement l'expérience de relaxation opère un retour à l'immédiateté de la perception. Mais cette immédiateté n'exclut pas l'avenir. Bien au contraire. Seulement il ne s'agit pas de l'avenir convulsé, amaigri, de la préoccupation soucieuse. Et, d'abord, démythifions la notion d'avenir. Saisissons bien toute sa densité... Classiquement on représente le temps comme une linéarité strictement décomposable en passé, présent et avenir. Les choses sont moins simples (moins simplistes). Cette représentation est valide pour le temps quantifié de la science, le temps physico-mathématique, pure fonctionnalité rendant possibles des mesures et des réalisations. Le temps du sujet vivant, de sa conscience intime et de son *être au monde,* procède différemment. Même si l'examen distingue nécessairement un passé, un présent et un avenir, des expériences comme celles de la relaxation ou de l'analyse montrent que ces catégories s'interpénètrent volontiers. *L'avenir loge aussi au cœur du présent*. L'instant présent, réfléchissons-y, a un pied dans le passé et un pied dans l'avenir. En découvrant l'immédiateté, le relaxant découvre également et l'immédiatement passé et l'immédiatement à venir. Cette bouffée de durée pure, cette instantanéité, ouvre conjointement vers le passé tout juste passé et vers l'avenir immédiat. Husserl, l'initiateur de la phénoménologie, nous a fait voir l'instant présent comme une synthèse de ce qui vient d'arriver et de ce qui va venir. Cet avenir-là est celui du sujet concret, en situation, en existence. L'expérience de relaxation consiste en un élargissement du sujet aux dimensions de *sa pleine présence* : à la plénitude d'un existant pénétré par son corps qui vit, par son temps qui dure, par sa psyché qui affleure, par les paroles d'un autre qui viennent par le silence qui les enrobe, par l'écho intime qui les irise... Illustrons le propos. Allongé, immobile et silencieux, me voilà relaxant en séance de relaxation, puissamment plongé dans une profonde détente, conscient et replié sur un niveau mésovigile. Il y a des mots et une voix qui les portent. Mon cœur bat et bat. Ma respiration se fait et se refait sans cesse comme la mer. Des idées, des images, des émois passent dans mon champ de conscience. Arrêtons-nous sur une de ces formations mentales, qu'il s'agisse d'une scène, d'un lieu, d'un son, d'un visage, d'un souvenir agréable ou d'un souvenir terrible. Cette formation est un phantasme au sens originel, *phantasma* signifiant étymologiquement « ce qui apparaît » (ici dans le champ mental). Et posons-nous la question suivante : ce phantasme, cette formation, relève-t-il du présent, du passé ou de l'avenir ? Assurément du présent puisqu'il s'impose à moi avec la force et l'évidence de l'ici-maintenant. Il relève aussi du passé car il s'agit généralement d'une forme déjà connue, d'une situation déjà vécue, d'un affect déjà éprouvé et aimanté par le transfert. Mais ce *phantasma* relève également de l'avenir car il s'installe, même brièvement, en moi. Il dure pendant un temps variable. Il occupe mon immédiatement futur. il me bouscule et je dois transiger avec lui. Il peut même s'incruster. De plus, après la séance, il logera dans ma mémoire et je pourrai le mettre en mots, le décrire, le relater. Au total cette donnée immédiate de mon vécu concerne à la fois le passé, le présent et l'avenir.

Avec la relaxation à inductions variables cette interpénétration apparaît nettement. Construite sur quelques sobres paroles, sur de très longs silences et sur un bref toucher, cette relaxation psychothérapique a pour *pendant statutaire,* peut-on dire, le « dit du corps » (F. Reverchon). Pour chaque relaxant il s'agit de relater après la séance ce qu'il a vécu pendant la relaxation. Autrement dit, au moment même où elle se déroule, l'expérience est à la fois un vécu actuel et un *à dire*, plus tard, dans l'après-coup. Et elle pourra faire l'objet d'une élaboration psychique dispensatrice de sens. Cette donation de sens pourra modifier la perception que le sujet a des choses, influencer sa vie et retentir sur son avenir propre. N'en est-il pas ainsi en analyse ? Les fragments psychiques qui émergent au long de la cure concernent le passé mais aussi l'avenir. Comme l'avançait J. Lacan, *il y a passé parce que le sujet a un avenir*. Certes l'interprétation analytique remonte vers le passé mais elle ouvre tout autant vers l'avenir. Au fameux *point de capiton*, cher à Lacan, lorsque le symptôme devient intelligent, lorsque le sujet entrevoit un réseau signifiant qui va jusqu'à l'enfance, c'est une élucidation (une élaboration) présente qui donne sens au passé. Le passé devenu signifiant donne alors sens à la situation actuelle et ce même sens va éclairer, éclaircir, l'avenir du sujet. Il s'agit moins de faire surgir les causes du symptôme à la manière d'un trésor caché que de construire un avenir dans le cadre d'une relation interhumaine... J'ai évoqué la relaxation à inductions variables. Mais, explicitement ou implicitement, toute relaxation est psychothérapique. Dans à peu près toutes les méthodes, les relaxants expriment leur ressenti après les séances. En sophrologie par exemple, on parle de phéno-description. Lors de ces « *dire après coup* », des relations nouvelles, des significations neuves, des sens inattendus peuvent venir. Il y a *irruption du possible* (M. Sapir).

Au total le processus de relaxation consiste à accueillir ce qui vient. La passivité productive prônée par Schultz, notre maître à tous, accueille les mots, les sensations, les formations mentales, les métamorphoses psychocorporelles et aussi les sens neufs qui apparaissent. Ce *laisser-advenir,* ce *laisser- venir ce qui est,* procède d'une adhésion au flux temporel et à sa dimension d'avenir décrispé. Il s'agit-là d'une puissante thérapie des troubles de la temporalité déficiente, déviée, dévoyée. Il s'agit d'une thérapie du TEMPS par le temps, par la durée intime. Il s'agit d'une thérapie de l'AVENIR (celui des tâches, des buts, des soucis) par l'avenir : ou plutôt par *l'ad-venir* (d'où le titre de cette intervention). L*'ad-venir* est alors le lieu d'une réalisation personnelle. En écho à la maxime un peu énigmatique de Freud (« Là où ça est, je dois advenir »), je risquerai une autre formule *: là où ça advient, je peux être.*

Appuyons-nous sur ce qui vient d'être esquissé et venons-en maintenant à la place de la relaxation dans le futur c'est-à-dire à l'autre acception du mot « avenir ». La question me semble être la suivante : l'expérience de relaxation fondée sur un retour à la simple présence et dont l'*ad-venir* est un aspect essentiel a-t-elle sa place dans l'avenir des hommes tel qu'il se présente et tel qu'il se précise ? Avant de tenter une réponse, soulignons un point capital : la relaxation est une expérience du singulier. En séance c'est la singularité propre du sujet qui est à l'œuvre. À la fois existant confronté à l'être et au monde (*Dasein,* aurait dit Heidegger) et à la fois psyché personnelle avec son histoire, ses références, ses symboles, l'individu est singulier de toute éternité. C'est avec, par et pour cette singularité que nos pratiques induisent leurs changements. Aussi, chers amis, pas de langue de bois. Pas de complaisance. Un monde qui célèbre comme le *nec plus ultra* de notre condition la loi du marché, la compétition au couteau et la performance à tout prix, se moque comme d'une guigne des vécus de relaxation. Il se moque de ce qu'il y a d'humain dans l'homme : sa corporéité, sa relation au temps, son rapport à l'autre, l'architecture de sa psyché (toutes choses avec lesquelles nos méthodes sont en phase). Le *laisser-advenir* contrevient frontalement au « on » de notre époque. Le « on » est une notion introduite par M. Heidegger, philosophe de l'être et du temps, pour désigner l'ensemble anonyme et impersonnel des idées reçues, des vérités dominantes jamais mises en question, des représentations et des fonctionnements en vigueur à une époque donnée. Aujourd'hui le « on » c'est la pensée opératoire multiforme, l'idolâtrie de la quantité et la dictature du résultat. Le « on » s'incruste dans les têtes, il occupe l'espace propre du sujet. Face à cet état et à cette évolution nos approches véhiculent une charge subversive. Il est subversif aujourd'hui de se placer en situation de *non- agir*, d'y accueillir ses sensations et les paysages de son mental. Il est subversif de rejoindre le lieu de son être. Il est subversif de *laisser-advenir* —qu'il s'agisse de training autogène avec sa puissance idéative, de sophrologie avec ses vécus au bord du sommeil, de relaxation à inductions variables avec ses affects intenses... L'expérience de relaxation est subversive et, très probablement, elle le sera davantage demain.

Y aura-t-il encore de la place pour elle ? Rien n'est moins sûr. Ne voyez aucun pessimisme dans ce propos mais seulement de la lucidité. Le pessimisme est une attitude facile. Rappelons-nous la sentence de Charles Péguy : « Le pessimiste est un imbécile malheureux » (Charles Péguy qui ajoutait aussitôt « et l'optimiste est un imbécile heureux »). À distance de ces deux attitudes je pense que la relaxation perdurera dans un monde de plus en plus oublieux du sujet (paradoxalement à cause de cet oubli même). Des personnes nombreuses auront besoin de contracter les grands rouages, les grands invariants, de notre condition. Elles auront besoin de se glisser dans leur corps entier, de palper la chair du temps et de se couler dans l'*ad-venir*. Mais ne soyons pas dupes. La demande et l'usage de relaxation signeront une grande vacuité ambiante, un vaste déficit de sens... Je viens de parler au futur. Peut-être devrais-je employer le conditionnel car rien n'est jamais sûr. Qui sait ? L'humanité ira peut-être vers des horizons plus clairs. La relaxation y aurait alors et très naturellement toute sa place.

TABLE RONDE :

QUEL AVENIR POUR LA RELAXATION PSYCHOTHERAPIQUE ?

LA RELAXATION DANS LE MONDE

LES ANALOGIES AVEC LE FOLKLORE DES PREMIERES EXPERIENCES DE TRAINING AUTOGENE

Johanna Hegyi
Psychothérapeute de training autogène
Cluj-Napoca – Romania

Résumé :

a. Les sensations corporelles survenues pendant les premières expériences de relaxation se rapportant à la transformation et au changement de dimension du corps.
b. Analogies de l'inconscient et du conscient collectif.
c. Bibliographie

Mots-clés : sensations corporelles, anthropologie, training autogène, analogies avec le folklore.

Ma présentation est une étude anthropologique qui part d'un matériel psychothérapeutique rassemblé pendant de nombreuses années en utilisant la psychothérapie de la relaxation, du training autogène.

a. Les sensations corporelles survenues pendant les premières expériences de relaxation pouvant se référer à une métamorphose ou à un changement de dimensions du corps entier.

Au début des séances de training autogène peuvent apparaître des sensations intérieures qui ne font pas appel à la relaxation, à la pesanteur ou à la chaleur, mais à d'autres sensations corporelles particulières. Ces expériences se rapportent au changement des dimensions du corps, du temps et de l'espace, aux effets de lumière, au mouvement du corps entier ou encore à des expériences animistes.
J'ai étudié les comptes-rendus de cent personnes qui ont pris part au training autogène et ont vécu les expériences de la relaxation, de la pesanteur et de la chaleur. J'ai sélectionné parmi un total de 700 comptes-rendus de relaxation ces expériences du retour vers l'intérieur de soi-même. Du point de vue de l'âge et de la profession, ce groupe était composé de lycéens (âgés de seize à dix-huit ans), d'étudiants (de vingt à vingt-trois ans), d'enseignants et de psychologues, ainsi que d'autres personnes âgées de trente à cinquante-cinq ans.

J'ai appelé cette expérience « expérience du changement de dimensions ». Ce sont les premières expériences des comportements tournés vers le soi. Dans la littérature spécialisée, on trouve un tas d'exemples relatifs au changement du vécu du corps. J'ai sélectionné les changements observés le plus fréquemment lors des exercices de relaxation, après l'apparition de l'état autogène, et qui, en général, font partie de l'expérience méditative, c'est-à-dire du plus haut niveau.

Changement de l'espace et du temps, changement des dimensions du corps entier : " Comme si je n'y étais pas... je suis tombé hors du temps et de l'espace..., comme si je flottais dans l'air..., je suis arrivé quelque part en bas..., je ressentais l'unité..., je voyais tout de l'extérieur comme si je regardais la télé..., je suis un point fixe..., comme si j'étais un point..., je suis une unité compacte, unitaire..., j'ai senti du vide, je ne sentais plus mon corps, comme s'il n'existait pas..., je ne ressentais plus les limites de mon corps..., j'ai perdu le fil..."

Mouvements relatifs au corps entier : " J'ai senti une douleur aiguë..., je suis sorti de mon corps par l'épaule, comme si j'étais dissocié de moi-même, et j'ai senti une sorte d'existence sans poids, sans pensées..., je tournais en rond dans un vide immense et silencieux..., les parties de mon corps me sont devenues étranges..., comme si je me levais à plusieurs reprises de ma chaise..., je m'écroule de la chaise..., comme si j'étais en train de fondre..., j'ai commencé à tourner, je ressentais un tangage agréable, je tournais en spirale..., j'ai senti des vagues..., j'ai senti un tournoiement, une ascension en spirale..., je me suis envolé..., j'ai culbuté..., je m'enfonçais de plus en plus bas..., mon corps bougeait comme un pendule..., je me suis divisé en deux..., comme si je m'asseyais sur mes propres genoux..., ma tête s'est défait de mon corps et j'avais l'impression de me regarder de l'extérieur..., comme si je tombais dans le noir..., je me suis enfoncé dans la terre..."

Effets de lumière : "Comme si un éclair était arrivé d'un seul coup dans mon oreille."

Expériences de l'animisme : "La chaise tourne avec moi..., la chaleur m'entoure..., j'ai peur que le lit ne me tienne pas..., la chaise s'écroule sous mon poids..."

A part les indications introductives, je ne donne aucune indication spéciale au cours du training autogène. De plus, ces dernières années je donne de moins en moins d'indications au début du training.

Après avoir fait l'exercice pendulaire, j'attire l'attention sur l'importance de se sentir à l'aise : "Fermes tes yeux et suis ce qui se passera dans ton corps au moment des inductions." Je prononce brièvement mais de manière accentuée l'introduction, car formuler celle-ci d'une manière plus détaillée

peut être une source de confusion lors de ces premiers exercices et expériences. Plus les pensées sont nombreuses, plus les patients auront des difficultés à s'en libérer.
Mon but n'est pas de faire apparaître ces expériences, je ne donne aucune consigne les concernant, mais elles apparaissent quand même. Elles transmettent de manière transposée l'histoire de la psyché et celle de la vie corporelle.
Une vue élargie sur l'histoire de la civilisation facilite l'ouverture de soi, pourvu que cette perspective ne soit pas source d'une angoisse encore plus profonde. Mes lectures d'anthropologie culturelle, mon intérêt pour le folklore et ma pratique dans ce domaine, Mircea Eliade ainsi que l'œuvre de l'ethnologue Lizett Kabay de Cluj, m'ont aidée à découvrir que toutes ces expériences intérieures ont leurs racines dans l'expression linguistique et formelle du chamanisme. Je me suis rendu compte que les expériences étranges qui surviennent durant les premiers trainings autogènes sont les manifestations de l'état intérieur, où les rapports à l'espace et au temps changent, où des lumières apparaissent, et où se forment des associations faisant allusion à l'animisme.
On peut considérer que ces manifestations sont des entrées dans le monde de la conscience modifiée. Comme une porte qui s'ouvre sur la vie intérieure.

b. Analogies de l'inconscient et du conscient collectif

Symboles de transformation : Selon Lizett Kabay, la transformation est l'expression de notre histoire culturelle.
Différentes formes de transformations telles qu'elles apparaissent dans les œuvres et les créations folkloriques : Motifs qui renvoient à l'expérience de l'unité, apparitions d'ombres et de lumières :
Figures 1 et 2.

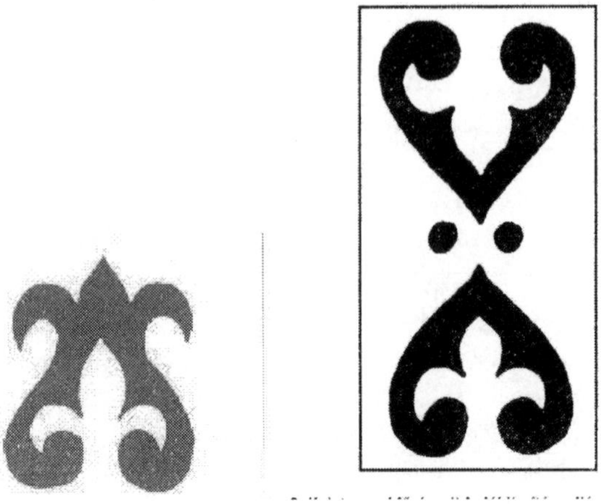

Fig. 1 : Lumière et ombre (Transsylvania)

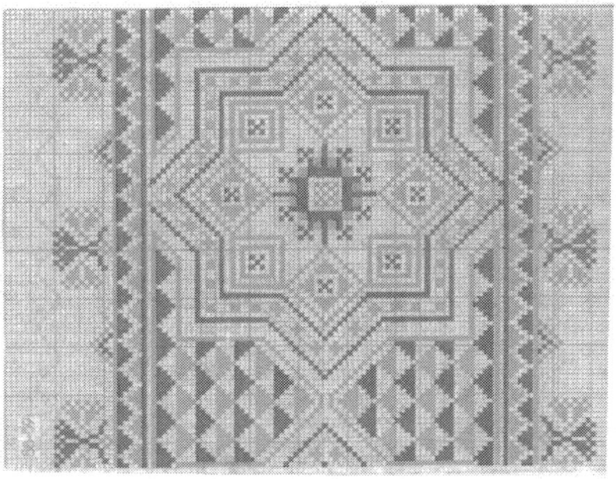

Fig. 2 : Lumière et ombre (broderie folklorique) presenté avec ligne double, Transsylvania

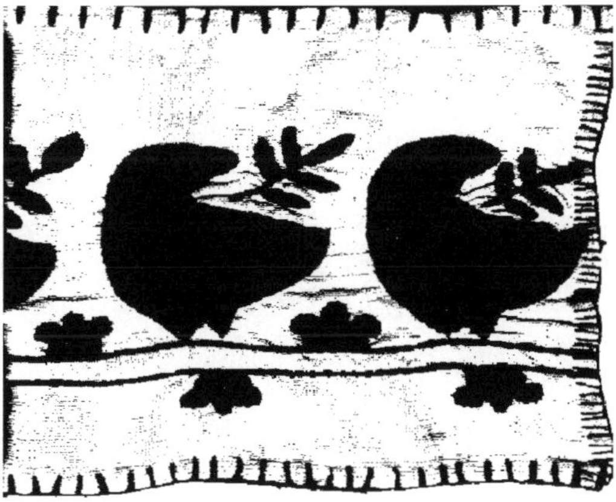

Fig. 3 : Broderie provenant du village de Szék en Transsylvanie

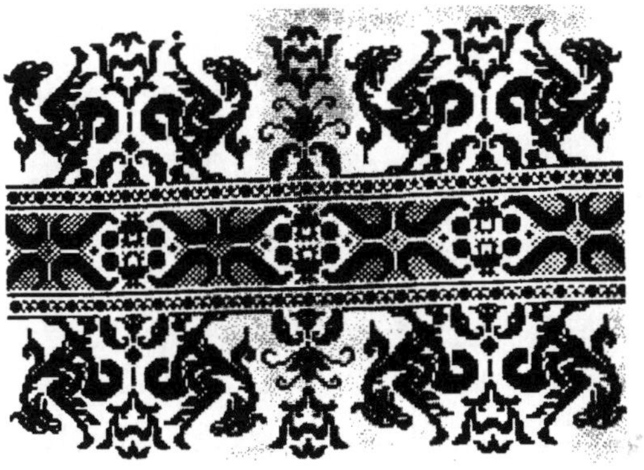

Fig. 4 : Broderies provenant de la région de Felső-Maros
en Transsylvanie

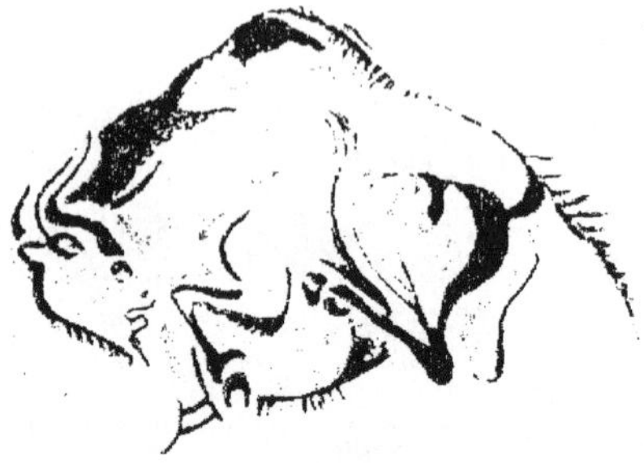

Fig. 5 : La présentation de la transformation (Lascaux)

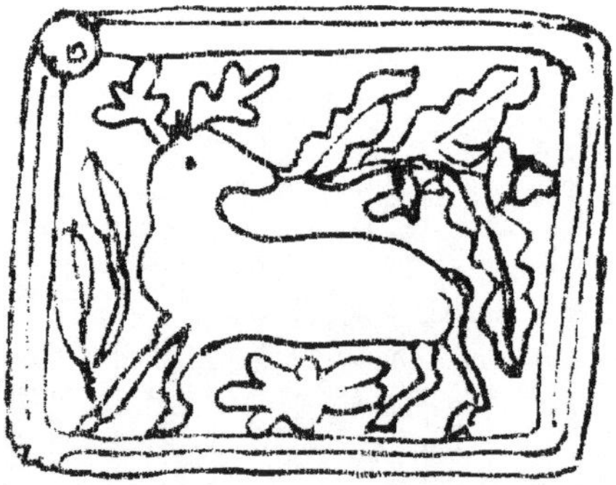

Fig. 6 : Carreau de cheminée (Transsylvania)

Les différents motifs de points utilisés en broderie : un point travaillé dans le droit fil, on fait un point en arrière. En point de chaînette, on fait un point en arrière. En points croisés, les motifs sont créés par les points arrière. En tricotage : une maille à l'endroit, une à l'envers et on tourne à la ligne.
Motifs qui renvoient à des signaux lumineux, à l'éclair :

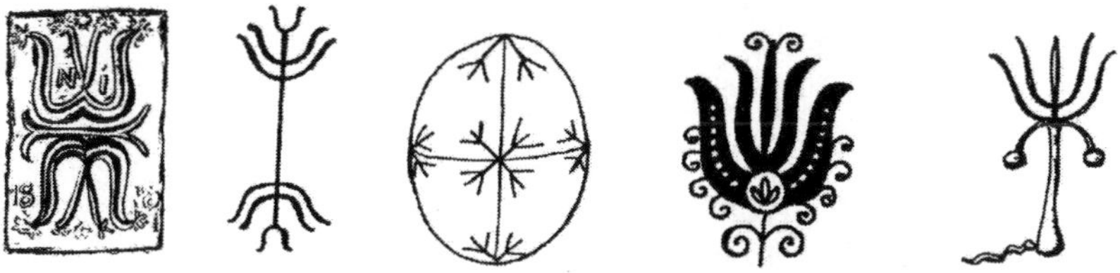

Fig. 7 : La foudre, la fourchette, correspondent avec la tulipe, représentation de la lumière ; Carreau de cheminée, foudre au-dessus de la maison, œuf, broderie rustique (Transsylvania), un motif de la foudre summer avec serpent.

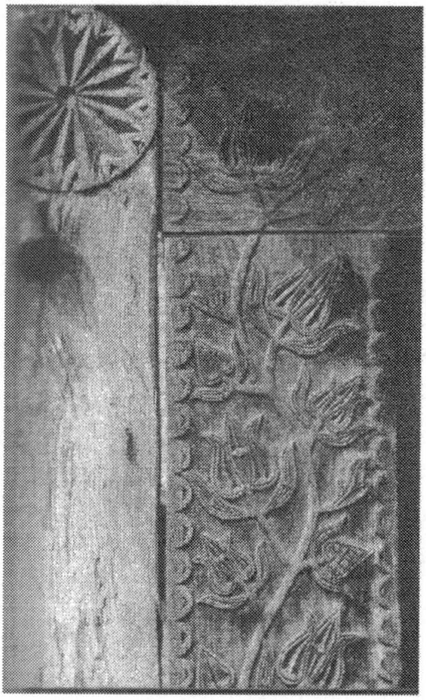

Fig. 8 : La foudre, la fourchette correspondent avec la tulipe (Transsylvania)

La rotation est le symbole de la transformation magique qui est réprésentée par plusieurs formes.
Motifs qui renvoient au tournoiement (rotation) : broderies à points croisés provenant de la région de Felső-Maros, motif (Marosvécs).

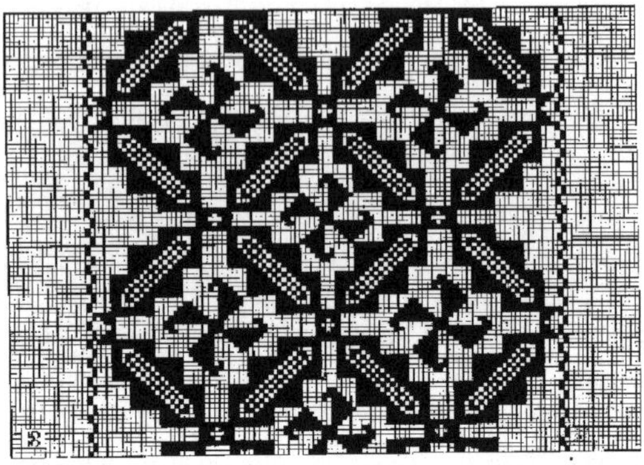

Fig. 9 : La rotation (tissu folklorique) Transsylvania.
Broderies à points croisés provenant de la région de Felső-Maros, motif (Marosvécs).

Le tournoiement (la rotation) est depuis les temps préhistoriques le principal outil de la magie. Le tourbillon engendré par le tournoiement est l'expression d'un processus de transformation. En hongrois, le mot *"forgás"* (tournoiement) a donné naissance à plusieurs expressions renvoyant aux transformations (for*dul,* for*gat, fel*for*gat, ki*for*dul magából, jóra/rosszra* for*dul*), dont le radical est *« for »* – et ce radical lie ces expressions à leurs correspondants du latin : *foramentum, forma, formula, fortuna* (en français, formation, forme, formule, fortune).
Le tournoiement, la pirouette autour de soi-même peuvent signifier la naissance d'un état de conscience modifiée (voir le tournoiement des derviches). Ferenc Vámos, dans son œuvre intitulée *Le Cosmos dans les contes hongrois,* dit : "Si l'on fait tourner un rayon de lumière en rond, toutes les forces du ciel et de la terre, du jour et de la nuit se cristallisent." Si l'on en croit ses mots, le tournoiement n'est autre que l'ordre divin qui régit l'univers.

kiterjedően is.

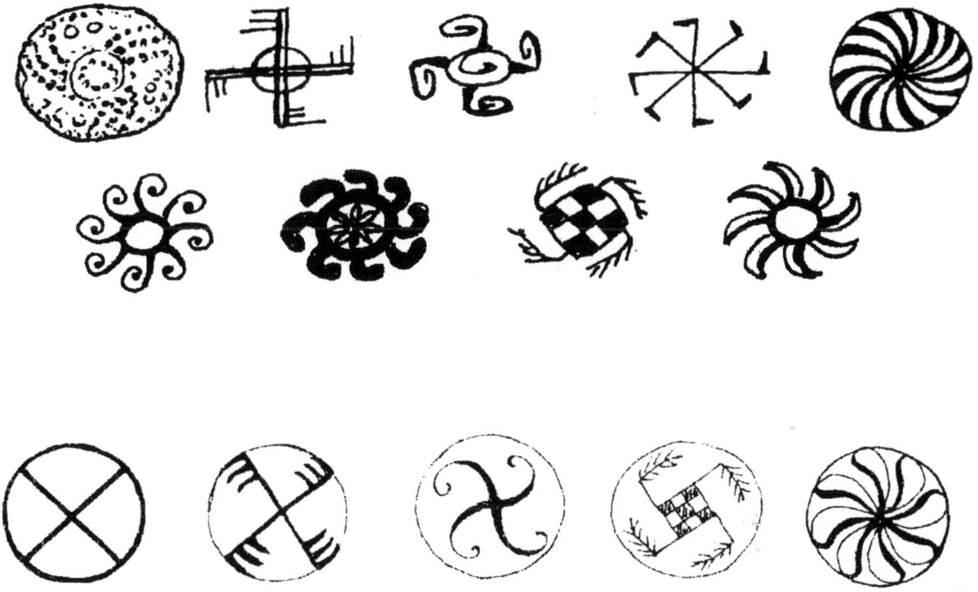

Fig. 10 : La présentation de la rotation

A travers cette préoccupation nous apportons les informations du monde intérieur. Ainsi on perd le sens initial des sensations. Ainsi on perd aussi l'énergie dont peut bénéficier celui qui vit.

Bibliographie

1. Mircea Eliade: *A samanizmus, Az eksztázis ősi technikái,* Osiris Kiadó, Budapes, 2002,
2. Kabay Lizette: *A szelet vető táltos*, Főnix könyvek, Debrecen, 2001,
3. Kabay lizette: *A táltos színeváltozása*, Mentor Kiadó, Marosvásárhely, 2005,
4. Kabay Lizette: *Júlia szép leány halála*, Mentor Kiadó, Marosvásárhely, 2002,
5. Kútvölgyi Mihály: *Virágok vetélkedése*, Európa Könyvkiadó, 1981,
6. Palkó Attila, Portik Irén, Zsigmond József: *Felső-Maros vidéki varrottasok*. Kritérion Kiadó, 1985,
7. Ranty Yves, *Le corps en psychothérapie de relaxation*, L´Harmattan, Paris, 2001.

BIOFEEDBACK TRAINING TO INCREASE HEART RATE VARIABILITY : HOW IT STABILIZES AUTONOMIC REACTIVITY AND TREATS DISEASE ?

Paul Lehrer, PhD
UMDNJ – Robert Wood Johnson Medical School
Piscataway, NJ, USA

Voluntary control of heart rate variability may be an important contribution to treating a number of physical and emotional illnesses. It is the most powerful new method I have come across in my 30 years of research on psychological interventions. Heart rate variability reflects both adaptability and autonomic balance. Higher frequencies reflect vagus nerve activity, as reflected in respiratory sinus arrhythmia ; lower frequencies reflect sympathetic or combined sympathetic and vagal function (1). Oscillations, in general, reflect the operation of control systems. The amplitude and complexity of oscillations in heart rate reflect the quantity and strength of various homeostatic reflexes (2). High heart rate variability is associated with health (freedom from cardiovascular, emotional, inflammatory, infectious disease), youth, aerobic fitness, being female and premenopausal, and relaxation (1).

During fear or panic, heart rate rises, and heart rate variability disappears, particularly in the higher frequency ranges. During relaxation, high-frequency heart rate variability, reflecting respiratory sinus arrhythmia, decreases and heart rate declines, along with, among asthma patients, an acute vagally-mediated decline in pulmonary function (3).

Lower-frequency activity reflects baroreflex activity. The baroreflexes control blood pressure by altering heart rate and vascular tone: dilating the blood vessels and slowing heart rate when blood pressure rises, and the opposite when it falls. The baroreflex system can be modeled as a two closed-loop system, with the heart rate baroreflex closed loop operating at frequencies between 0.05-0.15 Hz and the vascular tone baroreflex system operating at frequencies between 0.005-0.05 Hz.(4).

Characteristics of the heart rate baroreflex closed loop produce resonance characteristics at about 0.1 Hz, varying among individuals between ~.075 - .11 Hz (4). Taller people have lower resonance frequencies, and men have lower resonance frequencies than women (5). The resonance frequency appears to reflect blood volume. While changes in blood pressure trigger immediate changes in heart rate, the effect of heart rate changes on blood pressure is delayed by about 5 seconds, thus causing resonance at about 0.1 Hz (i.e., an average of 10 second waves --- 5 seconds up and 5 seconds down). The exact frequency depends on blood volume; the delay is caused by inertia and by plasticity of the blood vessels.

When people breathe at the resonance frequency, two phase co-occurrences cause very high-amplitude resonance frequency oscillations in heart rate. Heart rate and blood pressure oscillate 180 degrees out of phase at this frequency (and only at this frequency), while heart rate and breathing are in phase (0 degree, phase relationship) (4). The high amplitude oscillations in heart rate are thus caused by stimulation of the baroreflex by respiratory sinus arrhythmia, and effect that is magnified by resonance characteristics of the cardiovascular system at the resonance frequency. Because of the zero degree phase relationship between respiration and heart rate when breathing at resonance frequency (6), gas exchange efficiency is improved at this time as well (7, 8). Yogis breathe at about this rate; they and others performing paced breathing can better tolerate altitude and show a reduced hypoxic ventilatory response, with greater resistance to hyperventilation (9-11).

We have found that stimulation of baroreflex activity occurs during heart rate variability of biofeedback. During biofeedback, people find and breathe at their resonance frequency, causing acute high heart rate oscillations, and large increases in baroreflex gain (4, 12). Additionally, regular practice of heart rate variability biofeedback causes *chronic* increases in baroreflex gain (12), as well as increases in total heart rate variability.

Learning to perform heart rate variability biofeedback usually takes about 4 hours of training. Instruments for home practice are available for between $200-300, and some patients can utilize the technique using paced breathing, once they have found their resonance frequency. Resonance frequency can be determined by paced breathing at various respiration rates between 4.5 – 6.5 breaths per minute, and finding the respiration rate that yields the highest low-frequency peak for normal heart beats within a period of about 2 minutes (13). This rate is the resonance frequency. Patients then can pace their breathing using a clock or wristwatch.

Research on asthma (14, 15), including a large controlled trial (16), show that three months'practice of heart rate variability biofeedback allows a decrease in consumption of controller medication, along with improvements in pulmonary function, fewer asthma exacerbations, and decreases in asthma symptoms. Smaller or uncontrolled trials have found improvements in fibromyalgia (17), major depression (18), emphysema (19), attention deficit hyperactivity disorder (20), recurrent abdominal pain (21), and high blood pressure (22).

1. Berntson GG, Bigger J.T., Eckberg D.L., Grossman P., Kaufman P.G., Malik M., Nagaraja H.N., Porges S.W., Saul J.P., Stone P.H., van der Molen M.W., Heart rate variability : Origins, methods, and interpretive caveats. Psychophysiology, 1997, 34 : 623-48.

2. Giardino N, Lehrer PM & Feldman J. : The Role of Oscillations in Self-Regulation : Their Contribution to Homeostasis. In Kenney D, McGuigan, F.J. editor. Stress and health: Research and clinical applications. Amsterdam : Harwood, 2000, p. 27-52.

3. Lehrer PM., Hochron S.M., Mayne T., Isenberg, S., Lasoski, A.M., Carlson, V., Gilchrist, J., & Porges, S., Relationship Between Changes in EMG and Respiratory Sinus Arrhythmia in a Study of Relaxation Therapy for Asthma. Applied Psychophysiology and Biofeedback, 1997, 22 : 183-91.

4. Vaschillo E, Lehrer, P., Rishe, N., Konstantinov, M., Heart Rate Variability Biofeedback as a Method for Assessing Baroreflex Function: A Preliminary Study of Resonance in the Cardiovascular System. Applied Psychophysiology and Biofeedback, 2002, 27 : 1-27.

5. Vaschillo E, Vaschillo B, Lehrer P. : Characteristics of resonance in heart rate variability stimulated by biofeedback. Journal of Applied Psychophysiology and Biofeedback, 2006, 39 : 129-42.

6. Vaschillo E, Vaschillo, B., & Lehrer, P. : Heartbeat synchronizes with respiratory rhythm only under specific circumstances. Chest, 2004, 126 : 1385-6.

7. Yasuma F, & Hayano, J. : Respiratory sinus arrhythmia: why does the heartbeat synchronize with respiratory rhythm? Chest, 2004, 125 : 683-90.

8. Bernardi L, Spadacini, G., Bellwon, J., Hajric, R., Roskamm, H., & Frey, A.W. : Influence of breathing frequency and pattern on oxygen saturation and exercise performance. Lancet, 1998, 351 : 1308-11.

9. Bernardi L, Gabutti, A., Porta, C., Spicuzza, L. : Slow breathing reduces chemoreflex response to hypoxia and hypercapnia, and increases baroreflex sensitivity. Journal of Hypertension, 2001, 19 : 2221-9.

10. Bernardi L, Passino, C., Spadacini, G., Bonfichi, M., Arcaini, L., Malcovati, L., Bandinelli, G., Schneider, A., Keyl, C., Feil, P., Greene, R.E., Bernasconi, C. : Reduced hypoxic ventilatory response with preserved blood oxygenation in yoga trainees and Himalayan Buddhist monks at altitude: evidence of a different adaptive strategy?. European Journal of Applied Physiology, 2007, 99 : 511-8.

11. L. Slgapcmnb. : Yoga and chemoreflex response to hypoxia and hypercapnia. Lancet, 2000, 356 (9240) :1495-6.

12. Lehrer P, Vaschillo, E., Vaschillo, B., Lu, S.E., Eckberg, D.L., Edelberg, R., Shih, W.J., Lin, Y., Kuusela, T.A., Tahvanainen, K.U.O., & Hamer, R. : Heart rate variability biofeedback increases baroreflex gain and peak expiratory flow. Psychosomatic Medicine, 2003, 65 : 796-805.

13. Lehrer P, Vaschillo, E., & Vaschillo, B. : Resonant frequency biofeedback training to increase cardiac variability: rationale and manual for training. Applied Psychophyisology and Biofeedback, 2000, 25 : 177-91.

14. Lehrer P, Smetankin A, Potapova. : Respiratory sinus arrhythmia biofeedback therapy for asthma: A report of 20 unmedicated pediatric cases using the Smetankin method. Applied Psychophysiology and Biofeedback 2000, 25 : 193-200.

15. Lehrer PM, Carr RE, Smetankine A, Vaschillo EG, Peper E, Porges S, Edelberg R, Hamer R, Hochron S. : Comparison of respiratory sinus arrhythmia and neck/trapezius emg biofeedback for asthma: a pilot study. Applied Psychophysiology and 1997, Biofeedback : 22, 95-109.

16. Lehrer P, Vaschillo E, Vaschillo B, Lu SE, Scardella A, Siddique M, Habib R. : Biofeedback treatment for asthma. Chest, 2004, 126 : 352-60.

17. Hassett AL, Radvanski, D.C., Vaschillo, E.G., Vaschillo, B., Sigal, L.H., Karavidas, M.K., Buyske, S., & Lehrer, P.M. : A pilot study of the efficacy of heart rate variability (hrv) biofeedback in patients with fibromyalgia syndrome. Applied Psychophysiology and Biofeedback, 2007, 32 : 1-10.

18. Karavidas MK, Lehrer, P.M., Vaschillo, E., Vaschillo, B., Marin, H., Buyske, S., Radvanski, D., & Hassett, A. (2007). : Preliminary results of an open label study of heart rate variability for the treatment of major depression. Applied Psychophysiology and Biofeedback, 32 : 19-30.

19. Giardino ND, Chan L, Borson S, : Biofeedback. Combined heart rate variability and pulse oximetry biofeedback for chronic obstructive pulmonary disease : preliminary findings. Applied Psychophysiology, 2004, 29 :121-33.

20. Eisenberg J, Ben-Daniel, N., Mei-Tal, G., Wertman, E. : An autonomic nervous system biofeedback modality for the treatment of attention deficit hyperactivity disorder--an open pilot study. Israel Journal of Psychiatry & Related Sciences, 2004, 45-53.

21. Humphreys PA, & Gevirtz, R.N. : Treatment of recurrent abdominal pain : components analysis of four treatment protocols. Journal of Pediatric Gastroenterology & Nutrition, 2000, 31 : 47-51.

22. McCraty R, Atkinson, M., & Tomasino, D, : Impact of a workplace stress reduction program on blood pressure and emotional health in hypertensive employees. The Journal of Complementary and Alternative Medicine, 2003, 9, 355-69.

L'ENTRAINEMENT PAR BIOFEEDBACK POUR AUGMENTER LA VARIABILITE DU RYTHME CARDIAQUE : COMMENT CELA STABILISE LA REACTIVITE DU SYSTEME NERVEUX AUTONOME ET TRAITE LA MALADIE ?

Paul Lehrer PhD
Professeur de Psychiatrie
UMDNJ - Robert Wood Johnson - Faculté de Médecine
Piscataway, NJ, Etats-Unis

Résumé :
Le Biofeedback training pour augmenter la variabilité du rythme cardiaque : comment stabilise t'il la réactivité autonome et comment traite t'il la maladie ?

Un nouveau développement dans la gestion du stress a été la variabilité du rythme cardiaque (HRV) et le biofeedback. HRV est lié à la santé, à la jeunesse, à la gymnastique et la liberté par rapport au stress chronique. Comme une mesure de fonctionnement sain de réflexes homéostatiques, il est souvent interprété comme une mesure d'adaptabilité. Les gens peuvent être formés pour augmenter HRV intensément en respirant lentement, à la fréquence sonore du système cardiovasculaire (d'habitude 0.1 Hz, ou six fois par minute). A cause de la fréquence cardiovasculaire et des caractéristiques de phase, la respiration à cette fréquence porte au maximum, l'amplitude HRV ; et au contraire, en essayant d'augmenter l'amplitude HRV, on force l'individu à respirer à sa fréquence sonore. La pratique régulière de HRV en biofeedback, produit une HRV en général plus grande, augmente l'activité du nerf vague et aussi du baroréflexe. Les études contrôlées ont constaté que cette méthode est cliniquement efficace dans le traitement de l'asthme, la douleur abdominale non expliquée chez les enfants et l'hypertension artérielle. Il est évident que c'est aussi efficace pour traiter la fibromyalgie, la dépression et l'anxiété et qu'il facilite la performance sportive. L'équipement pour exécuter HRV biofeedback est peu coûteux, largement disponible et facile à utiliser.

Mots-clés : HRV Biofeedback, stress, relaxation

Le contrôle volontaire de la variabilité du rythme cardiaque peut être une contribution importante au traitement d'un certain nombre de maladies physiques et émotionnelles. C'est la nouvelle méthode la plus puissante que j'ai rencontré par hasard pendant mes 30 ans de recherche sur des interventions psychologiques. La variabilité du rythme cardiaque reflète aussi bien l'adaptabilité, que l'équilibre du système nerveux autonome. Des fréquences plus hautes reflètent l'activité du nerf vague, comme elle est reflétée dans l'arythmie respiratoire sinusale ; des fréquences inférieures reflètent l'activité du nerf sympathique ou combinée avec celle du nerf vague (1). Les oscillations, en général, reflètent l'opération des systèmes de contrôle. L'amplitude et la complexité d'oscillations du rythme cardiaque reflètent la quantité et la force de réflexes homéostatiques divers (2). La haute variabilité du rythme cardiaque est associée à la santé (pas de maladie cardiovasculaire, émotionnelle, inflammatoire, infectieuse), la jeunesse, les aptitudes aérobiques, la pré-ménopause chez la femme et la relaxation (1).

Pendant la crainte ou la panique, le rythme cardiaque augmente et la variabilité du rythme cardiaque disparaît, particulièrement dans les gammes de fréquence plus hautes. Pendant la relaxation, la variabilité du rythme cardiaque de haute fréquence, reflétant l'arythmie sinusale respiratoire, diminue et le rythme cardiaque baisse, avec, parmi des patients asthmatiques, un pic aigu de l'activité du nerf vague de la fonction pulmonaire (3).

L'activité de basse fréquence reflète l'activité baroréflexe. Les baroréflexes contrôlent la pression artérielle en modifiant le rythme cardiaque et le tonus vasculaire : en dilatant les vaisseaux sanguins et en ralentissant le rythme cardiaque quand la pression artérielle augmente et le contraire quand elle chute. Le système baroréflexe peut être compris comme un système en double boucles fermées, avec la boucle fermée du rythme cardiaque baroréflexe fonctionnant aux fréquences entre 0.05-0.15 Hz et le système baroréflexe du tonus vasculaire fonctionnant aux fréquences entre 0.005-0.05 Hz. (4)

Les caractéristiques du système baroréflexe du rythme cardiaque en boucle fermée produisent des caractéristiques de résonance à environ 0.1 Hz, variant parmi les individus entre ~ .075 - .11 Hz (4). Les gens plus grands ont des fréquences de résonance inférieures et les hommes ont des fréquences de résonance inférieures à celles des femmes (5). La fréquence de résonance semble refléter le volume du sang. Tandis que les changements de la tension artérielle déclenchent des changements immédiats du rythme cardiaque, l'effet de changements du rythme cardiaque sur la tension est retardé de 5 secondes, causant ainsi la résonance à environ 0.1 Hz (c'est-à-dire, une moyenne de 10 ondes-secondes---5 secondes en haut et 5 secondes en bas). La fréquence exacte dépend du volume du sang; le retard est causé par l'inertie et par la plasticité des vaisseaux sanguins.

Quand les gens respirent à la fréquence de résonance, deux phases entraînent des oscillations de fréquence de résonance d'amplitude haute du rythme cardiaque. Le rythme cardiaque et la tension artérielle oscillent de 180 degrés déphasés à cette fréquence (et seulement à cette fréquence), tandis que le rythme cardiaque et la respiration sont en phase (0 degré S phase relationnelle) (4). Les oscillations de grande amplitude du rythme cardiaque sont ainsi causées par la stimulation du baroréflexe par l'arythmie respiratoire sinusale et l'effet qui est augmenté par les caractéristiques de résonance du système cardiovasculaire à la fréquence de résonance. À cause du rapport de phase de degré zéro entre la respiration et le rythme cardiaque en respirant à la fréquence de résonance (6), l'efficacité des échanges de gaz est améliorée en même temps aussi (7, 8). Les yogis respirent à ce taux ; eux et d'autres exécutant la respiration régulée peuvent mieux tolérer l'altitude et avoir une réponse à l'hypoxie réduite, avec une résistance plus grande à l'hyperventilation (9-11).
Nous avons constaté que la stimulation d'activité baroréflexe se produit pendant la variabilité du rythme cardiaque par le biofeedback. Pendant le biofeedback, les gens trouvent et respirent à leur fréquence de résonance, entraînant des pics aigus d'oscillations du rythme cardiaque et de grandes augmentations du gain du baroréflexe (4, 12). De plus, la pratique régulière de la variabilité du rythme cardiaque par le biofeedback entraîne des augmentations durables du gain du baroréflexe (12), ainsi que des augmentations de la variabilité totale du rythme cardiaque.

L'étude pour exécuter la variabilité du rythme cardiaque par le biofeedback prend d'habitude environ 4 heures de formation. Les instruments pour la pratique domestique sont disponibles pour entre $200-300 et quelques patients peuvent utiliser la technique avec la respiration régulée, une fois qu'ils ont trouvé leur fréquence de résonance. La fréquence de résonance peut être déterminée par la respiration régulée avec des rythmes respiratoires divers entre 4.5 - 6.5 souffles par minute et la découverte du rythme respiratoire qui produit le sommet de basse fréquence le plus haut pour des battements cardiaques normaux dans une période d'environ 2 minutes (13). Ce taux est la fréquence de résonance. Les patients peuvent alors réguler leur respiration en utilisant une horloge ou une montre-bracelet.

La recherche sur l'asthme (14, 15), comprenant une grande étude contrôlée (16), montre que trois mois de pratique de variabilité du rythme cardiaque par le biofeedback permettent une diminution de la consommation médicamenteuse, avec des améliorations de la fonction pulmonaire, des diminutions des crises d'asthme et des diminutions des symptômes d'asthme. Des études moins importantes ou non contrôlées ont montré des améliorations dans la fibromyalgie (17), la dépression majeure (18), l'emphysème (19), le trouble d'hyperactivité et de déficit d'attention (20), la douleur abdominale récurrente (21) et l'hypertension (22).

1. Berntson GG, Bigger J.T., Eckberg D.L., Grossman P., Kaufman P.G., Malik M., Nagaraja H.N., Porges S.W., Saul J.P., Stone P.H., van der Molen M.W., Heart rate variability : Origins, methods, and interpretive caveats. Psychophysiology, 1997, 34 : 623-48.

2. Giardino N, Lehrer PM & Feldman J. : The Role of Oscillations in Self-Regulation : Their Contribution to Homeostasis. In Kenney D, McGuigan, F.J. editor. Stress and health: Research and clinical applications. Amsterdam : Harwood, 2000, p. 27-52.

3. Lehrer PM., Hochron S.M., Mayne T., Isenberg, S., Lasoski, A.M., Carlson, V., Gilchrist, J., & Porges, S., Relationship Between Changes in EMG and Respiratory Sinus Arrhythmia in a Study of Relaxation Therapy for Asthma. Applied Psychophysiology and Biofeedback, 1997, 22 : 183-91.

4. Vaschillo E, Lehrer, P., Rishe, N., Konstantinov, M., Heart Rate Variability Biofeedback as a Method for Assessing Baroreflex Function: A Preliminary Study of Resonance in the Cardiovascular System. Applied Psychophysiology and Biofeedback, 2002, 27 : 1-27.

5. Vaschillo E, Vaschillo B, Lehrer P. : Characteristics of resonance in heart rate variability stimulated by biofeedback. Journal of Applied Psychophysiology and Biofeedback, 2006, 39 : 129-42.

6. Vaschillo E, Vaschillo, B., & Lehrer, P. : Heartbeat synchronizes with respiratory rhythm only under specific circumstances. Chest, 2004, 126 : 1385-6.

7. Yasuma F, & Hayano, J. : Respiratory sinus arrhythmia: why does the heartbeat synchronize with respiratory rhythm? Chest, 2004, 125 : 683-90.

8. Bernardi L, Spadacini, G., Bellwon, J., Hajric, R., Roskamm, H., & Frey, A.W. : Influence of breathing frequency and pattern on oxygen saturation and exercise performance. Lancet, 1998, 351 : 1308-11.

9. Bernardi L, Gabutti, A., Porta, C., Spicuzza, L. : Slow breathing reduces chemoreflex response to hypoxia and hypercapnia, and increases baroreflex sensitivity. Journal of Hypertension, 2001, 19 : 2221-9.

10. Bernardi L, Passino, C., Spadacini, G., Bonfichi, M., Arcaini, L., Malcovati, L., Bandinelli, G., Schneider, A., Keyl, C., Feil, P., Greene, R.E., Bernasconi, C. : Reduced hypoxic ventilatory response with preserved blood oxygenation in yoga trainees and Himalayan Buddhist monks at altitude: evidence of a different adaptive strategy?. European Journal of Applied Physiology, 2007, 99 : 511-8.

11. L. Slgapcmnb. : Yoga and chemoreflex response to hypoxia and hypercapnia. Lancet, 2000, 356 (9240) :1495-6.

12. Lehrer P, Vaschillo, E., Vaschillo, B., Lu, S.E., Eckberg, D.L., Edelberg, R., Shih, W.J., Lin, Y., Kuusela, T.A., Tahvanainen, K.U.O., & Hamer, R. : Heart rate variability biofeedback increases baroreflex gain and peak expiratory flow. Psychosomatic Medicine, 2003, 65 : 796-805.

13. Lehrer P, Vaschillo, E., & Vaschillo, B. : Resonant frequency biofeedback training to increase cardiac variability: rationale and manual for training. Applied Psychophyisology and Biofeedback, 2000, 25 : 177-91.

14. Lehrer P, Smetankin A, Potapova. : Respiratory sinus arrhythmia biofeedback therapy for asthma: A report of 20 unmedicated pediatric cases using the Smetankin method. Applied Psychophysiology and Biofeedback 2000, 25 : 193-200.

15. Lehrer PM, Carr RE, Smetankine A, Vaschillo EG, Peper E, Porges S, Edelberg R, Hamer R, Hochron S. : Comparison of respiratory sinus arrhythmia and neck/trapezius emg biofeedback for asthma: a pilot study. Applied Psychophysiology and 1997, Biofeedback : 22, 95-109.

16. Lehrer P, Vaschillo E, Vaschillo B, Lu SE, Scardella A, Siddique M, Habib R. : Biofeedback treatment for asthma. Chest, 2004, 126 : 352-60.

17. Hassett AL, Radvanski, D.C., Vaschillo, E.G., Vaschillo, B., Sigal, L.H., Karavidas, M.K., Buyske, S., & Lehrer, P.M. : A pilot study of the efficacy of heart rate variability (hrv) biofeedback in patients with fibromyalgia syndrome. Applied Psychophysiology and Biofeedback, 2007, 32 : 1-10.

18. Karavidas MK, Lehrer, P.M., Vaschillo, E., Vaschillo, B., Marin, H., Buyske, S., Radvanski, D., & Hassett, A. (2007). : Preliminary results of an open label study of heart rate variability for the treatment of major depression. Applied Psychophysiology and Biofeedback, 32 : 19-30.

19. Giardino ND, Chan L, Borson S, : Biofeedback. Combined heart rate variability and pulse oximetry biofeedback for chronic obstructive pulmonary disease : preliminary findings. Applied Psychophysiology, 2004, 29 :121-33.

20. Eisenberg J, Ben-Daniel, N., Mei-Tal, G., Wertman, E. : An autonomic nervous system biofeedback modality for the treatment of attention deficit hyperactivity disorder--an open pilot study. Israel Journal of Psychiatry & Related Sciences, 2004, 45-53.

21. Humphreys PA, & Gevirtz, R.N. : Treatment of recurrent abdominal pain : components analysis of four treatment protocols. Journal of Pediatric Gastroenterology & Nutrition, 2000, 31 : 47-51.

22. McCraty R, Atkinson, M., & Tomasino, D. : Impact of a workplace stress reduction program on blood pressure and emotional health in hypertensive employees. The Journal of Complementary and Alternative Medicine, 2003, 9 : 355-69.

PHYSICAL CHANGES OBSERVED DURING THE PRACTICE OF AUTONOMOUS TRAINING

Kazuyoshi Koike
Japon

Purpose : Autonomous Training (AT) is thought to be one of the psychological treatments that induce the most apparent physical changes.

Through my experience as a dentist, I have realized that, by teaching AT, patients with strong anxiety and fear can be treated successfully. So I compared the physical changes resulting from learning AT with those induced by anxiolytic pre-treatment. As comparative indices, the finger-tip volume pulse wave (PTG), heart rate (HR), and blood noradrenaline and ACTH were measured.

Subjects : Subjects were volunteers who were willing to cooperate after having the purpose of the study explained. The PTG wave height and HR were measured on 27 of the AT group, 17 of the lorazepam group, and 20 of the control.

Methods : The trainees were instructed up to the second formula. The training session was held once a week. Their state of relaxation was confirmed with a Biotrainer manufactured by OG Giken Co. The AT group consisted of those who subjectively felt their feet heavy and warm. The lorazepam group was orally given 0.5mg of the anxiolytic. The control group received only the explanation of the present study.

As the stress to be imposed, all subjects received an oral injection of physiological saline. Each of them lay at rest on the dental treatment chair 10 minutes before the saline injection. The measurement of the PTG wave height and HR was started at this point. The wave height at 5 minutes after the beginning of the measurements was regarded as 100%, because this was when the PTG wave height changed little A). Thereafter, the change rate was obtained at: B) when the subject saw the syringe, C) when the oral cavity was disinfected, D) when the injection began, E) when the injection ended, F) one minute after the completion of injection, G) 2 minutes after the injection, H) 3 minutes after the injection, I) 4 minutes after the injection, and J) 5 minutes after the injection. The HR was also determined at these points, with the value obtained at A as 100%.

This slide shows the changes in the PTG wave height. The three groups did not show much difference until the end of the injection. But from one minute later and onward, the AT group showed a remarkable improvement. This must be due to the increased blood flow in the finger-tip, effected by AT.

This slide shows the changes in HR in the three groups. The AT and lorazepam groups showed similar change patterns, but the control maintained a significantly higher level. We thought that as the inhibition of anxiety by A□ and lorazepam in turn inhibited the sympathetic nervous system, the HR in these groups remained lower than in the control. All groups showed a temporary drop in HR at the completion of the injection; this must be due to the relief felt by the subjects seeing the end of the procedure, while the stained sympathetic nerves became temporarily relaxed.

Next, let me explain the results of hemological evaluations. The three groups were comparatively measured for blood noradremaline (NA), adrenaline (A), free fatty acid (FFA), which is believed to be closely related to NA and A, ACTH, β-endorphine, and cortisol. But this time, the AT group consisted of 11 subjects, the lorazepam group of 9, and the control of 10.

Methods : The grouping of the subjects was the same as in the previous experiment. Their blood was collected on the day they did not have the oral injection, and before and after the injection on the day of the procedure. The values were comparatively studied.

Results : This slide shows the changes in PTG for the three groups during the experiment. All three groups showed little changes during the period from the beginning to the end of the injection. In the AT group, however, PTG began improving steadily beginning at one minute after the injection was completed. PTG is related to the α-function of the sympathetic nervous system. Our results appeared to indicate that AT inhibited the α-function after the injection.

Next, this is the slide showing the changes in HR. HR is converted into the figure per minute. Both AT and lorazepam groups showed similar patterns, and had significantly lower rates than that in the control. This is thought to be related to the β-function of the sympathetic nervous system. Therefore, AT and lorazepam administration must have inhibited the sympathetic nerve function. The temporary drop in HR at the end of the injection seemed to be attributable to the temporary dominance of the parasympathetic nervous system at this point.

Blood noradrenaline in the AT group was higher than that in the lorazepam group before the oral saline injection, but it became lower after the injection. Noradrenaline levels were higher in the control than in the other two groups.

FFA was significantly lower in the AT group. FFA is believed to be related to the sympathetic nerve function, and it was possible that AT played some role in inhibiting the sympathetic nervous system.

This slide shows the changes in ACTH in the three groups comparatively between before and after the injection. There was no definite difference in any group between the pre- and post-injection ACTH levels, but those in the AT and lorazepam groups were lower than in the control.

This shows the changes in blood β-endorphine. As was the case with ACTH, the AT and lorazepam groups had lower endorphine values. This result seemed to reflect the inhibitive effect on anxiety by ACTH.

This slide represents the changes in cortisol. You can see that the values were lower only in the AT group. It is believed that cortisol is under the influence of ACTH, but the findings may also have been influenced by the reactivity of cortisol to ACTH. All in all, it was presumably possible that the effect of AT to inhibit anxiety appeared in the form of physical changes.

In the next place, we examined the degree of pain felt at the time of saline injection into the subject's oral mucosa. The needle used was of 30 gauge, and the saline was kept at room temperature. The subjects consisted of: 22 of the AT group, 24 of the lorazepam group, and 22 of the control. The degree of pain at the time of the needle insertion was described as: A) no pain, B) slight pain, C) mild pain, and D) severe pain. The subjects' answers are shown on this slide.

The number of the subjects who did not complain of pain was 12 out of the 22 of the AT group, 8 out of the 24 of the lorazepam group, and 4 of the 22 of the control. There was a significant difference in the number of painless subjects between the AT and the control groups. This result indicated the possibility of pain inhibition by AT.

Lastly, this shows the magnetoencephalogram (MEG) obtained during AT. We were still in the middle of the investigation, but the MEG was compared between those who had just begun AT and those who had acquired the technique. An MEG is recorded in such a quiet environment that it is also very suitable to practice AT. Both groups practiced up to the second formula.

This shows an MEG of a beginner.

This shows an MEG of an experienced learner.

On both MEGs, blood flow is conspicuous in the occipital lobe. This is considered to be the visual field.

Conclusion :

In order to evaluate the effect of AT acquisition, we comparatively studied the physical reactions to an oral injection among the AT group, lorazepam (an axiolytic) group, and control. The indices compared were: the wave height of the finger-tip volume pulse wave, heart rate, and blood levels of adrenaline, noradrenaline, ACTH, β-endorphine, and cortisol.

Results :

In the AT group, as compared with the two other groups, PTA wave height showed a marked improvement after the oral injection. The heart rate began to decrease significantly following the start of the injection. Both A and NA tended to become lower than those in the control, while the blood levels of ACTH, β-endorphine, and cortisol were significantly lower than in the control. The number of those who complained of pain was fewer in the AT group than in the other groups. Thus, AT acquisition was considered to be effective in coping with stress.

CHANGEMENTS PHYSIQUES OBSERVES PENDANT LA PRATIQUE DU TRAINING AUTOGENE

Kazuyoshi Koike
Nihon Ecole Universitaire de Dentisterie
Département de l'Hôpital Dentaire de Dentisterie Psychosomatique
Japon

Mots-clés : Training autogène, ACTH, Lorazepam

But : Le Training Autogène est pensé pour être un des traitements psychologiques qui entraîne les changements physiques les plus apparents.

Par mon expérience comme dentiste, je me suis rendu compte qu'en formant au Training Autogène les patients ayant une forte anxiété, ceux-ci pouvaient être traités avec succès. Donc j'ai comparé les changements physiques résultant de cet apprentissage avec ceux qui ont pris préalablement un anxiolytique.
Comme index comparatifs, nous avons choisi : l'onde des pulsations du bout du doigt (PTG), le rythme cardiaque (HR), le taux de noradrenaline dans le sang et ACTH.

Sujets : les Sujets étaient des volontaires qui désiraient coopérer après avoir expliqué le but de l'étude. La hauteur de l'onde des pulsations (PTG) et le rythme cardiaque (HR)ont été mesurés sur 27 patients du groupe TA (Training Autogène), 17 du groupe Lorazepam et 20 du groupe contrôle.

Méthodes : les stagiaires ont été formés jusqu'à la deuxième formule. Les séances avaient lieu une fois par semaine. Leur état de relaxation a été confirmé avec un Biotrainer fabriqué par OG Giken Co. Le groupe TA a consisté en prendre ceux qui avaient subjectivement senti leurs pieds lourds et chauds. Le groupe Lorazepam a pris par voie orale 0.5mg. Le groupe témoin a reçu seulement l'explication de l'étude présente.

On a imposé à tous les sujets une sorte de stress sous la forme d'une prise orale de sérum physiologique. Chacun d'entre eux étaient mis au repos sur le fauteuil dentaire, 10 minutes avant la prise de sérum,. La mesure de la hauteur de l'onde de pulsation PTG et celle du rythme cardiaque a été commencée à ce moment. La hauteur de l'onde de pulsation à 5 minutes après le début des mesures a été considérée comme à 100 %, parce que

c'était quand la hauteur de l'onde PTG a peu changé. Ensuite, le taux de changement a été obtenu quand le sujet a vu la seringue, quand la cavité buccale a été désinfectée, quand l'injection a commencé, quand l'injection a été terminée, une minute après l'achèvement de l'injection, 2 minutes après l'injection, 3 minutes après l'injection, 4 minutes après l'injection et 5 minutes après l'injection.
Une diapositive montre les changements de la hauteur de l'onde de pulsation PTG. Les trois groupes n'ont pas montré beaucoup de différences jusqu'à la fin de l'injection. Mais une minute plus tard et encore plus, le groupe TA a montré une amélioration remarquable. Cela doit être en raison du flux du sang accru dans le bout du doigt, réalisé par le TA.
Une autre diapositive montre les changements du rythme cardiaque dans les trois groupes. Le groupe TA et le groupe Lorazepam ont montré des changements semblables, mais le groupe contrôle a maintenu un niveau significativement plus haut. Nous avons pensé que comme le TA inhibait l'anxiété et qu'à son tour le Lorazepan inhibait le système nerveux sympathique, le rythme cardiaque dans ces groupes est resté plus bas que dans le groupe contrôle. Tous les groupes ont montré une baisse provisoire du rythme cardiaque à l'achèvement de l'injection ; cela doit être en raison du soulagement senti par les sujets voyant la fin de la procédure, tandis que les nerfs sympathiques sont devenus temporairement détendus.

Ensuite, laissez-moi expliquer les résultats d'évaluations biologiques. Chez les trois groupes on a mesuré comparativement dans le sang, la noradremaline(NA), l'adrénaline (A), l'acide gras libre (FFA), que l'on croit être étroitement lié à la NA et à l'A, l'ACTH, la ß-endorphine et le cortisol. Mais cette fois, le groupe TA ne comprenait que 11 sujets, le groupe Lorazepam 9 et le contrôle 10.

Méthodes : les groupes étaient les mêmes que dans l'expérience précédente. Leur sang a été prélevé le jour où ils n'avaient pas la prise de sérum physiologique et avant et après la prise le jour de l'expérimentation. Les valeurs ont été comparativement étudiées.

Résultats : Une diapositive montre les changements de PTG pour les trois groupes pendant l'expérience. Tous les trois groupes ont montré peu de changement pendant la période du commencement à la fin de l'injection. Dans le groupe TA, cependant, le PTG a commencé à s'améliorer fermement au début une minute après que l'injection a été achevée. Le PTG est lié à la fonction α du système nerveux sympathique. Nos résultats ont semblé indiquer que le TA inhibait cette fonction après l'injection.

Ensuite, c'est la diapositive montrant les changements du rythme cardiaque. Le rythme cardiaque est converti en chiffre par minute. Les deux groupes AT et Lorazepam ont montré des résultats semblables et avaient des taux significativement inférieurs au groupe contrôle. Le rythme cardiaque est lié à la fonction ß du système nerveux sympathique. Donc le TA et le Lorazepam peuvent inhiber la fonction sympathique. La baisse provisoire du rythme cardiaque à la fin de l'injection a semblé être attribuable à la dominance provisoire du système parasympathique à ce moment.

La Noradrénaline dans le groupe TA était plus haute que dans le groupe Lorazepam avant la prise de sérum physiologique, mais elle est devenue plus basse après la prise. Les niveaux de Noradrenaline étaient plus hauts dans le contrôle que dans les deux autres groupes.

FFA était significativement plus bas dans le groupe TA. FFA est lié semble t'il à la fonction sympathique et il serait possible que le TA joue un certain rôle dans l'inhibition de cette fonction.

Une diapositive montre les changements de l'ACTH dans les trois groupes comparativement entre avant et après l'injection. Il n'y avait aucune différence définie dans n'importe quel groupe entre pré et post-injection et les niveaux de l'ACTH, mais ceux dans les groupes TA et Lorazepam étaient inférieurs par rapport au groupe contrôle.

Une autre diapositive montre les changements du taux sanguin de la ß-endorphine. Comme c'était le cas avec l'ACTH, les groupes TA et Lorazepam avaient des taux plus bas. Ce résultat paraît refléter l'effet inhibiteur sur l'anxiété, de l' ACTH.

Une diapositive représente les changements du taux du cortisol. Vous pouvez voir que les valeurs étaient inférieures seulement dans le groupe TA. On croit que le cortisol est sous l'influence de l'ACTH, mais les résultats peuvent aussi avoir été sous l'influence par la réactivité du cortisol à ACTH. En somme, il est vraisemblablement possible que l'effet du TA sur l'anxiété se traduise par des changements physiques.

Ensuite, nous avons examiné le degré de douleur ressenti au moment de l'injection de sérum physiologique. L'aiguille utilisée était calibrée à 30 et le sérum physiologique a été tenu à la température ambiante. Les sujets étaient répartis en : 22 pour le groupe TA, 24 pour le groupe Lorazepam et 22 pour le groupe contrôle. Le degré de douleur au moment de l'insertion d'aiguille a été décrit comme : A) aucune douleur, B)douleur légère, C) douleur modérée et D) douleur intense. On montre les réponses des sujets sur cette diapositive.

Le nombre des sujets qui ne se sont pas plaints de douleur était 12 sur 22 pour le groupe TA, 8 sur 24 pour le groupe Lorazepam et 4 sur 22 pour le groupe contrôle. Il y avait une différence significative dans le nombre de sujets sans douleurs entre le groupe TA et les groupes témoins. Ce résultat a indiqué la possibilité d'inhiber la douleur par le TA.

Enfin, cette diaopsitive montre le magnéto-encéphalogramme (MEG) obtenue pendant le TA. Nous étions toujours au milieu de l'étude, mais MEG a été comparée entre ceux qui venaient seulement de commencer le TA et ceux qui avaient acquis la technique. Un MEG est enregistré dans un environnement si calme qu'il est aussi très approprié de pratiquer le TA. Les deux groupes ont pratiqué jusqu'à la deuxième formule.

Cette diapositive montre le MEG d'un débutant.

Cette diapositive montre le MEG d'un relaxé expérimenté.

Sur les deux MEGS, le flux de sang est remarquable dans le lobe occipital. On le considère être le lobe de la vision.

Conclusion :

Pour évaluer l'effet du TA, nous avons comparativement étudié les réactions physiques à une injection de sérum physiologique parmi le groupe TA, le groupe Lorazepam (anxiolytique) et le groupe contrôle. Les index comparés étaient : la hauteur de l'onde de pulsation artérielle du bout du doigt, le rythme cardiaque et les taux sanguins d'adrénaline, noradrenaline, ACTH, ß-endorphine et cortisol.

Résultats :

Dans le groupe TA, par comparaison avec les deux autres groupes, la hauteur de l'onde de pulsation a montré une amélioration nette après l'injection. Le rythme cardiaque a commencé à diminuer significativement après le début de l'injection. A la fois, l'adrénaline et la noradrénaline ont eu tendance à devenir plus basses que dans le groupe contrôle, tandis que les taux sanguins d'ACTH, de ß-endorphine et de cortisol étaient significativement plus bas que dans le contrôle. Le nombre d'entre eux qui se sont plaints de douleur était moindre dans le groupe TA que dans les autres groupes. Ainsi, l'acquisition du TA est considérée comme efficace face au stress.

ATELIERS : CAS CLINIQUES

RELAXATION ET PSYCHOSE : A PARTIR D'UNE OBSERVATION

Philippe Anton
Etudiant en psychologie du travail, membre adhérent de la SFRP
Centre Hospitalier Esquirol - Secteur III - 87000 Limoges.

Résumé :
Pare–excitation étant pris ici au sens large, c'est-à-dire association d'interventions visant l'évacuation non traumatique de l'excitation en excès grâce à la proposition par l'analyste de représentations au patient qui ne parvient pas à les produire seul d'une part, et d'interventions stimulant au contraire des zones potentiellement actives de la vie psychique insuffisamment mises à contribution par le patient lorsqu'il est seul, la forme la plus exemplaire de cette méthode de travail est fournie dans certaines cures de relaxation.

Mots-clés : Pare–excitation, relaxation, psychose

C. Dejours nous livre à travers un extrait du corps d'abord en s'inspirant des travaux de G. de M'uzan, la fonction revitalisante et nourricière de la relaxation qui dévoile là toute sa richesse et sa complexité.
Nous allons voir comment cette capacité à restaurer va être mise en action pour favoriser la reperfusion de la libido narcissique d'un boxeur qui arrivera à parler après 21 mois de thérapie, de victoire.
Cet éprouvé mnémonique vient signifier là, une transition dans l'histoire de Mr O. Alex : celui d'un « avant » constitué de fréquentes hospitalisations médico-psychiatriques pour exogènose chronique et décompensation de sa psychose maniaco-dépressive associée à une exclusion sociale.
Cette empreinte construite pendant la cure autour d'un lien psychothérapique propre à panser ses pensées à l'épreuve de ses blessures va permettre un étayage psychique et social.
La reconquête de son identité sexuelle et sociale va favoriser la réinsertion professionnelle et la rémission de la maladie alcoolique de Mr O. ainsi que la stabilité de sa psychose et le re-nouveau amoureux.

La première rencontre avec Monsieur O a lieu en juin 2006, lors de son admission dans l'unité de soins psychiatriques.
Je vois un homme de 44 ans qui se présente avec un corps vacillant

(tremblements périphériques, vomissements) au visage tuméfié excorié suite à une chute à son domicile.
La clinique du pré-delirium tremens s'inscrit dans une histoire comorbide alcool psychose, enfermée dans une temporalité qui est rythmée par les hospitalisations en psychiatrie depuis 2000.
Nous retrouvons une humeur dépressive qui s'accompagne d'une autodépréciation associée à des idées suicidaires.
Durant le premier mois d'hospitalisation, une angoisse massive de type psychotique est réactivée suite à sa rupture conjugale.
Je suis amené à recevoir Monsieur O à la demande du médecin.

Le premier entretien

Monsieur O est l'aîné d'une famille de deux garçons. A 5 ans, il définit la naissance de son frère comme le jour fatidique où « je vais devoir partager ma mère ». Il trouve une institutrice comme mère de substitution pour pallier « à l'abandon de sa mère ». Le collège est une période « de malaise, de changement où il se laisse porter par la vague ». « L'apocalypse » vient avec le lycée et son redoublement, il évoque ensuite après le bac « un moment crucial où il aurait fallu me maltraiter et non me laisser glisser ».
Il fait office ensuite d'impressario dans un groupe qu'il doit quitter pour effectuer son service national, c'est pour lui une rupture où il faut tout quitter. L'éloignement en Allemagne signe le début de la conduite alcoolique. « J'étais sous le choc, les permissions étaient trop courtes ». Le rapprochement géographique dans une base aérienne et sa place dans un groupe d'instructeurs de vol le confortent mais les pertes occasionnées à chaque départ de ses camarades provoquent un recours massif à l'alcool. « Je touchais à l'alcool comme je n'y avais jamais touché avant ». Le retour à la vie civile s'effectue sans difficulté pour lui, il « s'éclate bien » dans l'activité de commercial puis il décide de suivre une autre trajectoire sociale, celle d'enquêteur de police.

L'intensification du travail à l'épreuve de la réalité accompagnée d'une rupture sentimentale génèrent un coût psychique qui demande pour « souffler, de boire des coups avec les copains ». « J'étais nerveux ... et il y a eu l'incident, cela s'est produit lors d'une intervention pour inceste chez une jeune fille, il y a eu une fusillade, j'ai voulu tuer le père, les autres policiers m'ont retenu ».
Monsieur O part de manière anticipée à la retraite avec des indemnités « grâce aux connaissances de l'Assemblée nationale de son père ». Il suit ensuite à Montpellier une compagne qui ramène « un gros salaire » et qui lui fait « adopter le style du pays à la mexicaine c'est-à-dire percevoir les

ASSEDIC en se reposant à la plage l'après-midi ».
Puis il évoque un vécu d'enfermement la journée dans sa maison. Il y assure la rénovation mais l'isolement le conduit à une forte consommation d'alcool « je suis cuit le soir ». Une chute où « je m'éclate le nez » aboutit à une post-cure « dans une clinique de star ». Il rompt ensuite avec sa compagne et choisit de retourner à Limoges où il s'enferme « dans sa propre destruction » en fermant parfois les volets pendant 2 ou 3 jours et s'alcoolisant. Plusieurs hospitalisations en 2000 avec une autre post-cure en 2001, 2002, 2003 émaille son quotidien.
Il évoque ensuite lors de son hospitalisation en 2003 une nouvelle rencontre où va se construire une histoire amoureuse avec sa compagne et autour des enfants de celle-ci.
Puis en 2006 leur couple essuie plusieurs événements douloureux (interruption accidentelle de grossesse, harcèlement de l'employeur). Monsieur O qui vit déjà avec un déficit de reconnaissance sociale en exerçant un travail domestique s'emploie à une reprise de son addiction pour « soulager ses angoisses » (3l de vin par jour plus whisky).
Il consulte son psychiatre qui ne répond apparemment pas à sa demande : « j'aurais voulu un coup de poing sur la table et mon psy a voulu calmer le jeu avec des médicaments ». Il en résulte une hospitalisation de courte durée, 10 jours avant son admission dans notre unité qui n'a pas résolu ce qu'il évoque comme « une alcoolisation destructrice où je me détruis, j'abandonne tout le monde et voilà ce qui arrive ».

Dessin du corps

Qu'est-ce que vous pensez de votre dessin ? « Il est très enfantin, il y a des raideurs au niveau de ma tête, de mes extrémités » « Ma tête est assez représentative, les yeux sont là, c'est très comment dire une tête, un corps, des jambes, des bras, la tête est bien remplie, ce corps carré pour moi c'est une question. Le tronc, ça pourrait être un écran de cinéma, une de mes passions ». « Je tenais au sourire, je baisse pas les bras, j'ai deux jambes posées sur le sol, les bras ouverts en l'air, on voit quelqu'un qui a envie de s'ouvrir aux autres si on peut pousser jusque-là dans ce dessin ». « Les bras, ils ont des difficultés à se placer dans l'espace mais ils sont bien là ». « C'est symbolique, je dirais un corps symbolique, au début je dirais dessin naïf, quelqu'un qui ne sait pas dessiner qui n'a jamais dessiné de sa vie » « C'est naïf un corps sans fioriture, j'ai choisis des couleur sombres, ça me paraît sympa, j'ai une bonne tête ». « Si c'est un gamin de 5 ans je dirais c'est bien, c'est quelqu'un qui a un for intérieur naïf, physionomie naïve mais en même temps, c'est de bon cœur c'est quelqu'un qui a envie de vivre ».« C'est un corps basique mais je ne ressens pas mon corps comme basique, il sait faire des choses : courrir, sauter, s'amuser ». « Je l'ai représenté comme cela, peut-être que plus tard il pourrait y avoir un rond à la place du carré, c'est un corps qui passe partout ». « C'est pas la carrure à Schwarzenegger, pas la tête à Brad Pitt mais c'est quelqu'un qui est bien dans sa peau, c'est tendu au niveau du tronc rigide, c'est vrai maintenant que je regarde, c'est tendu, je le sens ».

Analyse du dessin

C'est une bonne description qui en est faite. Il nous délivre la représentation d'un corps multifonction qui s'inscrit dans une double temporalité, celle de l'histoire et de son histoire. Ce corps naïf associé à l'âge de 5 ans est celui que l'on peut rattacher à la naissance de son frère celui qui l'arrache à sa mère.

Nous pouvons voir deux phallus à la place de ses bras.

Description de la cure de relaxation psychothérapique.

Nous avons utilisé le training autogène progressif comme méthode psychothérapique. La pathologie psychotique nécessite des aménagements de la technique. Toutes les séances commençaient par la recherche d'une image de calme. Ensuite, la demande de concentration visait les deux membres opposés. Les inductions verbales se déroulèrent progressivement en suivant l'ordre chrono-thérapique du TAP (cœur, respiration, abdomen, visage).

La première séance

La recherche d'une image de calme est empêchée par des « images parasites ». Elles actualisent « le flou » dans sa vie de couple. Il me dit ses difficultés à « venir se concentrer sur le calme ». De plus « se concentrer sur le corps c'est là que l'on ressent des douleurs qui passent, mais ce n'est pas traumatisant, c'est un moment de détente, on ne se force pas, on se laisse aller, c'est bien ». Il l'associe à une espèce de tension générale qu'il relie à l'inactivité physique.

Les séances suivantes concernent l'induction de pesanteur des bras et des jambes, accompagnée du toucher.

Les bras :

« Je pensais que ça allait m'amener des idées noires et c'était plutôt agréable ». « Pas de vieilles douleurs c'était bien, je sais que je peux devenir tendu, je sais que je suis fragile ».

Les jambes :
« C'est grâce à la décontraction du bas que le haut vient facilement ». « J'ai ressenti la sensation d'un animal que l'on abandonne sur une aire d'autoroute, un chien et on se retourne pas, je me retrouve avec un vide ». « J'arrive pas à comprendre, c'est pas net, je sais qu'un combat sans souffrance ça n'existe pas, j'arrive pas du tout à le maîtriser ». « Je suis dans le couloir sur la chaise électrique mais il y a personne pour allumer le jus, j'ai besoin de sauver ma peau ». « Il faudrait qu'on me donne signe de vie, je suis dans un réflexe de survie ». Il décrit « une chape de plomb » qui vient s'exercer sur lui tous les matins « un fardeau à prendre ». « Je suis encore dans ma tanière à panser mes blessures mais je vais en sortir bientôt ».
Son amie vient lui annoncer sa volonté de rompre leur relation.

La chaleur des bras :
Lors de la concentration sur la chaleur des membres supérieurs, il parle de la relaxation comme d'une activité coûteuse : « La relaxation a permis de me concentrer sur le discours que j'ai maintenant, j'arrive à trier mes idées, sur les ressentis un peu plus violents à parler dessus, ce qui est vraiment sans importance contrairement à d'habitude où je mélangeais tout, où tout était au même niveau, la relaxation a fait revenir à la surface ces choses-là qui me coûtent ». « Les sensations, j'ai tout ressenti, lourdeur et chaleur au niveau des bras, j'ai l'impression d'être plus à l'écoute de moi-même, d'un équilibre ». « J'exorcise les idées noires, les choses qui font partie de mon passé, j'en parle avec plus de recul moins dans l'émotion ». « J'apprends, à me relâcher, à analyser mes actes ; avant je réagissais dans l'émotion ; j'apprends avec réflexion mais je ne peux pas donner un coup de gomme aussi rapidement. »
Sa mère revient dans son champ relationnel ce qui le conforte et entraîne « une reprise de la confiance en soi ».

Chaleur des jambes :
Au cours de la séance qui précède sa sortie définitive, il parle de se forger « une carapace », « j'ai ma carapace qui commence à se faire, je suis dans une phase où un rien m'atteint, je me protège, j'ai commencé à me blinder, je peux pas tout encaisser ». « Elle a su trancher dans le vif quand il fallait et moi je suis obligé de sauver ma peau mais là dans de bonnes conditions ». « Je ne suis pas un buvard pour récupérer tous les malheurs des autres ». « Je vais être obligé de laisser des cadavres derrière moi ; pas de bataille sans blessés ni morts, je me protège, je dois être moins gentil. « Toute mon énergie, je vais la garder pour moi, pour sauver ma peau, je suis dans l'offensive c'est bon pour le moral ».

Lors de la quatorzième et quinzième séance il exprime le réconfort que lui procure la présence de sa mère « Je vis chez ma mère, pas d'angoisse ».

Sortie définitive d'hospitalisation psychiatrique.
« J'ai atteint ma vitesse de croisière, là c'est bien en marche, je me rends compte que ma libido revient, elle était complètement endormie, peut-être contact avec l'extérieur que j'ai eu, je me sens mieux dans ma peau, c'est l'effet miroir avec l'extérieur ça se ressent ». « C'est moteur, ce côté agréable je l'avais pas ressenti avant, je suis en phase avec moi-même par rapport à avant où je mettais la charrue avant les bœufs ce qui m'amenait rapidement à la frustration ». « Je suis moins à fleur de peau, le combatif fait place au positif, j'étais pas conscient des limites que je pouvais avoir, j'étais toujours à fond rien sous le pied, il faut que je me regonfle, que je garde des ressources, à une époque je désirais que l'on arrache les pages de ma vie et là je peux les tourner ».

Lors de la 16ème séance : « La relaxation, tout est bien venu se souder, les événements se soudent sans qu'il y ait de malaise ».

A la 17ème séance apparaît l'écorché : « Au moment de la relaxation, au niveau du cœur, des artères ça se passe bien, j'arrive bien à visualiser, un peu comme un écorché en sciences naturelles, on voit bien le corps comme il est, cœur, artères, j'ai vu une image que l'on nous présente en sciences naturelles, je me suis vu, j'ai vu dans ma tête un écorché, c'est pas écorché dans le sens écorché vif, mal à l'aise, on emploie cela en peinture, grisâtre côté rougeâtre de l'écorché, c'est cette image qui s'est projetée ; la prochaine fois je pense que ce sera plus précis ».

Au cours des séances suivantes, la chaleur et les sensations sont énoncées : « C'est de mieux en mieux, mon corps répond aux sensations de chaleur, à chaque séance, c'est de meilleure qualité ». « C'est comme un tableau champêtre, un ensemble de sensations positives qui se mêlent et qui permettent d'aller dans quelque chose de plaisant, agréable à vivre, c'est des sensations que j'avais oubliées et c'est surprenant de les retrouver, j'ai les pieds sur le béton plus dans la boue ».
A la fin de la séance il me dit « il y a une expression qui dit ça baigne ».
La séance suivante, il évoque cette image du bain avec son cortège de sensations apaisantes qu'il associe à la relaxation.
Il compare ensuite la relaxation aux médicaments : « C'est pas du tout la même sensation que quand on prend des médicaments, le médicament on le ressent de l'extérieur alors que la relaxation vient combler quelque chose de

vide c'est plus intérieur on sent que c'est son propre corps qui réagit, pas chimique ça vient de l'intérieur pas de l'extérieur, c'est plus qu'une béquille, c'est les deux jambes ». « Je suis à l'écoute des autres ; je ne suis plus le destructeur ; depuis quelques mois je pense moins au négatif ». « Autrefois j'ai eu cette sensation à bouffer le monde et ça tombait comme un soufflé mais là tout est assemblé pour que ça tombe pas et le soir je me surprends à faire le bilan de mes observations de la journée ».

La cure s'interrompt durant une période de un mois pour une cure chirurgicale d'une omphalocèle.
Lors de la reprise des séances, Monsieur O me parle de sa convalescence qui s'est déroulée autour de sa mère et de son ex-amie. « Je me rends compte que si j'avais été tout seul cela aurait été plus difficile, je ne dis pas que ma mère joue les infirmières, mais c'est plus facile ».
Cependant, « Ma mère est très inquiète et a tendance à me coucouner mais je me sens capable de ne plus être coucouner, son inquiétude habituelle a commencé à se démultiplier, ses angoisses m'ont toujours déstabilisé ». « Quand j'ai été mal dans ma peau, ma mère essuyait les plâtres, elle se collait à m'aider ». « J'ai été blessé, je suis rentré dans ma tanière lécher mes blessures ; une fois cicatrisées, je suis ressorti, ça c'est en moi j'en ai besoin, j'ai pas envie de me montrer quand je suis affaibli ».

Puis nous passons au niveau du cœur : « Je sentais mon corps s'enfoncer tout était bien calé, je visualisais presque mon coeur, je voyais un battement souple, il se contractait. Comme c'est un muscle, il est agréablement lourd et calme il fait partie de l'ensemble de mon corps ».

La concentration sur la respiration entraîne au départ une confusion entre les mouvements d'inspiration et d'expiration. « Mon corps s'améliore, la respiration un peu compliquée, le cœur ça va, j'ai du mal avec la respiration à me concentrer sur l'inspiration et l'expiration, je mélange les deux ». « J'avance en petites victoires très agréables, chaque victoire qui passe nous donne la pêche » « Nous, parce que à cause du vase clos avec ma mère en ce moment ». « Je me sens bien c'est bien implanté, c'est des sensations que j'avais oublié et c'est surprenant de les retrouver ».
La séance suivante : « Au niveau des poumons, c'est venu naturellement assez facilement ; pas de blocage, j'ai ressenti une chaleur intérieure, quelque chose de reposant et je cherche le mot à la limite de la protection, pas une carapace, un bien-être intérieur, c'est venu naturellement, c'est positif quand j'avais une raideur, c'était négatif, j'en parlais ».

Les séances de concentration sur l'abdomen comme pour la respiration au départ, entraînent une confusion entre la respiration thoracique et la respiration abdominale.
« Mes fondations sont bien posées maintenant, il faut monter les murs et qu'ils soient droits » « Les questions que je me pose c'est que des briques aux parpaings, il faut que ce soit droit, pas de travers, que j'arrive à une ossature saine sans difficultés ». « Si je prends mon temps, je sais que l'ossature va être bien, plus tard la charpente, c'est cette image de construction de maison pour que cela ne s'écroule pas, là j'essaye de poser les parpaings ». « Je me sens fort, je suis à l'écoute des autres ça ne tient pas en béton armé ».

Les séances suivantes, il vient à évoquer ces vieux fantômes qu'il définit comme les représentants de l'alcool. « Les vieux fantômes, je me suis rendu compte que je n'avais jamais parlé d'alcool en relaxation, c'est lié au fait que je me sente mieux ». « Je me concentre sur l'abdomen cela s'intègre au plaisir que j'ai de décontracter les jambes ; j'aimerais approfondir cela, jusqu'à maintenant, les sensations, j'ai réussi à découper, bras, cœur, je suis rentré dans la musculature, ce côté viscéral est maintenant à découvrir ». « Oui c'est les viscères, expression c'est viscéral ça fait rechercher davantage, j'aimerais bien aller plus loin pour voir si je suis capable de contrôler cet aspect viscéral de la relaxation ». « Les viscères avec les problèmes de foie, pas facile, ça me rappelle mes excès, l'abdomen implique aussi la portée génitale, en ce moment ma libido revient à la surface plus on descend sur la partie génitale il y a implication de tout cela, actuellement je n'ai pas de relation sexuelle ».

Lors de la 34ème séance, il me dit qu'il a retrouvé une activité professionnelle et que cela lui apporte « de l'eau à son moulin ». Il envisage le travail « pas comme avant, sans se brutaliser et se faire violence ».

Lors de la 35ème séance : « Mon corps s'enfonce bien dans le matelas, dans l'ensemble petit à petit j'ai réussi, tous les membres du corps se sont enfoncés progressivement avec beaucoup de chaleur, c'était très agréable, ces fameuses confirmations du corps ». « J'ai bien ressenti tous les effets calme, chaleur, lourdeur, le calme est venu rapidement, la chaleur dans le bas ventre ». « Sensation de lourdeur c'est ce qui a été le plus représentatif au niveau de la relaxation, bien enfoncé dans le matelas, très à l'aise, l'idée que l'on se fait du confort ». « Le ventre se détend, je ressens des gargouillis ça se détend, j'ai l'impression que c'est plus long que le reste, on dirait que ça résiste, une espèce de résistance que j'explique pas mais pas gênante, pas désagréable, le ventre plus en relation avec l'existence avec ma vie quotidienne ».

Il me décrit à la 39ème séance un cauchemar qu'il a fait une nuit précédente : « Un cauchemar, à l'intérieur d'un château au moyen-âge assiégé par une horde de barbares, je suis acteur à l'intérieur pas spectateur, je suis inclus dans l'action, un cyclone, un tsunami qui m'a bloqué dans un ascenseur avec l'eau qui montait, je me suis vu pris au piège. J'ai remarqué que je rentrais dans le château et que j'étais pris au piège, je me retrouvais dans une espèce d'impasse, défenseur du château au-dessus ils me lançaient des projectiles, je me protège, j'ai trouvé une stratégie pour éviter les coups, c'est peut-être représentatif comme l'ascenseur pour en sortir, je ne peux pas rester prisonnier des flots. Mon cerveau m'a dit d'en parler et j'ai eu besoin à la fin d'en parler, Spielberg n'a qu'à bien se tenir aux prochaines séances ».

Lors d'une autre séance, il me parle de la coexistence avec sa mère « elle devient un peu lourde, elle fait un zèle de son rôle, trop de protection ça étouffe ».
« Mon ventre est beaucoup plus réceptif, le relâchement s'est fait facilement, j'ai ressenti les sensations de chaleur, calme, connotation viscérale, côté bien-être, retrouver l'appétit quand on a mangé un bon plat ». « Avant mon ventre ne m'amenait pas ce bien-être, il me faisait mal ».
« Mon corps est très détendu, l'abdomen se détend sans rien de violent, j'attendais la confirmation, je ne projette pas d'images obscures, avant j'étais noué ; le ventre ça touche plus l'intérieur de moi, le cœur bat régulièrement, la respiration pareil, je savais pas avant comment détendre tout ça, maintenant mon corps se sent bien ».

L'expérience du visage : « le visage c'est pas évident, compliqué, c'est un peu brouillon ; je trouve cela très complexe, j'avais les mâchoires serrées, pas très agréables, mon front figé presque mon visage en tension ».

La séance suivante : « les mâchoires se sont desserrées petit à petit, ça s'ouvre, j'ai le visage qui se détend, le front qui se déplisse, la nuque moins tendue, ça se dénoue, c'est venu naturellement, pas désagréable, ça s'est bien emboîté ».

Lors de la 45ème séance : « mon plaisir n'est pas le même que d'habitude, différent mais cela m'a apporté beaucoup de sensations, c'était un réel plaisir ». « Cela aurait pu être une excuse pour remettre le nez dedans, retoucher à l'alcool ». « Je préfère dire le mot, pas un tabou, j'arrive à me suffire à moi-même, j'ai ressenti des plaisirs enfouis, c'était juste, pas de voile, c'était pas virtuel, j'étais bien dans ma peau, je me suis fait face à moi-même, les autres m'ont renvoyé une bonne image, je me suis dit, la vie c'est pas si mal ». « La respiration c'est comme un souvenir, l'image de calme, je les retrouvais dans le week-end, envie de revivre plein air sensation à plein poumons, c'est peut-être un réflexe physique, un rappel par rapport aux sensations psychologiques de ce week-end ou un mélange des deux ». « Quand j'en parle, ça me rend heureux, je me rends compte que c'est difficile de mettre des mots sur des sensations qui font partie de la sensibilité de l'émotion, qu'est-ce que j'ai ressenti à ce moment-là, le plaisir est généraliste, je suis peut-être pauvre en vocabulaire, difficultés à mettre des mots ». « Pourquoi mettre des mots, là où je me sens bien, je suis bien, sur la vague ».

La séance suivante, il me dit : « Je ne suis plus un bocal vide, j'ai mis plein de choses dedans, ça prend forme, je suis dans un bon trip ». « J'ai moins mal au ventre, le nœud à l'estomac n'existe plus, je ne monte plus dans les tours comme avant, la relaxation reflète le bon côté psychologique que j'ai depuis quelque mois ».
Lors de la 45ème séance il prononce « enveloppe corporelle » : « La relaxation plus précise, plus efficace me permet de rentrer, j'irais presque à dire dans mon enveloppe corporelle ». « Enveloppe corporelle assez malléable permet à l'esprit d'être au calme ». « Je ressens une symbiose c'est le mot réaliste à ce que je ressens, une complémentarité entre corps et esprit ».
Il me demande s'il peut dessiner à nouveau : « Ce dessin est rond tout en douceur substituant les angles du premier ». « J'ai eu envie de faire des ronds, plus lisses sur les angles, arrondir les angles ». « Cette image aujourd'hui, plus d'angles, tout est douceur, tout est rond ».« Enthousiaste, décontracté tout en étant éveillé, c'est ce que suis ».
Il me dit qu'il reconstruit une histoire avec sa compagne.

Au cours de la 47ème séance : « Ce sont des sensations agréables comme quand on a la possibilité, on n'est pas obligé de se restreindre, quand on a fait un régime, ça permet de prendre une deuxième part de gâteau, on ne culpabilise pas, c'est un bonus, on se fait plaisir ». « J'arrive à mieux me sentir, je suis très excité par ces sensations, c'est très doux comme une boule très douce, comme une balle que l'on serre pour se déstresser, bonnes sensations, ça permet de se projeter d'être bien posé ». « oui, une vraie sensation, pas de mensonge ni pour l'extérieur ni pour mon intérieur, mon moi, je ne me mens pas et je ne mens pas à l'extérieur, c'est très agréable ».

« Je suis dans un espace de solution pour faire diminuer la pression, je vais pas au-delà de mes limites ». « Avant j'étais à l'opposé, je cherchais la confrontation, j'avais besoin d'exploser ». « J'ai perdu cet esprit de contradiction, esprit pour éclater ».

Lors de la 64ème séance : « Je ne vois plus l'homme qui avait cette faille à l'intérieur, je me sens bien dans ma peau, mon enveloppe corporelle ». « Je me retrouve et me réconcilie avec moi-même ». « J'apprends, je m'observe, j'arrive plus à comprendre mes mouvements d'humeurs, j'arrive bien à défaire l'amalgame que je faisais avant dans ma tête ».
« Au début le cerveau était noir de parasites avec des idées en opposition bien, mal, là, j'ai réussi progressivement à tirer mes tiroirs ».
Il emploie cette métaphore « j'ai appris à me doucher le cerveau » « J'arrive à sentir mes limites, je mets de la distance ».
Il évoque sa campagne « Elle retrouve cette bonne image de moi ».

En conclusion à la 66ème séance : « Il n'y a pas d'image d'écorché ; tout est en place » « Je me suis réparé en relaxation, j'ai rechargé les batteries »
Cette sensation étant pour lui un bien précieux.
« C'est un moment à soi, je ne savais pas le rechercher avant quand le besoin s'en faisait ressentir » « Les sensations avant, s'étaient émoussées, maintenant je sens qu'elle se remettent en forme, je les retrouve à chaque fois ». « Le progrès devient une victoire, c'est ce qui est jouissif, je suis devenu solide ». « Le nœud est dénoué, je vis pleinement ces moments, c'est de l'or que je touche ».

DISCUSSION :

La psychose maniaco-dépressive peut être définie comme une affection périodique qui évolue par phases entre lesquelles le sujet redevient sensiblement normal (cet intervalle est appelé intervalle libre). Ce trouble débute vers 30 ans et la fréquence des épisodes est variable.
Dans sa forme classique, elle correspond à la succession d'épisodes maniaques et d'épisodes dépressifs séparés par l'intervalle libre ; cependant l'hétérogénéité des formes cliniques ne conduit pas à une définition commune (8).
Le clivage est le mécanisme de défense que l'on retrouve comme solution dans la psychose où il reflète l'incapacité de la libido narcissique à lier la pulsion de mort et à empêcher le pouvoir de désintrication mortifère.
Le moi dans la psychose tend a se localiser à la périphérie de l'appareil psychique, sur l'enveloppe engendrant une sclérose de l'aire du moi en contenu rigide avec une perte des limites du sujet (10).

Chez les alcooliques, le clivage structure ces sujets les faisant régresser à une époque où le bien-être était obtenu par le corps. Une fraction de ce moi est en prise directe sur du pulsionnel avec toute sa violence mais du pulsionnel non sublimé dont l'objet détourné est tout entier rassemblé sur le produit d'addiction et son effet corporel (7).
Les mécanismes de défense psychotiques sont actifs contre les contenants autant que contre les contenus.
L'autre partie du moi est liée au surmoi qui se confond avec le point de vue collectif, mais insuffisamment intériorisé pour faire censure au pulsionnel.
Cette violence déliée, on l'a retrouve lorsque Monsieur O me raconte son enfance (apocalypse, chaos).
La relation à l'objet sur un mode anaclitique explique que la distance entraîne une mise en tension psychique et que les décompensations surviennent à chaque séparation. Elles sont produites, par le groupe, par le déchirement de l'enveloppe groupale, la rupture sentimentale ou l'éloignement. Ce vide, laissé par les pertes doit être rempli par l'objet ayant une fonction contenante (la maîtresse) ou apaisante (l'alcool).
Il omet le décès de son père parce qu'il en a fait le deuil, cependant sans se réduire à un schéma causaliste simpliste c'est lors de la disparition de son père qu'il déclenche sa psychose maniaco-dépressive.
Au départ, ses trajectoires professionnelles sont dirigées vers des métiers virils en contradiction avec le travail domestique effectué depuis qu'il vit avec sa compagne. Sa vulnérabilité est mise à l'épreuve du réel et le conduit à un débordement pulsionnel qui s'exprime par une souffrance et l'impossibilité de se contenir (la fusillade).
Monsieur O est un de ces bagnards addicts pris dans une enclave qui le condamne à purger sa dette où les souffrances corporelles sont au premier rang desquelles se situe le manque (7). L'absence, le manque prennent ici toute leur dimension signifiante dans la survie psychique. Les premières séances sont ressenties comme une activité d'exhumation de coûteuses traces mnésiques.
L'ouverture à la détente reste prudente, c'est une expérience somatomnésique douloureuse que nous livre Monsieur O.
Les images qui émergent véhiculent un affect douloureux qui s'accompagne d'un vécu abandonnique plaçant Monsieur O dans une inertie et une lutte interne qui l'éprouve et le déborde.
Ce trajet douloureux s'exprime par une souffrance des limites sur les frontières entre le moi-psychique, le moi-réalité et le moi-idéal. L'oscillation autour de ses lignes de fractures lui fait ressentir la montée pulsionnelle comme violente. Elle nous dévoile sa vulnérabilité avec une faille des enveloppes psychiques.

L'identification à l'animal blessé témoigne d'une régression qui s'opère par un retrait libidinal et un désinvestissement objectal afin de panser ses blessures. Sa fragilité le conduit à la constitution d'une carapace destinée à se déposer à la place d'une couche cicatricielle, cela afin de ne pas exposer sa blessure narcissique laissée dans le vif de sa chair.
L'image d'une couche protectrice qui permettrait de résister aux forces extérieures et en particulier d'endiguer l'intérieur. La métamorphose du moi-corporel de buvard en carapace souligne la rigidité de sa mécanique défensive oblitérant sa surface membranaire de tout échange matériel et symbolique avec ce qui l'entoure.
Ce processus destiné à l'autoconservation, nous dévoile toute la violence primitive du mortifère.
La relaxation a conduit justement à apaiser progressivement en lui-même le manque extrême et le malaise intense de son abstinence.
Le toucher en tant que condensé métonymique est venu s'inscrire comme une trace mnésique corporelle permettant de dégager Monsieur O du vide et du manque (6). La construction d'un frayage mnémonique s'est produit autour de l'expérience sensorielle. Le matériel sensori-pulsionnel s'est organisé progressivement autour d'éprouvés (la chaleur). Cela a fait ressurgir ses états du corps-propre qui sont apparus sous forme d'enveloppe, de carapace, d'enfoncement.
Les signifiants formels (12) correspondent à ces sensations imageantes corporelles qui sont porteurs de transformation comme « l'arrachage des pages de sa vie ». Ils sont métaphorisables et participent au repérage des enveloppes psychiques et de leurs altérations « vision de l'écorché » et à la construction du moi et du soi.
Ce mécanisme amorce celui de la superposition que va nous livrer Monsieur O à propos de ses enveloppes. Cet écorché sans peau est une image du dehors qui s'appareille à l'état du corps. Il la différencie d'une image plus intrusive, effractante. Il évoque un double effet miroir boule de neige qui permet de reconnaître et d'évaluer le dehors, le monde extérieur selon de bons critères objectifs mais aussi de l'investir suffisamment ce qui épargne un paroxysme d'angoisse en présence du vide objectal. Ce bain sensoriel ne l'angoisse plus mais l'amène plutôt à une réassurance narcissique avec un ensemble de sensations qui sont à sa disposition et qui constituent à chaque fois, un bonus lorsqu'il les redécouvre.
Il va en associant par le biais des éprouvés corporels, le plaisir et des représentations de plaisir, s'acheminer vers des métaphores structurantes qui vont lui permettrent de se décoller de ses affects qui l'envahissaient (colère haine)(1). L'investissement fut possible car comme le dit P. Aulagnier « un plaisir minimal » pour qu'existe une activité de représentation, a été trouvé.

Il a pu avoir une image, donc une représentation d'un moment agréable, donc un contenu psychique.

Il y a des représentants de transformation plus généraux qui ont joué un rôle dans le développement du moi et des enveloppes psychiques « superposition, emboîtement, décollement » (soudure avec les événements du dehors).

Les représentations de chose se sont formées avec la représentation de contenant psychique. Ce travail de mise en œuvre de « la chair du signifiant et signifiant de la chair » est passé par une mise en forme et une mise en sens dans le développement de la cure (5).

Subverti de sa fonction biologique, son ventre s'est dénoué du nœud douloureux lui procurant « une bonne tripe ». Il utilise la métaphore de la maison pour parler de sa psyché associant matériaux de construction, briques et parpaings constituant les bases de l'ossature pour la structure de la charpente.

L'assise corporelle semble assurer un meilleur ancrage social avec la reprise d'un travail.

Nous pouvons assimiler la citation d'Anzieu à notre travail : « La peau fournit une enveloppe au corps, le moi fournit une peau au penser ». C'est au travers d'une peau percée à panser que s'est opéré « un travail de prise de conscience transmis par une prise du corps ». Il évoque ces confirmations du corps que lui ont procuré les sensations. Son apprentissage corporel s'est fait sur le mode de la « découpe » morcelant ainsi les parties de son corps pour se les re-présenter.

Monsieur O s'est doté du « bouclier de Persée » en référence aux travaux de F. Pasche qui lui a permis à la fois d'être capable de relier son intérieur et de prendre « la bonne distance » sans craindre l'extérieur (avec sa mère selon lui étouffante, véhiculant son angoisse fusionnelle venant s'adhérer à sa peau psychique).

Il s'est ainsi constitué « un espace de solution » avec pour faculté de diminuer la pression et de le contenir dans ses limites (9). La violence des affects « explosion, éclatement » à laisser place dans cet espace à un travail de mentalisation organisé autour d'un processus de re-liaison. La subversion libidinale du corps biologique a permis de produire les bases des fondations de son corps érotique (4). La carapace a pu faire place à un bien-être intérieur.

Le travail de transformation du « négatif » a été possible par la re-narcissisation psychique de Monsieur O l'étayant dans sa re-construction (3).

La pensée récapitule ses propres strates, le moi projetant dans le monde ses interfaces.

La peau fournit une enveloppe au corps, le moi fournit une peau au penser.

Il s'est réparé, rechargé, regonflé libidinalement.

La fonction psychothérapique est cette ressource, bon objet contenant qui a permis d'extraire d'un processus mortifère, Monsieur O en véritable opérateur de transformation historique.

Conclusion

La relaxation psychothérapique a fourni un espace et un instrument pour une régression positive « afin de sortir le corps de son statut d'oubliette pour devenir miroir et résonances » (3).
Ce cadre fut le dépositaire de ses expériences sensibles sur un autre mode que celui de l'effraction, de l'extériorité, de la violence.
La confiance a pu naître autour d'une expérimentation pulsionnelle dans la relation transférentielle relançant la signifiance dans le processus thérapeutique.
Nous avons envie de conclure autour de ce développement qui décrit l'activité dans cette cure à l'épreuve du réel.
« Les idées nouvelles sont filles de l'esprit du temps, de l'héritage reçu et acquis, mais peut-être d'abord des énigmes inscrites dans le corps avant d'être symbolisées puis reprises par le travail de l'intellect » (2).

Bibliographie

1) Biard M.F., La question de l'affect dans la relaxation psychanalytique in champ psychosomatique, Paris, L'Esprit du temps, 2006

2) Chabert C et al Anzieu D., le Moi-peau et la psychanalyse des limites, Paris, ERES,, 2007

3) David-Ménard M., Autour de Pierre Fédida, Paris, P.U.F., 2007

4) Dejours C., Le corps d'abord,, Paris, P.U.F., 2003

5) Green A., La pensée clinique, Paris, O.Jacob, 2002

6) Hissard M-J., Les images en relaxation, X ème Colloque de la SFRP. 2005

7) Lesourne O., Traces mnésiques corporelles et addiction in Champ psychosomatique Paris, La pensée sauvage, 1996

8) Lish J.D Dime M.S., The national depressive and manic-depressive Association J.Affect.Disord, 1994, 31,4,281-294.

9) Pasche F., 80 ans de psychanalyse : Le bouclier de Persee ou psychose et realité, Revue française de psychanalyse, Paris, PUF,. 2006

10) Rosenberg B., 80 ans de psychanalyse : Pulsion et somatisation ou le moi, le masochisme et le narcissisme en psychosomatique, Revue française de psychanalyse, Paris, PUF, 2006

11) Ranty Y., Le training autogène progressif, Paris, PUF,. 1993

12) Ranty Y., Des images psychiques et corporelles dans l'œuvre de Schultz : Leur utilisation thérapeutique, 2005

LE CORPS VECU XXL :
A PROPOS DE TROIS CAS CLINIQUES.
LA RELAXATION PSYCHOTHERAPIQUE PEUT-ELLE MODIFIER LE VECU CORPOREL D'OBESITE ?

Valérie Niocel
Médecin nutritionniste, relaxateur - Limoges

Résumé :
La valse des régimes, les troubles du comportement alimentaire, le surpoids, l'obésité, autant d'éléments auxquels se confronte le médecin nutritionniste dans sa pratique quotidienne, éléments convergeant vers un dénominateur commun : la souffrance à la fois physique et psychique des patients à la recherche d'un corps idéal, d'un corps rêvé. Pourquoi cette rupture entre l'image du corps et l'image de soi?
Démunie en tant que médecin nutritionniste face au mal être des patients, j'étais à la recherche d'un outil thérapeutique permettant de répondre autrement à leurs attentes. Je me suis intéressée à la relaxation et plus particulièrement à la relaxation psychothérapique.
A travers l'histoire de Louise, Valentine et Raphaëlle et à la lumière de la littérature, je discuterai de la pertinence de l'indication de la relaxation psychothérapique dans le corps vécu XXL.
Mais que se passe-t-il dans la tête des femmes et des hommes qui trouvent leur corps gros ? Ce ventre qu'ils remplissent pour combler un vide. Mais quel vide ? Que cache cette souffrance, cette recherche d'un corps idéal, d'un corps rêvé ?
Après plusieurs mois de consultations en Nutrition, Louise, Valentine et Raphaëlle étaient au pied d'un mur devenu infranchissable. La plainte de leur corps gros, laid, moche selon elles, me conduira à les accompagner à la découverte de leur histoire grâce à la relaxation. Elles parleront alors beaucoup avant, après ou à la place d'une séance.
Après un an de cure de relaxation, Louise pense qu'elle est peut-être bien comme elle est, dans ce corps qu'elle commence à aimer. Valentine, elle, assume sa métamorphose même si elle s'en étonne : elle se sent bien, heureuse de vivre, son corps est gros mais elle se trouve belle dans la glace. Quant à Raphaëlle, le changement a débuté : elle ne voit toujours pas ses jambes dans le miroir mais a un visage et son ventre est beau ; elle se sent une autre fille.
Ainsi, Louise, Valentine et Raphaëlle vivent chacune à leur rythme une expérience unique : la concentration sur le corps, sur les tensions et les

sensations pour faire apparaître à la conscience une histoire somato-psychique refoulée dans une relation transférentielle avec un thérapeute, à la rencontre du Moi corporel et du Moi psychique. Le vécu corporel d'obésité n'est plus le même avant et après la relaxation. La naissance de la rencontre entre l'image du corps et l'image de soi va favoriser l'élaboration de l'amour de soi-même : le corps de Louise, Valentine et Raphaëlle qui était « gros, moche et laid » est devenu beau même s'il reste encore gros.

Mots-clés : relaxation psychothérapique - image du corps - image de soi - unité corporelle - troubles du comportement alimentaire

Médecin nutritionniste depuis 5 ans maintenant, je me suis rapidement rendu compte au cours de ma pratique que les patients ne supportant plus leur corps gros étaient à la fois en état de souffrance physique mais aussi psychique. Ils étaient à la recherche non pas d'un régime alimentaire équilibré mais plutôt en quête d'un corps idéal, d'un corps rêvé.

Démunie face au mal-être de ces patients, j'étais à la recherche d'un outil thérapeutique permettant de répondre autrement à leurs attentes. Je me suis intéressée à la relaxation et plus particulièrement à la relaxation psychothérapique.
Le training autogène et le training autogène progressif sont les deux techniques que j'utilise actuellement.

Voici l'histoire de Raphaëlle

C'est une femme de 39 ans, intelligente, coquette, mariée, avec deux filles âgées de 10 et 6 ans. Ayant vécu jusqu'à l'âge de 9 ans à Limoges puis à Paris jusqu'à l'âge de 36 ans, elle est de retour en Limousin depuis peu, suite à un choix personnel et professionnel réfléchi et occupe un poste de grande responsabilité dans une administration.
Elle m'est adressée par son amie généraliste pour une aide ultime à ses troubles du comportement alimentaire : « Je vous adresse mon amie qui a une surcharge pondérale depuis l'âge de 8 ans... Elle a fait tous les régimes connus... De plus, elle semble un peu dépressive car elle est à son poids maximum et a un conflit au travail. Elle vous amènera le bilan prescrit. Je vous remercie de ce que vous ferez pour elle. Cordialement. »
Raphaëlle dit ne plus supporter son comportement compulsif par rapport à la nourriture. Lors de régimes antérieurs nombreux, restrictifs, avec des interdits, seule ou accompagnée, elle a perdu jusqu'à 30 kg en un an. Elle parle de son corps, de ce qui se passe dans sa tête de manière lucide : « Je mange vite, je me remplis parfois mais je m'accepte à peu près dans mon

corps actuel ; je voudrais arrêter de grossir et perdre 15 kg sans jamais les reprendre...
A 16 ans, je pesais 65 kg, j'ai perdu mon oncle, le frère de ma mère que j'adorais, à 20 ans je pesais 83 kg et je ne perds plus. » Elle ajoutera qu'elle a été en analyse pendant 10 ans (de l'âge de 13 ans à l'âge de 23 ans) et qu'elle rencontre encore occasionnellement le psychiatre à Paris.
Raphaëlle a une sœur cadette, mince ; sa grand-mère paternelle, femme qu'elle chérissait, était obèse comme elle.
Le jour de cette première consultation, Raphaëlle pèse 95 kg pour une taille de 1 m 63 soit un IMC à 35,56 (le seuil de l'obésité étant égal à 30) ; pressentant que les conseils de bon sens en nutrition seront peut-être, utiles mais certainement insuffisants aux attentes de cette jeune femme, je l'invite à réfléchir sur les sensations de faim et d'envie de manger et je lui parle de relaxation.
Lors des consultations suivantes, Raphaëlle s'efforce d'allonger son temps de repas, de réduire les quantités de nourriture à chaque prise alimentaire, ne se pèse plus tous les jours, ne grignote plus, mais a encore envie de se remplir parfois de produits plutôt sucrés.
Nous débutons la relaxation psychothérapique après 6 mois d'aménagement du cadre de prise des repas, aménagement qui se poursuit ponctuellement en parallèle de la relaxation.

La relaxation de Raphaëlle

Avant de débuter la première séance, Raphaëlle commente son dessin (Figure1) : « Je ne fais pas mes jambes, je ne les vois pas, ne les regarde pas ; je ne me suis pas fait la tête parce que je ne sais pas dessiner, je ne la regarde pas. Par contre, je choisis les tissus des vêtements, je fais attention à la qualité des tissus, je mets des bijoux. »
Puis elle raconte qu'elle fait actuellement des rêves : on lui reproche de manger trop, trop de sucre mais elle se rebelle. Elle a dit uniquement à son père qu'elle débutait la relaxation ; il lui a répondu : « C'est bien, il faut arrêter avec la tête et réinvestir avec son corps. »
Elle décrit ensuite une impression de chute dans un puits tout noir sans fond.

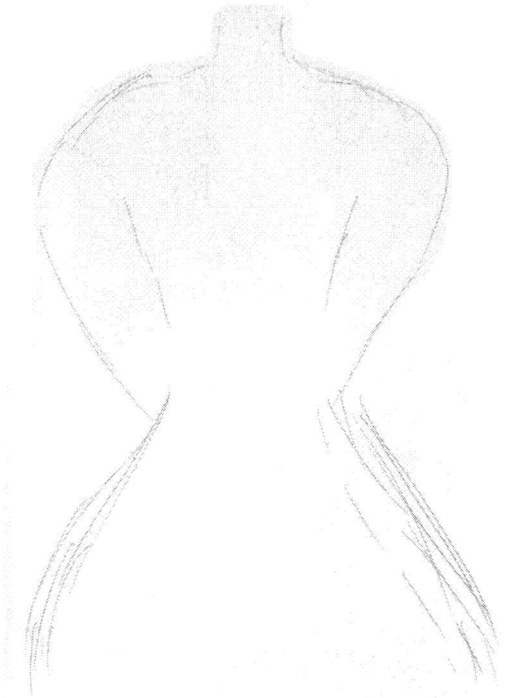

Figure 1 : dessin n° 1 de Raphaëlle

Lors de la concentration sur la pesanteur des deux bras, elle est à la surface du puits et s'étonne de retrouver des souvenirs lointains : « Mon bras droit, c'est agréable, Montpellier, le soleil, ma grand-mère paternelle que j'adorais y a vécu ; mon bras gauche, c'était plus sombre, j'ai pensé au compagnon de mes 20 ans, un serbe assez ténébreux. Ma jambe droite était légère alors que la gauche était comme repliée. »

La concentration sur la chaleur du bras droit lui permet de voyager à la Rochelle, à Paris, à Montpellier, elle est enfant, a 10 ans ; elle décrit une impression de bol d'air, un sentiment de grande liberté, très aérien et éprouve une sensation de légèreté pendant toute la séance. Elle ajoute que le toucher la détend mais que son hémicorps gauche reste plus sombre, plus triste.

Elle dit qu'elle a l'impression de faire corps avec le divan ; les séances chez elle lui permettent de se détendre et de ne plus grignoter.

Lors de la concentration sur la chaleur de tout le corps, elle évoque aussi des souvenirs : « Le côté droit, c'est toujours très agréable, le soleil, la plage, la mer, ma grand-mère, ma sœur, ma cousine, ma mère, je suis enfant puis adolescente à 15 ans, sentiment d'insouciance, de légèreté ; c'est très gai, très lumineux. Le côté gauche, j'ai 16 ans, la mort de mon oncle adoré qui me chérissait, me trouvait jolie... J'ai pris 20 kg en 6 mois... Ma jambe gauche, je la traîne, je rampe dans l'escalier à Paris pour arriver au 5ème étage dans l'appartement de mes parents. C'est la période à laquelle je suis en rébellion contre ma mère. »
Elle parle encore du décès de sa grand-mère, décès qui a été démesuré pour toute la famille et évoque à nouveau son compagnon serbe attentionné, protecteur mais possessif.
La concentration sur le cœur est, selon elle, douloureuse. Elle évoque une blessure, une peine extrême : son ami d'enfance, qui était comme un frère jumeau amoureux, s'est marié et ne l'a pas invitée à la soirée. Elle parle à nouveau de son oncle, de sa grand-mère paternelle. Au cours de cette même séance, elle sent des odeurs de son enfance, les fruits en bocaux, une odeur aigre-douce un peu sucrée qu'elle aimerait retrouver : « Mes grands-parents maternels nous ont gavés, moi comme les autres, les fruits n'étaient pas lavés mais délicieux ! »
Elle ajoute: « Je gère mieux ma façon de manger, je me sens moins compulsive, je mange plus équilibrée, je ne culpabilise plus. »
Un autre jour, elle dit qu'elle a été troublée lorsque je lui ai dit que ce n'était pas sa faute si elle était forte : « C'est étrange la respiration, je survolais la mer comme un oiseau puis, je me suis retrouvée sous une aile comme dans le creux d'une aisselle ; le cœur, j'ai vu une femme avec des grands bras. J'ai commencé des régimes à l'âge de 8 ans, j'ai à la fois une impression de liberté et d'être enfermée dans mon corps. Je me sens libre quand je danse, quand je nage ; ce sentiment de liberté, je l'ai en relaxation. »
La concentration sur la respiration lui fait dire : « C'est drôle, je suis de plus en plus petite, toujours à la mer, à la Rochelle, j'ai 7 ans, je fais un stage d'optimiste, on est en file indienne pour rentrer au port, il y a un reflet argenté sur la mer, j'éprouve à nouveau un grand sentiment de liberté, c'est aérien. J'ai eu du mal à sentir mon corps lourd sur le divan, j'ai plutôt un sentiment de légèreté. C'est beaucoup de plaisir, assez délectant, savoureux cet état profond dans lequel on se sent. C'est toujours ma grand-mère paternelle qui revient, son affection inconditionnelle ; j'ai toujours su que ma grand-mère m'aimait d'un amour absolu. Je pense qu'elle m'aimait plus que mes propres parents. J'ai la tête de ma mère (qui à 68 ans joue les midinettes, est mince) mais le physique de ma grand-mère qui s'est « emmerdée » toute sa vie avec son poids, il faudrait que je dépasse ça. »

La première fois que nous abordons le ventre, elle raconte qu'elle sait depuis toujours que c'est en elle depuis l'enfance qu'elle est trop grosse : « Je l'ai su dès l'âge de 5 ans, cela ne vient pas de mes parents », elle ajoute : « Quand je suis triste ou fatiguée, le seul endroit où j'ai envie d'aller c'est la mer mais je suis en chemise pour me protéger du soleil et de moi-même. »
Le lendemain de cette séance, elle se sent mal, comme en dehors d'elle-même avec des céphalées, des nausées. Elle a retrouvé une certaine sérénité en allant à la chorale : « Il faut chanter avec soi » me dira-t-elle.
Lorsqu'elle se concentre pour la deuxième fois sur le ventre, elle parle pour la première fois de son père : « J'étais dans une rue que je ne connais pas en Afrique du Nord, dans les années 30 ; c'est beau, je suis avec des enfants, c'est poussiéreux, c'est sec. Mon père a habité dans le quartier juif espagnol. Je ne suis jamais allée en Afrique du Nord, je n'ai jamais vu de photo de cette période, c'est curieux non ? » Puis elle poursuit en disant que la séance de la semaine dernière l'a faite réfléchir et qu'elle a discuté avec sa mère : « Tu sais, Simone (la grand-mère paternelle) m'a considérée un peu comme sa fille, ce à quoi ma mère a répondu que non, elle m'avait choisie comme fille… » Le passage du cœur est toujours selon elle un moment affolant, impressionnant, angoissant : « Ma grand-mère est morte d'une crise cardiaque seule dans une maison de repos, ma mère a aussi des problèmes cardiaques, ma sœur a un cœur d'artichaut et moi je ne lui fais pas confiance à mon cœur. »
Le ventre est décrit comme une grotte, un tunnel qui grouille de monde qui court partout ; ce n'est pas calme. Une autre fois, elle parle d'un volcan en ébullition mais toujours dans un tunnel, d'un monde sous-marin, d'une grosse éponge, d'une grosse pieuvre. Ce n'est pas effrayant mais incongru, c'est à la fois étroit et sombre. Elle se demande alors comment le corps peut encaisser les choses : « Ma grand-mère est morte un mois après la naissance de ma seconde fille, depuis, je ne gère plus du tout mon ventre. Je ne me vois pas comme je suis. » La chaleur reste pour elle une étape agréable comme la respiration : « Je suis en avion mais ma grand-mère n'est pas loin… »
Quelques mois plus tard, le deuxième dessin lui fait dire (Figure 2) : « Je ne sais pas très bien dessiner, je n'ai toujours pas de jambes, je me suis dessinée trop basse sur la feuille, je n'ai pas fait beaucoup de progrès. J'ai un grand nez, ça je sais, j'ai dessiné les oreilles ; je suis disproportionnée mais c'est comme cela que je me vois. La jupe cache les jambes, on dirait une duègne. »
La séance suivant ce dessin, elle raconte : « C'est quand même extraordinaire, je suis à la mer, nue ou à moitié habillée, je marche au bord de l'eau avec un paréo, je sens le vent, le soleil, c'est bien alors que sur le dessin j'ai une robe, je suis habillée. »

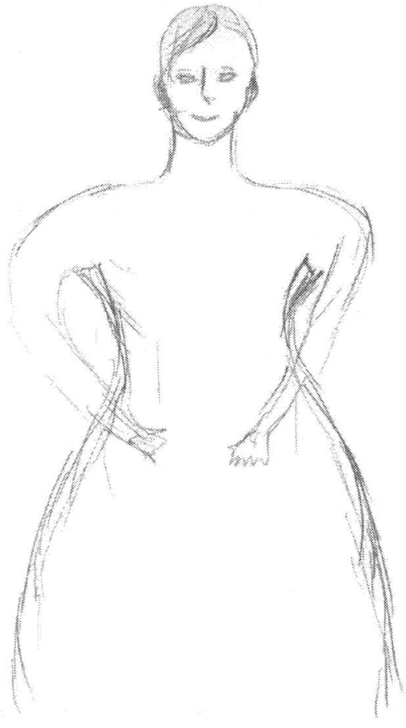

Figure 2 : dessin n° 2 de Raphaëlle

Lorsque nous évoquons le visage, elle raconte : « Le ventre c'est marrant j'ai l'impression d'être absente, dans un trou noir. Le visage, je me dis que je suis trop petite, je suis plus petite que mes enfants, j'ai peut-être 2 ou 3 ans comme si je voulais atteindre quelque chose. La chaleur, j'ai 10 ans, c'est agréable, je suis dans l'appartement de mes parents, on écoute de la musique. Et puis c'est Noël chez mon oncle dans sa cuisine vert pistache, c'est très gai. »
Une autre fois, elle dit : « Je suis sur une route, comme une autoroute, je rencontre des gens, il y a comme une troupe sur des échasses, c'est un peu comme *Alice au pays des merveilles*, il y a des quilles, je ne sais pas où mettre la tête. Le ventre, c'est le trou noir, il ne se passe rien. Le visage, je suis petite, il y a ces personnages sur des échasses qui sont moches, qui me font peur comme des masques moches. » Puis elle parle à nouveau du

ventre : « Avant j'ai chaud, au moment du ventre, je frissonne ; en fait j'ai souvent mal au ventre, je mets des bouillottes. Dans le rêve je suis de petite taille mais j'ai mon âge adulte ; dans ma tête, ce n'est pas très bien rangé. » Elle conclut en racontant qu'il y a quelques jours, elle s'est regardée, nue dans un miroir chez sa mère et s'est dessinée nue dans sa tête « je n'ai pas dessiné mes jambes, ce qui se passe au-dessous de ma taille ne m'intéresse pas... »

Depuis la rentrée, Raphaëlle va régulièrement à la piscine et s'est inscrite dans un club de natation. Blessée par le discours et le regard de femmes minces lors d'un entraînement, elle parle au cours d'une séance de relaxation du monde à éviter dans sa tête, de son ventre comme une vieille baraque avec du linge dehors, du linge blanc bien étendu sur des fils réguliers à l'horizontal, de son front comme une partition de musique, du Bach, la musique des déprimés : « Quand on n'a pas le moral, il faut écouter du Mozart, cela sautille, la musique va de l'avant. Le chaud, le lourd, c'est bien, je suis dans l'eau, à poil, toute seule. »

La semaine suivante, elle arrive en disant : « J'ai perdu 2 kg en un an mais je n'ai plus mal au dos. Mon corps lourd : je suis dans l'eau et mon corps est tout léger, je suis dans une crique, à la plage toute seule. C'est agréable cet état où on part complètement. J'essayais d'imaginer mon corps dans ma tête ; maintenant je me regarde dans la glace, je ne vois pas mes jambes, je ne me vois pas comme je suis. Quelquefois j'ai l'impression que je ne suis rien comme si je n'avais pas d'enveloppe corporelle. » Elle n'est pas retournée à la piscine.

Une autre fois, elle parle encore de son corps chaud, nu sur la plage au soleil, de son ventre chaud mangeant des graines, du couscous, c'est bon, de sa respiration qui l'emmène dans une rivière, elle va très vite, voit beaucoup de paysages très différents et très beaux et enfin de son cœur, à l'âge de 17 ans avec l'amoureux du moment, période très riche intellectuellement selon son expression : « C'est la première fois que je parle de cette dichotomie entre l'homme intellectuel, l'amour de mes 17 ans, époque à laquelle je n'avais qu'une tête et pas de corps ou du moins je le croyais, et l'homme physique, l'amour de mes 22 ans, le Serbe qui m'aimait pour ma tête mais aussi pour mon corps, qui me désirait. »

La séance suivante, elle parle brièvement de son père seulement pour la deuxième fois : « Je suis enfant à la Rochelle chez ma grand-mère sur son lit, elle lit, je fais la sieste, c'est bien. Après je suis en bateau sur la mer, il fait beau, je suis à la proue du bateau, jambes dans l'air, habillée, avec mon père. Personne ne parle. » Elle rajoute que pendant les séances de relaxation, son corps devient comme immatériel et qu'aujourd'hui dans son ventre c'était pourpre, rouge, très animé, cela grouillait comme à New York. Par contre les

paysages, ce n'est jamais la campagne mais toujours la mer avec sa grand-mère.
Durant la semaine, quelques tensions en famille avec sa mère et sa sœur l'amènent à penser qu'elle est dingue ou qu'elle a une imagination foisonnante. Elle décrit alors son ventre comme une grotte avec une voûte, des crochets en fer forgé, des crochets de boucher, des trucs tranchants, très désagréables mais assez esthétiques malgré tout.
La fois suivante, elle arrive en parlant de sa plus jeune fille qui lui dit qu'elle est grosse, lui demande pourquoi elle n'est pas comme les autres mamans, toute mince... Elle ajoute : « Ma mère voulait un garçon, j'ai un prénom Raphaëlle qui fait fille et garçon, je ne voulais pas boire son lait... » Après la séance, elle décrit les odeurs de plage, de sable, de crème solaire, de sel toujours avec sa grand-mère, très agréable : « Ma grand-mère a beaucoup projeté sur moi, j'étais la première petite-fille, elle m'a beaucoup aimée, je crois. Ma mère m'a soutenue, adolescente car je ne parlais pas ou peu, j'étais très angoissée. Mon père fuyait les situations un peu difficiles avec ses filles....
Ma mère était chez moi ces jours derniers et lorsqu'elle est partie, j'étais triste, je lui ai dit « Tu m'abandonnes maman ? » « C'est paradoxal non ? »
La semaine suivante, lorsque je vais la chercher dans la salle d'attente, elle termine une conversation téléphonique : c'était sa mère qui depuis des années l'appelle tous les jours vers midi et qui aujourd'hui termine la communication par : « Si on envisageait une clinique pour maigrir... » Avant de débuter la séance, Raphaëlle raconte son cauchemar récent : « J'étais dans une maison, j'ai entre 2 et 8 ans, je ne sais pas vraiment, au 3ème étage, des miroirs, des vitres, c'est noir, beaucoup de monde, je ferme la porte pour que les gens ne rentrent pas. Je me suis réveillée avec un poids sur la poitrine, poids que j'ai gardé toute la journée. »
La concentration sur une image de bonheur est l'occasion d'évoquer les premières vacances de sa fille aînée à la mer, sa fille a alors 18 mois : « Je marche sur le sable pieds nus, ma fille marche d'un côté et ma grand-mère de l'autre, les pieds dans l'eau, on rigole et c'est très agréable. En maillot de bain, je ne suis pas à l'aise mais le plaisir d'être à la plage surpasse la difficulté d'être en maillot. »
A la fin d'une séance très récente, Raphaëlle parle à nouveau de son ventre inondé de soleil : « La chaleur a réparé mon ventre, il était tout lisse, tout beau. C'était magique, comme une fée, j'étais légère comme si je sortais d'une chrysalide, comme si j'étais une autre fille, comme par enchantement ; le soleil c'était magique. La relaxation m'aide à supporter les tensions au travail mais aussi à mieux gérer mes excès alimentaires.
Je vous fais entièrement confiance, lorsque vous me parlez, je ressens tout de

suite le calme, la chaleur ; lorsque vous me touchez, je me sens rassurée, sereine. »
Raphaëlle n'a plus de compulsions alimentaires, maîtrise la faim et l'envie de manger mais sait qu'elle doit perdre encore 15 kg...

Discussion

Après dix années de thérapie en face à face, avec un psychiatre, années au cours desquelles Raphaëlle se confie sans cesse, ici, en relaxation, elle continue à parler toujours beaucoup avant, après ou à la place d'une séance.
Le vécu de la première séance et le premier dessin révèlent un corps vécu, lourd, sans limites, sans visage, avec des trous, témoin d'un problème d'identité associé à des troubles graves du narcissisme. Cependant elle dit me faire une totale confiance, se retrouve rapidement en état modifié de conscience et est surprise de retrouver des souvenirs lointains, presque oubliés pour certains, par des sensations qui ne l'interpellaient pas auparavant. Elle parle alors d'un sentiment de grande liberté, d'une sensation de légèreté alors qu'elle a l'impression de faire corps avec le divan.
Notre couple thérapeutique relaxateur-relaxé se constitue dès le début de la cure et Raphaëlle bénéficie alors sans attendre des transferts magique et maternel qui lui sont offerts. Dès la cinquième séance, elle met en balance son hémicorps droit associé à un souvenir heureux, un sentiment d'insouciance, de légèreté, de gaieté et son hémicorps gauche associé à un événement douloureux survenu à l'adolescence, la mort de son oncle adoré qui la chérissait, la trouvait jolie : « A 16 ans, j'ai pris 20 kg en 6 mois, depuis mon côté gauche je le traîne...Mais lorsque vous me touchez, je suis détendue, rassurée. »
L'apparition du transfert maternel, véritable levier thérapeutique, va mobiliser certaines fonctions spécifiques de la relaxation notamment les fonctions autocalmante, amniotique et contenante. Le fait que le relaxateur soit idéalisé va conduire à une diminution de l'importance du Surmoi et de la critique, à un affaiblissement du Moi et de ses mécanismes de défense. Raphaëlle va ainsi s'abandonner, se laisser aller et profiter de l'effet d'autotranquillisation, de l'effet anxiolytique tout en incorporant le bon objet de maternage.
La patiente raconte : « J'ai été troublée quand vous m'avez dit que ce n'était pas ma faute si j'étais forte. C'est étrange la respiration, je survolais la mer comme un oiseau puis, je me suis retrouvée sous une aile comme dans le creux d'une aisselle ; le cœur, j'ai vu une femme avec des grands bras. J'ai commencé des régimes à l'âge de 8 ans, j'ai à la fois une impression de liberté et d'être enfermée dans mon corps. Je me sens libre quand je danse, quand je nage ; ce sentiment de liberté, je l'ai en relaxation...C'est assez

délectant, c'est assez savoureux cet état profond dans lequel on se sent ; c'est toujours ma grand-mère qui revient, son affection inconditionnelle, son amour absolu... »

Grâce à la mobilisation de la libido narcissique du relaxateur et à la fonction narcissique de la relaxation, le corps détendu et contenu de Raphaëlle va alors être libidinalisé et regardé. La recherche du plaisir du corps à partir de sensations nouvelles va contribuer à la préparation du travail d'étayage de la libido objectale sur la libido narcissique, favorisant la renarcissisation du relaxé et l'affirmation de soi et de son image.

Raphaëlle commente son deuxième dessin en trouvant qu'elle n'a pas fait beaucoup de progrès : pourtant ce jour-là elle a dessiné un visage, des mains mais toujours pas de jambes...Elle ajoute à la fin de cette même séance, surprise par sa métamorphose débutante : « C'est extraordinaire, en relaxation je suis à la mer nue ou à moitié habillée avec un paréo ; je sens le vent, le soleil, c'est bien alors que sur le dessin j'ai une robe, je suis habillée. » Quelques séances plus tard, elle raconte qu'elle s'est regardée nue dans un miroir chez sa mère et s'est dessinée nue dans sa tête : elle n'a pas dessiné ses jambes, ce qui se passe au-dessous de sa taille ne l'intéresse pas. Elle ajoute que maintenant elle se regarde dans la glace mais quelquefois elle a l'impression qu'elle n'est rien comme si elle n'avait pas d'enveloppe corporelle.

Les deux images du corps, celle inconsciente du corps, décrite par Dolto et celle du miroir décrite par Lacan, ne cohabitent pas toujours harmonieusement. Cependant la relaxation, grâce à ses fonctions, spéculaire et esthésique, va permettre au relaxé l'esquisse de Soi. La fonction spéculaire va alors rendre possible l'acquisition de la notion du dedans et du dehors, du sujet et de l'autre et la rencontre entre miroir interne et miroir externe.

Récemment, l'induction de la chaleur et plus particulièrement la chaleur du ventre fait dire à Raphaëlle : « La chaleur a réparé mon ventre, il était tout lisse, tout beau. C'était magique, comme une fée, j'étais légère comme si je sortais d'une chrysalide, comme si j'étais une autre fille, comme par enchantement. La relaxation m'aide à supporter les tensions au travail mais aussi à mieux gérer mes excès alimentaires. »

La semaine suivante, suite à une dispute avec sa mère, elle préfère parler à la place d'une séance : « De toute façon ma mère, je ne lui plais pas, cela fait 40 ans que cela dure. Je ne suis pas belle dans l'œil de ma mère, il faudrait que je fasse quelque chose pour maigrir selon elle, j'en ai assez. J'ai pensé à vous quand vous m'avez dit que je n'étais pas responsable de mon poids et cela m'a fait du bien. Je sais ce que j'ai dans la tête mais mon enveloppe corporelle, je ne la maîtrise pas. Ma mère a été élevée comme une princesse

et ne supporte pas son corps et son visage vieillissant. Tout ce qu'elle fait c'est bien, moi non. Il faut peut-être que je m'accepte comme je suis dans ce corps même si je sais qu'il est gros. Aujourd'hui je pèse 98 kg et à 25 ans je pesais 94 kg... ». Depuis 12 mois, j'accompagne Raphaëlle en relaxation : le lien né entre l'image du corps et l'image de soi reste très infime, la notion d'unité corporelle très floue mais il existe une certaine prise de conscience de ce corps vécu obèse qui devient corps parlé. Si l'inconscient de Raphaëlle pouvait parler, il nous confierait peut-être comme l'écrit Nasio dans son livre *« Mon corps et ses images »,* à propos de *« La petite fille à la bouche de main »* de Dolto : « Ces mots disent ce que je sens et que je ne savais pas que je sentais. Et même si je l'avais su, je n'aurais pas pu le dire. Dès que ces mots ont nommé mon ressenti, je me suis senti mieux, plus apaisé, je me suis senti moi-même. A présent, je puis exister enfin dans une continuité d'être, avec un avant et un après. C'est cela qui est apaisant : avoir un avant et un après, avoir une histoire. Si aujourd'hui je me sens en sécurité, c'est parce que je viens de comprendre que le temps ne s'arrête pas au présent, que je puis devenir autre sans pour autant cesser d'être celui que j'étais. »
Raphaëlle continue à vivre ses séances avec beaucoup d'émotion mais elle ne parle plus de sa grand-mère tant aimée et peut laisser sa mère sans nouvelles pendant une semaine. Il y a quelques jours, le toucher l'amène à raconter : « Je suis à la mer, toute seule, dans l'eau, c'est très agréable. Mon ventre est éclairé de lumière. L'image de bonheur, j'ai pensé à mes filles, mon mari et moi, à la mer ou à Paris mais on est tous les quatre. La pesanteur, la chaleur, aujourd'hui c'est lourd, noir comme du charbon, j'en traîne des casseroles. Quand je mange c'est pour compenser un chagrin, une peine, une contrariété ; j'ai besoin de me remplir, je ne suis pas gourmet. »
Elle veut de nouveaux conseils nutritionnels pour perdre quelques kg mais elle sait que le chemin à parcourir est encore long et semé d'embûches.

En conclusion

Raphaëlle vit à son rythme une expérience unique : la concentration sur le corps, sur les tensions et les sensations pour faire apparaître à la conscience une histoire somato-psychique refoulée dans une relation transférentielle avec un thérapeute, à la rencontre du Moi corporel et du Moi psychique. Le vécu corporel d'obésité n'est plus le même avant et après la relaxation. La naissance de la rencontre entre l'image du corps et l'image de soi va favoriser l'élaboration de l'amour de soi-même : le corps de Raphaëlle qui était « gros, moche et laid » est devenu, beau, même s'il reste encore gros.

A PROPOS D'UN CAS DE RELAXATION EN MEDECINE GENERALE

Michel Truchassou

Médecin, relaxateur – Limoges
Résumé :
Monsieur E., 27 ans, travaille depuis 4 à 6 ans dans une structure municipale. Il présente depuis plusieurs mois des troubles digestifs, douleurs, constipation, diarrhées. Les bilans et biologies se sont avérés normaux. Il a entrepris sous ma direction un traitement par relaxation.

D'abord, sans prétendre à une vision panacéenne de cette prise en charge, je suis assez satisfait du déroulement de la relaxation d'E. : il est coopérant, il suit bien les directives techniques, il apporte sans trop de réticences des éléments importants lors de la verbalisation.

E. est donc traversé par des mouvements conscients et inconscients dans cette période de son existence. Ces mouvements psychiques impactent le corps soma et provoquent des symptômes. Symptômes qui sont plutôt des « plaintes ». Ne pas répondre de manière trop organiciste à ces plaintes, m'a semblé (certes peut-être de manière empirique), la façon la plus adaptée pour sortir de ce « pot-au-noir ». Mais, sans doute ne pouvais-je oser cette carte là, que parce que j'y avais été formé… Et E. de son côté, dans un climat de confiance a accepté l'aide que je lui proposais à travers la prise en charge en relaxation psychothérapique…

Mots-clés : Symptômes, relaxation, médecine générale

Donc Erik entreprenait sous ma direction un traitement par relaxation.
Au premier entretien, qui permet de mieux connaître le patient et de s'assurer de la bonne indication du traitement, j'ai appris que le jeune Erik, qui a à présent 27 ans, travaille depuis 4 à 6 ans dans une structure municipale. Il vit maintenant, auprès de Sophie qui a la garde de ses 3 enfants, qui sont nés d'un premier lit, et ils ont conçu ensemble, Sophie et lui, un enfant qui est à naître.

Il présente depuis plusieurs mois des troubles digestifs, douleurs, constipation, diarrhées. Les bilans et biologies se sont avérés normaux.

Parmi ses antécédents médico-chirurgicaux, il est noté qu'il s'était blessé auparavant en pratiquant le basket et il a bénéficié d'une ligamentoplastie du genou... Il y a 2 ans, Erik semble avoir présenté un état dépressif lors du décès de sa grand-mère : Cette dernière s'est étiolée, grabataire dans un lit d'hôpital, puis est morte après trois années de souffrances. Le grand-père, lui, est décédé quelques mois après. Erik avait un lien très fort avec ses grands-parents qui l'avaient en fait, élevé, car ils vivaient à proximité des parents.

Le père, lui, la cinquantaine, c'est plutôt le genre « copain », qui se confie à son fils,... sur ses difficultés sexuelles entre autre...

La mère est décrite comme assez sensible et serait même "dépressive". Elle est d'ailleurs actuellement traitée par antidépresseurs par son médecin généraliste. C'est une personne très "tendue" selon Erik, et il pense « tenir d'elle », ce qui l'inquiète... Les grands-parents maternels ne sont pas en très bonne santé : lymphome pour l'une, artérite pour l'autre.

Erik a une soeur aînée, mariée, et qui a un enfant.

Le cursus scolaire d'Erik s'est déroulé sans éclat, toujours dans le cocon familial, sans crise majeure cependant, même s'il a été réorienté en quatrième ou troisième vers un parcours "professionnel". Il aurait aimé être pâtissier... Mais sa vocation semble avoir été contrariée, et il est devenu fonctionnaire municipal. Dans son emploi est survenu rapidement un conflit avec le chef qu'il me décrit "parano", et cela s'accompagnant de brimades, d'invectives ou d'insultes. "S'il y a un truc dégueulasse à faire, c'est pour moi dit-il. Mais il a tenu bon, et est resté dans son poste.

Au plan personnel, Erik vit auprès de Sophie depuis un an, et elle est à présent enceinte de 6 mois.

Il semble que les difficultés sexuelles soient apparues depuis le décès de la grand-mère, et qu'elles soient à l'origine de questionnements réciproques. Un traitement par Paroxétine et anxiolytiques mis en place par son médecin, ne semble pas avoir eu d'effet indiscutablement bénéfique. Il était trop sédaté quand il le prenait à pleine dose ; il l'aurait cependant suivi pendant deux mois.

Par ailleurs, Erik affirme ne s'adonner à aucune dépendance : tabac, alcool ou autres.

Je préparais la fin de l'entretien en raison du temps passé, quand il m'interpelle : "Dites donc, votre truc, c'est drôlement costaud, ça m'a fait effet deux jours Vous n'en avez pas d'autre" ? Je comprends qu'il évoque le produit stimulant de l'érection que je lui avais demandé d'essayer pour pallier à ses "pannes"... Et je lui établis une prescription.

<u>Second entretien:</u> C'est le dessin du corps.(Il est demandé au relaxant de se représenter, tel qu'il se voit ou s'imagine).

Quand je lui demande de se dessiner, je le sens un peu réticent et incrédule : c'est le classique "Moi qui ne sais pas dessiner...". Puis il se met à l'oeuvre, s'applique, gomme un peu, puis évoque chemin faisant, Sophie, et m'annonce le début des travaux d'édification de leur maison, le week-end prochain sur un terrain des grands-parents. Enfin, comme il semble avoir terminé, il me présente le dessin.

A la question, "que pensez-vous de votre corps "? Il hésite un peu avant de me répondre :

"C'est bien ! Je suis comme ça ! Mais vous, qu'en pensez-vous ? C'est pas bien "?

Si, Si. Les anneaux aux oreilles, c'est quoi ?

"Il y en a un qui a été donné par mon oncle. Lui, il ne peut plus le porter ! Il est au fauteuil roulant !.

Je lui fais préciser : un accident de la route ?

"Non, à la suite d'un accident vasculaire cérébral... Il avait beaucoup de tension, et il a fait une rupture d'un vaisseau"...

En fin de séance, il revient sur son souci de "la panne". Il a repris du médicament, cette semaine et... ça a marché !

Quinze jours plus tard, (il était parti en vacances entre-temps sous la canicule), c'est la première séance. Séance sur le corps. Il a mal à une cheville que je me dois d'examiner. L'induction est faite comme il est prévu sur la recherche et l'établissement de la lourdeur-pesanteur et son corollaire de relâchement sur un membre supérieur. La séquence corporelle se déroule sans problème jusqu'à la reprise du mouvement après 10 minutes de repos...

Le ressenti d'Erik : Il a bien failli s'endormir, c'était bien. Il n'a pas éprouvé de sensations désagréables. Il s'est senti bien détendu dans son corps...

Je lui dis que c'est parfait, que les choses se présentent bien. Alors que nous sommes de retour dans mon bureau pour la partie administrative de la séance, il évoque de nouveau la "panne", qu'il a eue cette semaine. Et puis, il reprend le boulot lundi... Un collègue de travail, qui lui non plus ne peut plus supporter le chef, va partir dans une autre place.

La seconde séance, n'aura lieu qu'en septembre, pour cause de vacances... Il me signale d'entrée qu'il s'est engueulé avec son chef qui rentre lui aussi de vacances et voulait lui faire faire une tâche supplémentaire.

L'induction est refaite sur le calme, la pesanteur et le relâchement, étendus aux 2 membres supérieurs. La phase de relaxation se passe bien; on note qu'un bras glisse du divan en cours de séance.

Le ressenti : Erik a bien failli s'endormir, il a senti sa main droite qui allait tomber.

Il n'aurait pensé à rien durant la séance. Mais il évoque les enfants de Sophie qui sont « terribles » et il est contraint de leur gueuler dessus.

Huit jours plus tard, c'est donc une troisième séance, qui a dû être déplacée de 2 jours car il avait des papiers à signer pour la maison. Il me présente aujourd'hui une pathologie organique, sous la forme d'un gros rhume et d'un aphte douloureux.

J'induis encore sur la pesanteur- relâchement, déjà explorée au niveau des membres supérieurs et qui sollicite maintenant un membre inférieur. Erik, le relaxant, parait bien calme tout au long de la période corporelle.

A la reprise, je lui donne la parole :
"ça va ?.. bien"
Après un silence, il confie :
"Pendant toute la séance et même la semaine passée, j'ai pensé au bébé et à Sophie.
Elle dit qu'elle serait beaucoup plus "grosse" que pour les autres ...(ses premières grossesses). Elle est au 6ème mois, le 25, elle aura son échographie et on saura si c'est une fille ou un garçon. On pourra acheter le lit, la commode et la table à langer... mais on ne le dira pas, nous serons les seuls à savoir ce secret !
J'ai pensé : Est-ce enfin le bonheur ? Il poursuit :
Je crois que j'ai la "couvade": comme Sophie, j'ai des envies impérieuses et incontrôlables de sucré, de fraises, de sodas puis brusquement du dégoût pour ces choses.
D'ailleurs, au début de la grossesse, on a eu tous les deux des nausées par moment.
Je ponctue : "C'est la paternité "? Il poursuit sa réflexion : Sophie se gratte le ventre plus de dix fois par jour. Qu'est-ce que c'est ? Ou bien alors c'est l'angoisse, l'angoisse du 6ème doigt ! Ça saute une génération !
Mon père l'avait, moi non, mon neveu si.

La semaine suivante à la 4ème séance, affable, Erik me demande d'entrée si je vais bien ! Lui, a toujours son aphte et même un autre malgré le traitement. Il a consulté le dentiste qui va lui extraire 3 dents en trop mauvais état pour daigner être conservées. Je renchéris en lui disant que cela est préférable pour éviter d'autres maladies. Ça peut faire mal au ventre aussi me demande-t-il ? En fait, il est habité d'une multitude de questions : Le médicament stimulant l'érection est-il dangereux ? Il a dû en reprendre car il a eu encore la "panne" ! Il est toujours très sensible au regard d'autrui : on l'a bien regardé d'un drôle d'air à la pharmacie à la présentation de l'ordonnance.

Je veux comprendre, et je lui demande comment se passent ces rapports ? Au fur et à mesure des questions et des réponses, il apparaît clairement qu'Erik a peur... Peur de faire mal... Que le pénis érigé fasse mal à Sophie, fasse mal au bébé. Je lui demande si ces questions ont été évoquées chez les gynécos ? Il me répond que non... La question ne se pose même pas... Ils ne s'occupent pas de ça !

Je le conduis à la séance : induction sur le calme, la pesanteur généralisée aux quatre membres, laisser venir des images. Il me semble un peu tendu, mais je ne contrôle pas le tonus, car je ne juge pas le toucher opportun aujourd'hui.

A la reprise, il est presque déçu : "je m'endormais. J'ai travaillé hier soir, de 19 heures à minuit, et ce matin j'ai dû me lever à 5 heures pour embaucher à 6. J'étais bien ! Là je crois que j'étais davantage relâché que la semaine passée".

Ce que j'avais personnellement attribué à des tensions, étaient des mouvements d'entrée dans un état de sommeil.

Sans vouloir entrer dans l'exégèse du cas présenté (ce dont je vous laisse le soin), permettez-moi de m'autoriser quelques réflexions.

D'abord, sans prétendre à une vision panacéenne de cette prise en charge, je suis assez satisfait du déroulement de la relaxation d'Erik. Il est coopérant, il suit bien les directives techniques, il apporte sans trop de réticences des éléments importants lors de la verbalisation.

Erik est donc traversé par des mouvements conscients et inconscients dans cette période de son existence. Ces mouvements psychiques impactent le corps-soma et provoquent des symptômes. Symptômes qui sont plutôt des "plaintes". Ne pas répondre de manière trop organiciste à ces plaintes m'a semblé (certes peut-être de manière empirique), la façon la plus adaptée pour sortir de ce "pot-au-noir". Mais, sans doute ne pouvais-je oser cette carte là que parce que j'y avais été formé. Et Erik de son côté, dans un climat de confiance, a accepté l'aide que je lui proposais à travers la prise en charge en relaxation psychothérapique...

Je termine en remarquant que je vous ai peu parlé de régression.

En fait la régression est bien là dans la névrose et la souffrance psychique d'une personne qui se dévoile, dans le traitement aussi qui j'espère va permettre d'avancer.

Mais je laisse la parole à L. Israël et ce pourrait être une définition de la régression :

"La crainte devant l'inconnu ramène le malade à l'impuissance de l'enfant, à cet état où il ne pouvait survivre que grâce à la protection des autres".

A LA RENCONTRE DE LA RELAXATION SUR LE CHEMIN DE L'ABSTINENCE EN ALCOOLOGIE

Mireille Dubucq-Koumotoo
Infirmière, relaxateur
CH Esquirol - Limoges

Résumé :
C'est dans le cadre d'une institution (Centre Hospitalier Esquirol) que j'exerce en tant qu'infirmière psychiatrique depuis 30 ans.
Je travaille dans le Pôle RAPP 2-3 (Service du Dr E.R Lombertie), c'est à sa demande et sur son indication thérapeutique que j'ai pris en charge Ma., une de ses patientes.
Ma. est âgée de 63 ans. Institutrice retraitée, elle décrit un parcours de vie difficile avec une enfance marquée par des abus sexuels, une vie conjugale émaillée de violences ...
Après plusieurs rechutes alcooliques, on observe, chez Ma., une altération générale avec état dépressif majeur marqué par une anhédonie et des idées suicidaires ainsi que des difficultés locomotrices.
Ma. prend conscience de la nécessité de devenir abstinente. Elle est suivie par un psychologue mais accepte d'être prise en charge en relaxation psychothérapique de type training-autogène progressif (Y Ranty 1990).
Quand je lui demanderai de se dessiner, elle se trouvera ridée comme une petite pomme, ronde sans exagération et se trouvera des grands pieds.
A ce jour, Ma. est dans une prise de conscience de la nécessité absolue d'être abstinente par rapport à l'alcool. Mais, que faire face à un manque, à une sensation de vide.
Elle dit s'être « sentie vidée » alors que nous abordons le cœur, puis réalise une modification dans sa relation avec ses 2 enfants avec moins de heurts et plus d'écoute.
On peut se poser la question de l'intérêt de la relaxation dans la problématique alcoolique ?
Dans la mesure où elle s'intéresse au corps, au narcissisme et qu'elle permet, à travers la régression, d'accéder à une certaine verbalisation, on peut comparer la relaxation, à l'alcool dans ses effets myorelaxants, vasodilatateurs, euphorisants et déshinibiteurs.

Mots-clés : institution, alcool, relaxation

C'est dans le cadre d'une institution (Centre Hospitalier Esquirol), que j'exerce en tant qu'infirmière psychiatrique depuis 30 ans.
Je travaille dans le Pole RAPP 2-3 (Service du Dr E.R Lombertie), c'est à sa demande, et sur son indication thérapeutique, que j'ai pris en charge Marianne, une de ses patientes.

CAS CLINIQUE

L'histoire de Marianne

Marianne est âgée de 63 ans. Institutrice retraitée, elle décrit un parcours de vie difficile avec une enfance marquée par des abus sexuels, une vie conjugale émaillée de violences...
Sa mère s'est mariée contre son gré à 16 ans à un agent de maîtrise de la SNCF, très autoritaire. Elle n'est pas sûre d'avoir été désirée par sa mère et pense que son père nourricier n'est peut-être pas son père biologique.
Le grand-père maternel est décédé accidentellement alors qu'elle avait 11 ans.
Marianne perd son père à 4 ans d'une méningite foudroyante (elle n'en conserve aucun souvenir). Sa mère anxieuse et dépressive lui fait du chantage et lui dit : « qu'elle sera morte quand elle rentrera de l'école... »
Marianne a vécu entre la grand-mère maternelle et sa mère qui se remarie alors qu'elle a 8 ans à un forgeron éthylique.
Elle est violée par un voisin dans son enfance (elle n'en parlera qu'à 57 ans à un médecin alors que ses enfants adultes sont présents. Ils la soutiendront).
Pas de souvenir de son adolescence vécue selon un schéma matriarcal, existant depuis plusieurs générations dans la famille.
Marianne aurait souhaité faire des études de Lettres, sa mère n'est pas d'accord, elle fait alors des études de Droit, puis part à Paris et devient institutrice.
Elle rencontre son mari à 25 ans. Il est comptable chez Rhône-Poulenc. Elle aura une fille et un fils de cette union.
Le deuxième mari de sa mère meurt.
L'année d'après, elle perd sa grand-mère. A peu près à cette époque, elle se sépare de son mari et divorce quelques années plus tard. Ses enfants ont alors 4 et 5 ans, elle les élèvera seule.
Son ex-mari a refait sa vie et a réussi matériellement. Cela la renvoie à une mauvaise image d'elle.
Il existe une rivalité entre sa fille et sa belle-fille par rapport aux petits-enfants.
Marianne est extrêmement sollicitée par ses enfants pour garder ses petits-enfants, faire le ménage ou le repassage.

Marianne ne parvient pas à maintenir une certaine distance avec ses enfants. Suite à une succession d'hospitalisations pour état dépressif avec problématique alcoolique, Marianne vend sa maison (héritage familial) et achète un appartement. Son fils l'aide à gérer ses finances de manière rigide, si bien qu'elle se retrouve dans une position de petite fille immature et incapable.
Sa fille est très instable et a des difficultés conjugales (suivi en thérapie). Elle a un fils qui a des troubles du comportement (à type de repli) et une fille en crise d'adolescence qui présente des tics « aboiements ».
Son fils a deux enfants plus jeunes. Il a réussi professionnellement ; sa famille semble plus stable.
Après plusieurs rechutes alcooliques, on observe, chez Marianne, une altération générale avec état dépressif majeur marqué par une anhédonie et des idées suicidaires ainsi que des difficultés locomotrices.
Marianne prend conscience de la nécessité de devenir abstinente. Elle est suivie par un psychologue mais accepte d'être prise en charge en relaxation psychothérapique.

Relaxation
Les séances débutent en octobre 2006. Au cours des séances sur la pesanteur, Marianne exprime de la détente, quelques légers fourmillements au niveau des mains ainsi que ses difficultés de communication avec ses enfants et son manque d'envie de s'occuper d'elle.

Lors des séances sur la chaleur, elle a un plus grand ressenti du côté droit. Elle dit ressentir une bonne détente lors des séances mais avoir des difficultés à les faire à la maison. Néanmoins elle a l'impression de mieux réagir face aux évènements de la vie et dit se sentir mieux, un peu plus forte.

Quand je lui demande de se dessiner, elle se trouve ridée comme une petite pomme, ronde sans exagération et se trouve des grands pieds (Figure 1).

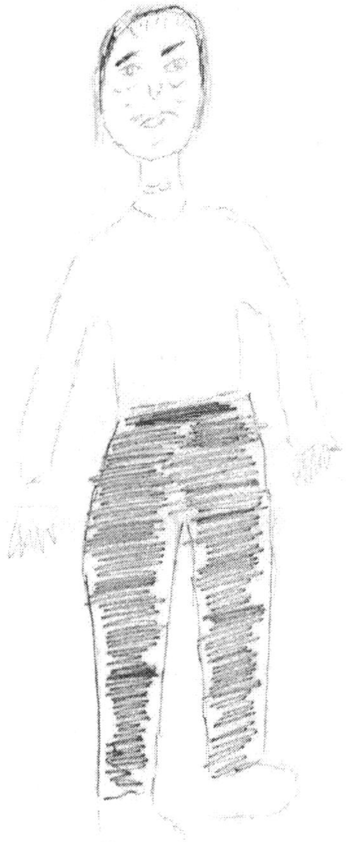

Figure 1 : 1er dessin de Marianne

Quand nous abordons la prise de conscience des battements du cœur, elle se sent « vidée ». Elle me fait part d'une modification dans sa relation avec ses enfants, avec encore des heurts mais plus d'écoute des uns et des autres. Elle reconnaît également avoir encore quelques alcoolisations.
La respiration lui procure une sensation de bien-être, de flottement. Elle réinvestit des activités délaissées (lecture, scrabble sur ordinateur, mots croisés, va à la Bibliothèque Francophone Multimédia prendre des cours d'initiation à l'informatique pour aller sur Internet).

Abstinente, elle prend conscience « qu'elle retrouve ses neurones ». Elle se sent capable de supporter les problèmes de chaudière de son immeuble en s'investissant pour en effectuer le changement. « Je reprends confiance en moi » et elle dit se sentir capable de soutenir sa fille en souffrance.
Au cours de la séance de concentration sur la chaleur abdominale, elle fait référence à un petit coin de paradis, elle dit « faire le vide dans sa tête », se sentir parfaitement bien. Elle se souvient de la messe dans son enfance → image de paix. Quand nous abordons la séance sur la fraîcheur du front, elle dit avoir peu de sensations. Elle verbalise par contre que le toucher a renforcé la sensation de lourdeur et de chaleur et se sent plus apaisée.
Son sommeil est de meilleur qualité (moins de cauchemars, plus de rêves agréables). Elle souhaite s'inscrire à des stages de pastel et se remettre à l'anglais. Elle dit se sentir plus sereine. Elle prend conscience d'avoir été accaparée par sa mère, elle-même sous la coupe de la sienne. Elle se dit vigilante pour ne pas reproduire la même erreur avec sa propre fille.

Elle interrompt les séances quelques semaines pour une hospitalisation, devant subir une intervention dentaire. A son retour, elle se dit satisfaite d'avoir utilisé les exercices de relaxation ce qui lui a permis de mieux appréhender son intervention.
Elle est fière d'avoir passé de bonnes fêtes sans alcool, apprécie la chaleur des moments passés en famille.
Les séances qui suivent feront ressurgir des regrets sur sa vie, de la rancœur vis-à-vis de son mari, elle évoque les abus sexuels de son enfance, sa relation avec sa mère dépressive, qui lui faisait du chantage ; elle a le sentiment d'avoir gâché sa vie.
Elle se sent vulnérable, mais elle rebondit et se met à faire plus sérieusement les séances à la maison.
Elle reparle de sa mère, de sa souffrance par rapport à elle et exprime à son égard de la haine.
En même temps, elle évoque des relations conflictuelles avec sa belle-fille, des regrets sur ses études et des souvenirs sur le passé reviennent à sa

mémoire « comme le souvenir d'un neveu qui aurait eu une méningite foudroyante ». Elle se plaint de mauvais sommeil et de cauchemars et ressent une grande fatigue.
Par contre, elle prend plus de soin à équilibrer ses repas et ne ressent pas le besoin de s'alcooliser.
Les séances suivantes, la détente étant plus difficile, elle exprime une gêne corporelle due à une prise de poids et souhaite se faire prendre en charge par un médecin nutritionniste.
Elle réalise qu'elle met de la distance par rapport aux souffrances de son passé, qu'il faut qu'elle profite des bons moments qui se présentent à elle avec ses enfants et ses petits-enfants.

Petit à petit il y a réalcoolisation et hospitalisation, suivie d'une prise en charge en unité d'alcoologie.

Après un arrêt de quelques semaines, nous reprenons les séances. Marianne fait le point et reconnaît que la vie est faite d'aléas, qu'il faut relativiser les difficultés, qu'elle a de la chance d'avoir ses enfants et ses petits-enfants, qu'elle doit s'occuper d'elle en allant chez le coiffeur, en s'habillant avec goût. Elle va visiter des expositions de peinture, fait de la marche, rencontre des amis. Elle est consciente de son incapacité à gérer sa consommation d'alcool donc à la nécessité d'être au taux zéro.
Les séances suivantes, elle aborde beaucoup plus sa difficulté à abandonner l'alcool. Elle dit que les séances l'apaisent et qu'elle essaie de les reproduire à la maison. Handicapée par sa motricité qui se dégrade, elle marche de plus en plus mal et a peur d'une aggravation physique et psychique, donc elle doit arrêter de boire.
A une autre séance, elle fait le constat de son histoire de vie. « Ma grand-mère a été veuve à 30 ans, ma mère à 20 ans, moi j'ai divorcé, ma fille est en souffrance, sa fille aussi. Que de souffrances ! Je réalise le manque d'homme au cours de ma vie ».
« J'ai le sentiment de n'avoir jamais été heureuse ». « J'ai toujours été esclave de quelqu'un ».

A nouveau, elle manque quelques séances, fait une rechute avec réapparition d'un syndrome dépressif, et des difficultés à la locomotion.
Elle est réhospitalisée quelques semaines pour rééquilibrer le traitement. Marianne rencontre des différends avec ses enfants et se laisse envahir sans pouvoir dire "non".

La reprise des séances se fait quelques semaines plus tard. Toujours abstinente, l'alcool ne l'a pas tentée depuis plusieurs mois. Elle retrouve le moral, réinvestit ses occupations. Les relations avec ses enfants s'améliorent, chacun faisant des efforts et trouvant des compromis. Elle ne ressent toujours pas le besoin de boire, mais a peur de perdre son autonomie motrice et s'efforce de faire de la marche. Elle va voir un kinésithérapeute. Elle a également une conversation avec son fils qui lui demande de vivre dans le présent et non tournée vers le passé et ses souffrances. Il lui dira à plusieurs reprises : « je n'ai pas demandé à venir au monde ».
Déclic, qui lui permet de se ressaisir, elle reprend confiance en elle, gère même son agoraphobie. Elle se sent bien, et retrouve certaines capacités.
Se sentant mieux moralement, elle se prend en charge physiquement en faisant de la gymnastique douce et utilise rarement sa canne.
Ses rapports avec sa fille demeurent chaotiques, mais se sentant mieux, elle entend sa souffrance et lui apporte son soutien. Elle réalise que son fils est plus solide.

L'objectif du moment est de consolider son abstinence, d'arriver à parler de l'alcool, mais surtout de faire le constat qu'elle peut vivre sans, même en en ayant à portée de main.
C'est en évoquant les odeurs de l'enfance qu'elle retrouvera les senteurs exhalées par un gros tilleul, situé devant la maison familiale. Elle réalisera qu'elle a découvert l'alcool à la maison. Son père buvait du vin tous les jours, plus une bonne bouteille le dimanche, sa grand-mère maternelle consommait à certains moments de la journée, des petits verres de Porto.

Marianne dit avoir commencé à utiliser l'alcool le soir quand ses enfants ont grandi. Sa fille vers 16-17 ans a découvert des bouteilles et les a vidées. Elle ajoute qu'elle se serait mariée pour pouvoir partir de la maison à cause de ses alcoolisations. Puis elle a continué à s'alcooliser avec des collègues à la cantine scolaire d'une petite école de campagne.

La séance suivante, je lui demande de se redessiner. « Je me sens mieux » dit-elle, « je suis plus souriante » (Figure 2).

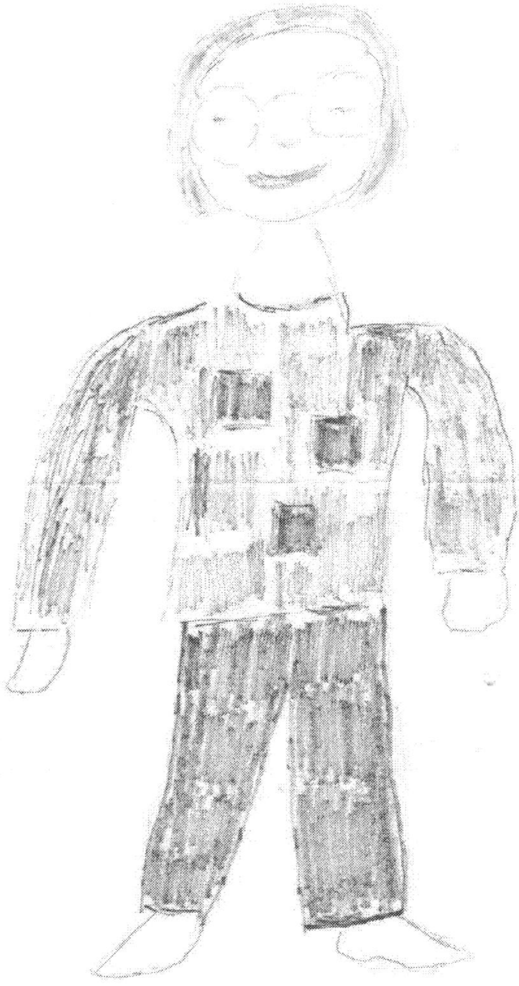

Figure 2 : 2ème dessin de Marianne

Elle dit se reprendre en main et fait des projets pour les fêtes de fin d'année.

Noël avec ses enfants et la Saint Sylvestre avec des amis.
Au cours d'une autre séance, elle se remémore qu'elle dormait enfant avec sa grand-mère, puis qu'elle a eu un lit au pied de celui de sa grand-mère. Et qu'elle n'a pas eu d'endroit vraiment à elle, où elle puisse se réfugier et rêver. Les seuls moments qu'elle avait de liberté, elle courait dans la campagne avec les copains et les copines où sinon sa mère la sollicitait pour une chose ou une autre.
C'est avec beaucoup de fierté que Marianne m'annoncera la promotion de son fils « ingénieur en chef ».
Je la revois après les fêtes de fin d'année, elle me fait part d'un moment privilégié avec sa fille en tête-à-tête, de paroles fortes comme « je t'aime maman quand tu es bien, j'aurais aimé pouvoir sortir avec toi et vivre des moments identiques quand j'étais plus jeune. »
Elle pense alors à la vente de sa maison familiale située à la campagne, maison qu'elle a eue du mal à quitter, mais convient que cela la libère du passé, qu'elle a tourné la page, qu'elle parvient même à vivre maintenant en se réinvestissant dans son appartement actuel où elle se sent bien.

DISCUSSION
L'histoire de la vie de Marianne, d'une certaine manière, fait écho aux récits de l'histoire de la vie des alcooliques en général.
L'image de la mère anxieuse, dépressive qui fait du chantage à sa fille et lui dit : « je serai morte quand tu rentreras de l'école », qui lui laisse entendre que le père qui l'a reconnue n'est pas son père, amène à penser que les premières années de la vie de Marianne ont été carencées, voir défaillantes. Absence de la mère, du père, quelle représentation parentale ? Altérée : L'absence représente un vide, un trou. Le soi sans contenant disparaît avec l'objet dont il ne se distingue pas. L'utilisation de l'alcool répond alors à une représentation du soi caché qui lui échappe sans cesse, faute d'un regard maternel signifiant et réparateur. L'alcool donne des sensations anesthésiques de vertige, reprise et chute, il calme et entretient l'angoisse, il est tout puissant comme l'image maternelle. On peut penser que la dépendance alcoolique de Marïanne qui naît au moment où elle se retrouve seule à élever ses deux enfants a un sens structurant qui lui sert de contenant à la pensée maternelle. Chute du psychisme, reviviscence de ses origines défaillantes, d'où utilisation de l'alcool pour faire face.
D'autre part, on observe l'absence de sensations ressenties lors des touchers ce qui laisse là encore à penser qu'il n'y a pas eu incorporation du bon objet et que le dialogue tonique dont parle Ajuriaguerra a fait défaut (manque de soins, de maternage). Il serait intéressant de pratiquer la relaxation selon Henry Wintrebert (1960) (mouvements passifs – immobilité – temps de

réadaptation des mouvements) qui peut-être, véhiculerait des sensations, des images et permettrait une verbalisation plus riche et un ressenti plus imagé.

Il semble que la sensation de vide soit en partie comblée à ce jour par la relaxation, grâce à la relation de transfert et contre-tranfert.

L'état d'abstinence peut s'expliquer par l'auto-tranquilisation, l'effet anxiolytique, l'augmentation du seuil d'excitabilité aux excitations externes et internes (relaxation psychothérapique = équivalent à l'effet positif de l'alcool).
Car grâce à « l'instinct maternel » du relaxateur, le patient a le désir de rentrer dans une régression maternante.
Ainsi Marianne va revivre son histoire et colmater certaines failles, où plutôt apprendre à vivre avec.
Les séances de relaxation laissent percevoir une image du corps défaillante, quand elle se trouve « ridée comme une petite pomme ronde » (1er dessin).
Elle exprime aussi « une gêne corporelle » et « le manque d'hommes au cours de sa vie ».
On constate là encore, les manques, voir les traumatismes de la petite enfance.

Le rôle de l'alcool est celui de restauration narcissique à travers l'ivresse, ce qui procure une certaine confiance et puissance.
L'alcool se montre efficace sur l'état dépressif au prix d'une destruction.
On peut se poser les questions suivantes :

1 – La relaxation peut-elle combler le vide intérieur des alcooliques ?
Oui, dans la mesure où elle s'intéresse au corps, au narcissisme, et qu'elle permet, à travers la régression, d'accéder à une certaine verbalisation, on peut la comparer à l'alcool dans ses effets myorelaxants, vasodilatateurs euphorisants et déshinibiteurs.
Il y a cependant, dans certains cas, nécessité d'adapter la technique. La relaxation de l'alcoolique doit être rassurante avec une présence soutenue du relaxateur dans le regard, la voix, les inductions verbales, les inductions tactiles, les mouvements.
Les ressentis du corps, assez pauvres expriment un vécu propre de l'alcoolique. La rencontre du corps et de la pensée, va suggérer le besoin de se nourrir autrement qu'avec l'alcool, d'où l'envie de le mobiliser, par une activité physique et de le remodeler avec une hygiène alimentaire.
Les rêveries, les fantasmes qui peuvent surgir au détour de la cure, amènent

une richesse, la réalisation fictive d'images qui souvent, chez l'alcoolique sont matérialisées par des cauchemars.
Ce corps habité, pare-excité (Y. Ranty), cette boîte de Pandore qui si on l'ouvre nous offre un matériel magique.
Ainsi, le vide intérieur de l'alcoolique peut être comblé, à travers le cadre contenant offert par le relaxateur, et grâce au contenant que le relaxé va se constituer au cours de sa cure.
Une vigilance s'impose dans l'accompagnement de la solidification, qui reste aléatoire, mais possible avec la relaxation psychothérapique.

2 – La relaxation peut-elle améliorer l'image corporelle ?
Là aussi, on observe au fil de la cure, un réinvestissement corporel, une métamorphose, des changements significatifs des bienfaits de la relaxation. Marianne l'exprime également à travers le deuxième dessin « je me sens mieux », « je suis plus souriante ».
Ceci semble corroborer le fait que la relaxation puisse améliorer l'image corporelle.

A ce jour la cure de Marianne se poursuit.

CONCLUSION
Le vécu de cette expérience m'amène à penser que rien n'est immuable, d'autant plus, face à une pathologie alcoolique, je ne peux m'empêcher d'être convaincue que la relaxation psychothérapique peut accompagner l'abstinent et l'aider à vivre autrement.

DE L'EPROUVE AU REPRESENTE.
A PROPOS D'UN ADOLESCENT QUI NE POUVAIT PAS ECRIRE

François Laspougeas
Psychopédagogue, relaxateur – Saint-Yrieix

Résumé :
La relaxation va permettre à Philippe, adolescent adressé au CMPP (Centre médico-psycho-pédagogique) pour une dysgraphie importante, de réaliser cet itinéraire personnel où l'imaginaire émerge du corporel alors que le dessin puis l'écrit donnent forme et sens à l'éprouvé. Ce processus de "recréation" ouvrira l'accès à une écriture possible.

Mots-clés : adolescent, relaxation, dysgraphie

Introduction

Je voudrais rapidement préciser que je conçois mon travail (et la psychopédagogie en général) comme étant avant tout un ensemble de techniques visant à un étayage et une stimulation des processus de créativité. Il vise à permettre à l'enfant de s'approprier des registres symboliques et culturels jusque là inusités et cela dans le cadre d'une rencontre où la dimension du sujet est primordiale.
Le deuxième point important me parait être le statut du corps dans ce processus : je travaille essentiellement à partir de médiations corporelles auprès d'enfants jeunes souvent assez peu structurés sur le plan de la personnalité mais aussi avec des adolescents, période de la vie où le corps est au centre d'intérêts et de préoccupations multiples.

Philippe vient au CMPP sur les conseils des professeurs du collège (il est alors en 6ème) pour un problème d'écriture. Voici ce que dit le professeur principal à son sujet :
« Depuis l'école primaire P. rencontre des difficultés au niveau de la calligraphie. Son travail n'est pas lisible. Lorsqu'il écrit, il semble stressé et toujours pressé. Lui-même n'arrive pas à se relire ou à expliquer ce qu'il a écrit. Par ailleurs il n'arrive pas à organiser son travail. Son classeur est un véritable fouillis. En français, il semble avoir des idées mais est incapable de les traduire.

En général, il est solitaire, a du mal à tisser des liens avec ses camarades, se retrouve en général seul en cours et a du mal à s'intégrer dans le groupe d'EPS. Il n'a pas selon le professeur d'EPS de difficulté motrice particulière».

P. est l'aîné d'une fratrie de 2 enfants dans une famille recomposée avec 2 enfants du côté du beau-père. P. a des contacts très épisodiques avec son père.

Comme il est d'usage dans notre structure, c'est par la phase d'entretiens et de bilans que P. va engager son travail au CMPP.

La mise en commun des différentes approches réalisées par l'équipe (entretiens réalisés par l'assistante sociale, bilan psychologique, bilan psychomoteur) lors de la synthèse nous permet de mieux cerner la personnalité et la problématique de P. : c'est un enfant d'intelligence normale, avec un contact à minima, n'exprimant pas ses émotions ce qui contraste avec une expression pulsionnelle riche tant à travers le dessin que dans les tests projectifs. Il présente une forte anxiété avec refoulement massif de toute la problématique de l'agressivité. Le bilan psychomoteur exclut toute raison organique ou fonctionnelle à sa difficulté.

On me confie lors de la synthèse la prise en charge de P.

Voici quelques éléments que je voudrais transmettre de notre première rencontre.

P. est en réelle souffrance par rapport à son problème d'écriture et ne s'explique pas comment il peut en être là, au point de ne pas pouvoir se relire.

Il me parle du peu de liens sociaux établis avec ses camarades : il a joué un peu au foot mais a arrêté, cela le gênait pour ses études. Son plaisir est de réaliser des promenades en solitaire ou avec son frère parfois.

Il n'a aucun souvenir de son début d'apprentissage de l'écriture, il me dit n'avoir aucun souvenir de l'école maternelle, très peu du CP.

Il souhaiterait être garagiste comme son oncle et d'ailleurs comme cadeau, il demande toujours des outils pour plus tard.

C'est donc un adolescent discret, très (trop) raisonnable dont on pourrait dire qu'il laisse peu de trace ou de signe de lui et ayant très peu de souvenirs. Je perçois également chez P. une tension corporelle importante lors de ce premier entretien.

L'hypothèse que je formule est que cette difficulté à écrire, cette production corporelle empêchée a, pour fonction d'exprimer secrètement quelque chose que le sujet ne puisse exprimer autrement alors que dans d'autres circonstances cette expression serait possible. Cela exclut pour moi toute tentative de réduction frontale du symptôme, tout projet de faire taire cette difficulté. Mais je ne veux pas perdre de vue que P. est en souffrance par cette difficulté à écrire. La médiation proposée est pensée dans la prise en compte des deux polarités, la difficulté répertoriée et la possibilité d'échappatoire symbolique qu'elle ouvre. Je choisis dans ce contexte de proposer un travail de relaxation.

J'utiliserai la méthode Bergès. Je choisis cette méthode entre autres raisons :
- parce qu'elle allie une concentration mentale à une décontraction musculaire
- parce qu'elle crée un réaménagement des perceptions au niveau de l'image du corps et du schéma corporel
- parce qu'elle favorise la production de l'activité imaginaire en lien avec l'éprouvé corporel.

Il s'agit d'ancrer et d'écrire cet éprouvé dans le registre de la représentation.

P. accepte cette forme de travail et va entrer dans le processus avec une grande implication personnelle. Le temps de relaxation est suivi d'un temps de verbalisation. P. choisit de terminer les séances par un dessin.

Les premiers dessins évoquent des scènes épiques de batailles gigantesques où les bons et les méchants s'affrontent ; il y est question de trahisons, de renforts inespérés arrivant au bon moment (**dessins 1, 2, 3**). Mais je voudrais plus insister sur une série de dessins réalisés après la phase où on invite le relaxant à décider lui-même du moment où il va sortir de la phase de relaxation. Cette phase marque une étape importante dans l'autonomie du sujet.

Lors de la verbalisation qui suit la séance, P. évoquera une impression désagréable qui l'empêche d'aller plus loin mais qu'il a du mal à identifier. Il utilisera cette formule très littéraire : « Je me sens prisonnier dans un ailleurs que j'arrive pas à définir ».

Je lui propose alors de dessiner, de donner corps à cet ailleurs, il me dit être en mesure de le faire et réalise ce dessin qui sera le premier d'une longue série (**dessin 4 et suivants**).

Je précise que je ne me situe pas dans un contexte d'interprétation de la production. Cela ne veut pas dire que je ne réfléchisse pas à ce qui se passe là, aidé d'ailleurs en cela par d'autres membres de l'équipe, et le travail implique mon psychisme et celui de l'enfant, mais la voie que je choisis est d'accompagner et d'étayer la production, en tant qu'auxiliaire du moi. Je vais écrire, me plaçant dans la position du scribe, celui qui écrit pour l'autre. Je remarque alors l'extrême attention que P. porte à mon geste. L'écriture dans un premier temps donne des précisions sur les éléments du dessin. Dans un deuxième temps, elle ouvre l'accès au ressenti corporel et devient de plus en plus intimement opérante en abordant des états émotionnels que le dessin ne suffit pas à exprimer.

Pour utiliser une métaphore photographique, je dirais que l'écriture réalise ici une mise au point, elle permet le passage du flou au net en révélant ce qui n'était pas perceptible. C'est dans le cadre de cet itinéraire, de cet effet de focale et à partir de cet ancrage corporel que l'écriture de P. va, elle aussi, passer du flou au net. P. va réaliser rapidement qu'il peut écrire.

Mon hypothèse, sans ignorer la dimension expressive et symbolique du dessin est que cet enfant a pu se réapproprier l'écriture à partir du moment où elle prenait sens pour lui, donnant possibilité à des affects de s'exprimer, elle était, véhicule de la pensée. Mais d'une pensée élaborée à partir du corps. Elle devenait un code de la réalité extérieure au service de la réalité interne. L'investissement d'un code symbolique et culturel suppose avant tout, l'élaboration d'un lien entre le signe et le pouvoir de résonance interne qu'il a pour le sujet, ce qui suppose un écart entre les deux, le code étant une passerelle entre ces deux polarités.

Lorsque nous déciderons d'arrêter la prise en charge, P. écrira de façon lisible, ses capacités en expression écrite se seront beaucoup améliorées selon le professeur de français, par ailleurs sa mère me dira avec une discrète inquiétude qu'il a découvert le plaisir des booms et autres anniversaires entre copains.

Cette leçon du corps, car nous sommes partis de là, nous montre la richesse et l'intérêt des médiations corporelles en particulier la relaxation dans le cadre de l'aide que l'on peut porter à l'enfant.

Dans l'histoire de la pensée, nombreux sont les philosophes pour qui penser passait par le corps : Pascal qui se mortifiait, Rousseau dont la vie a basculé suite à « un mouvement qui se fit en lui » conduisant à 5 années d'une extrême productivité intellectuelle et bien d'autres aussi. Mais je voudrais terminer par Nietzsche qui dans le « Gai Savoir » avance l'idée que sans hyperesthésies, il n'est pas de pensée existentielle possible. Il y écrira « La pensée est un symptôme, les idées, des preuves de l'existence du corps ».

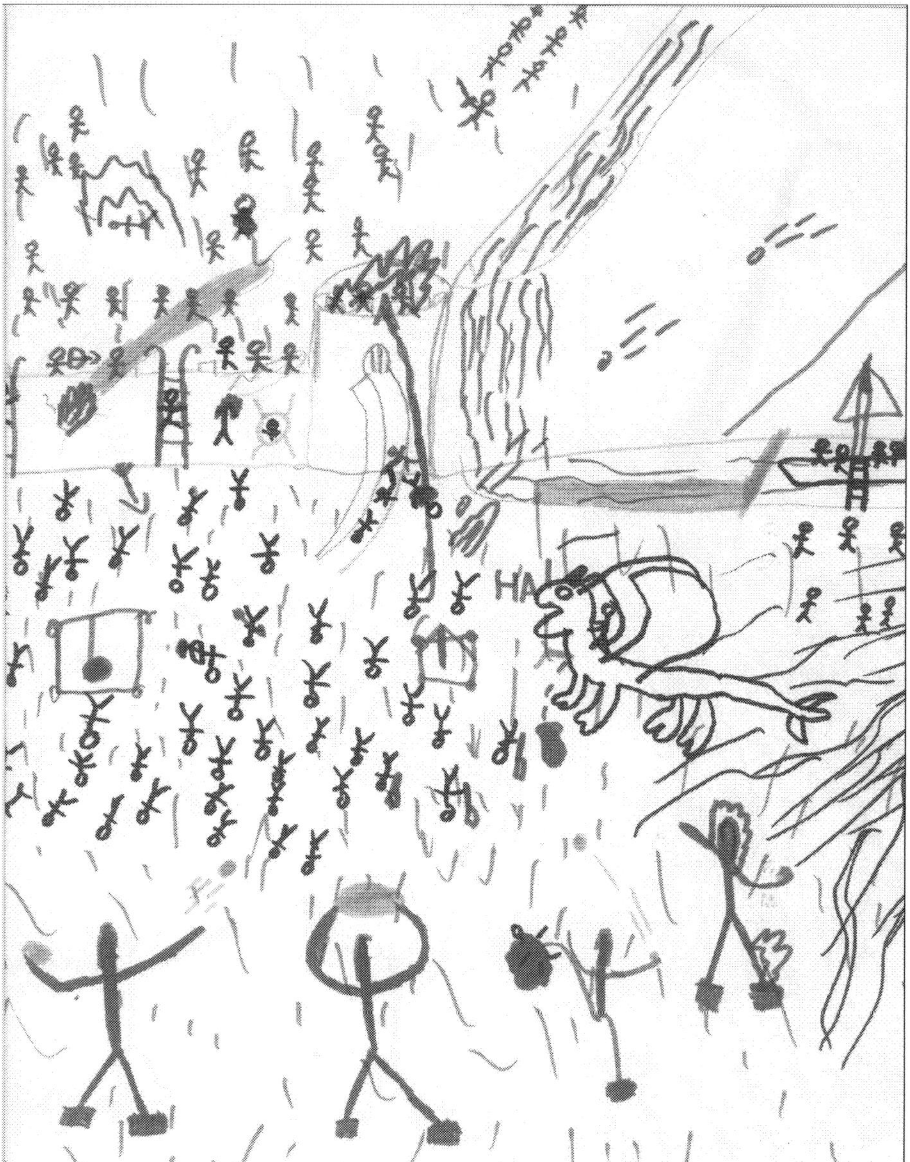
HA

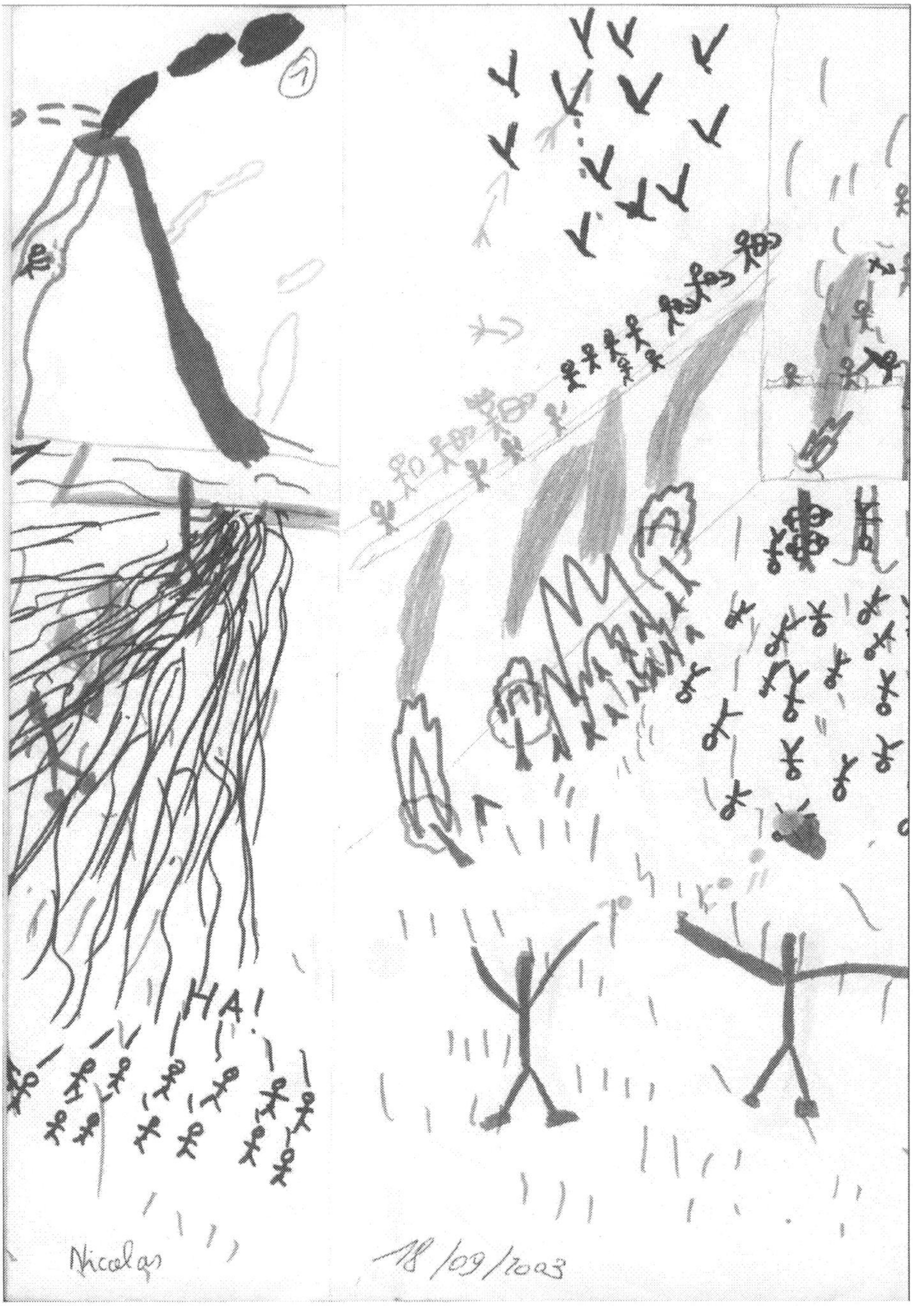
1
HA!
Nicolas
18/09/2003

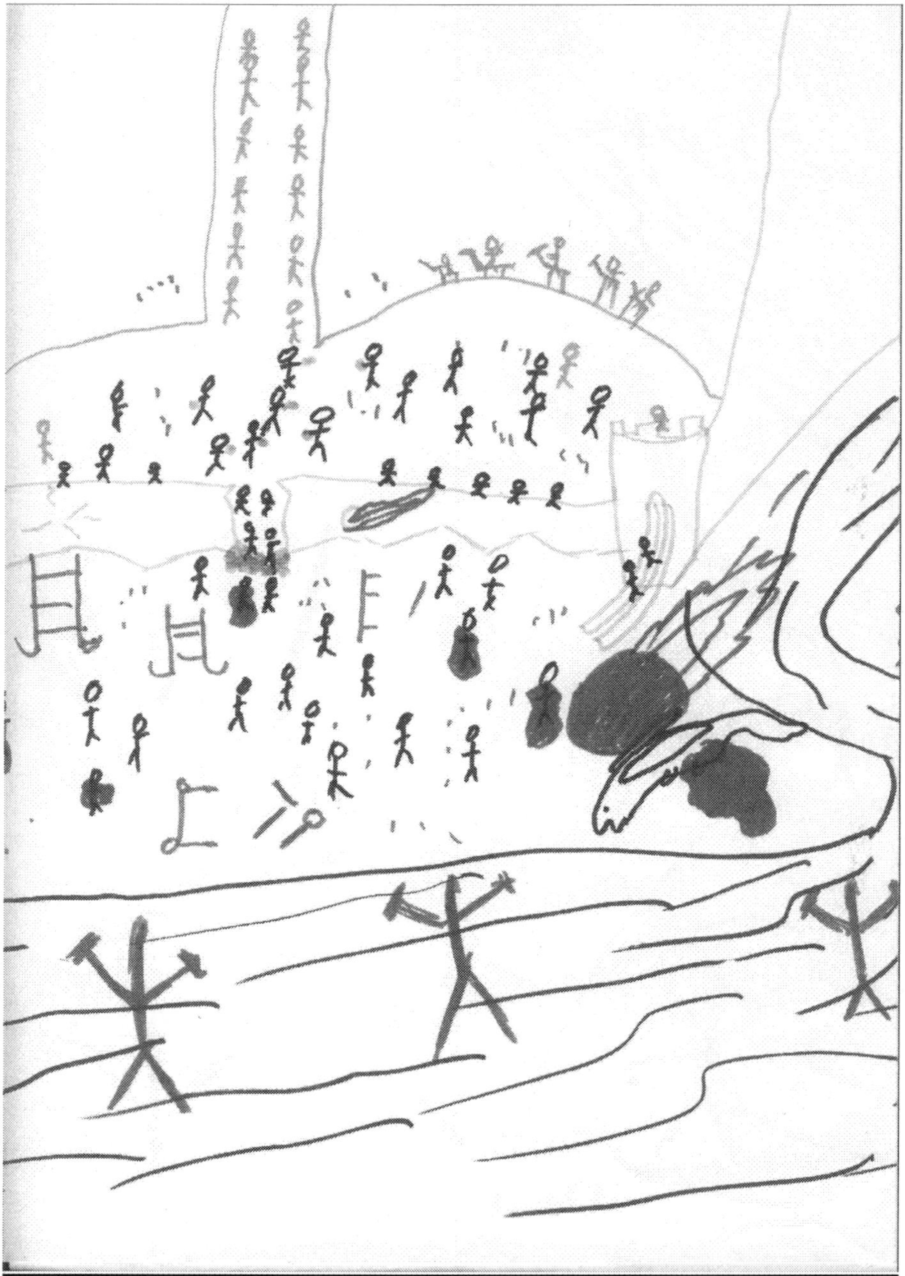

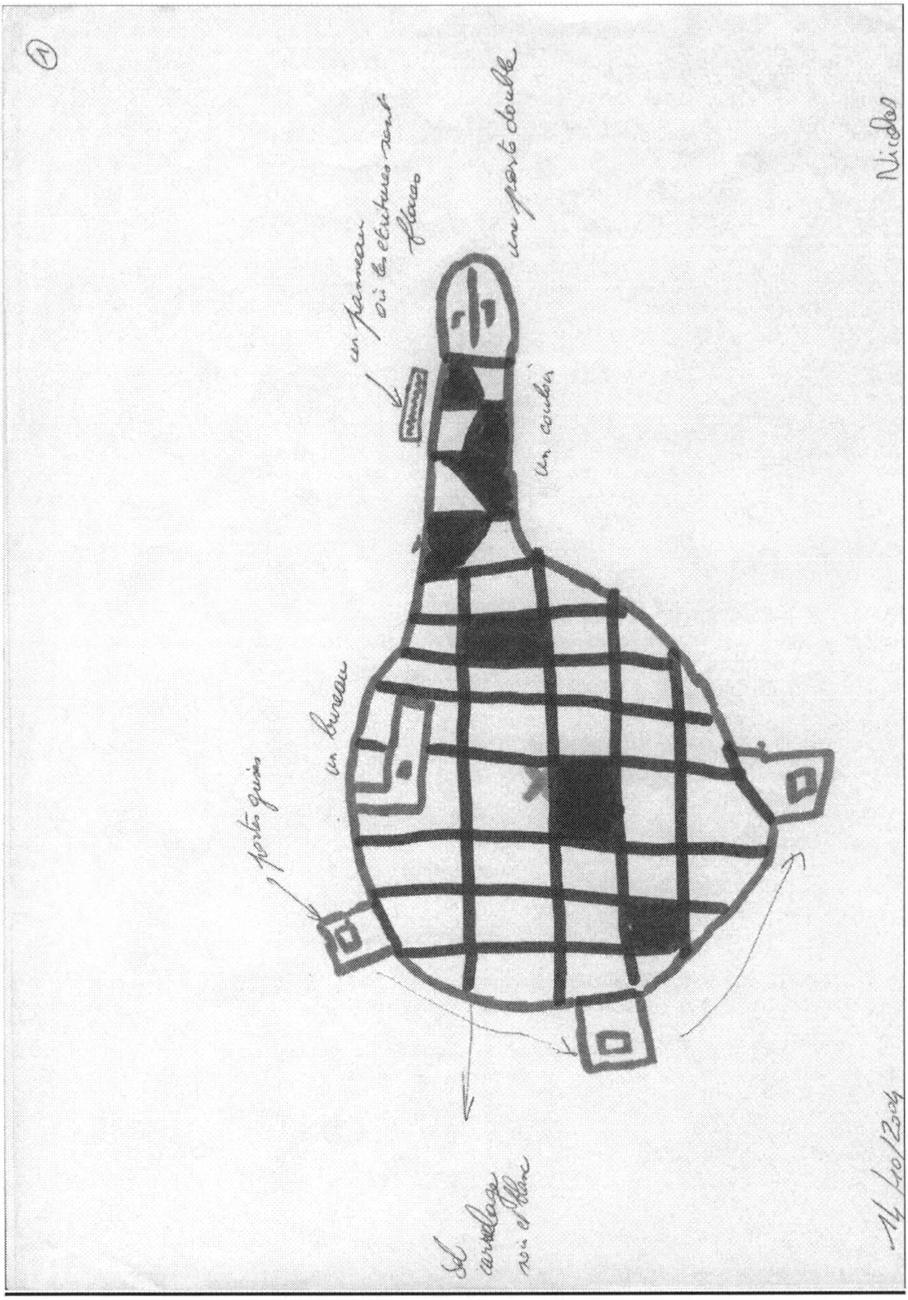

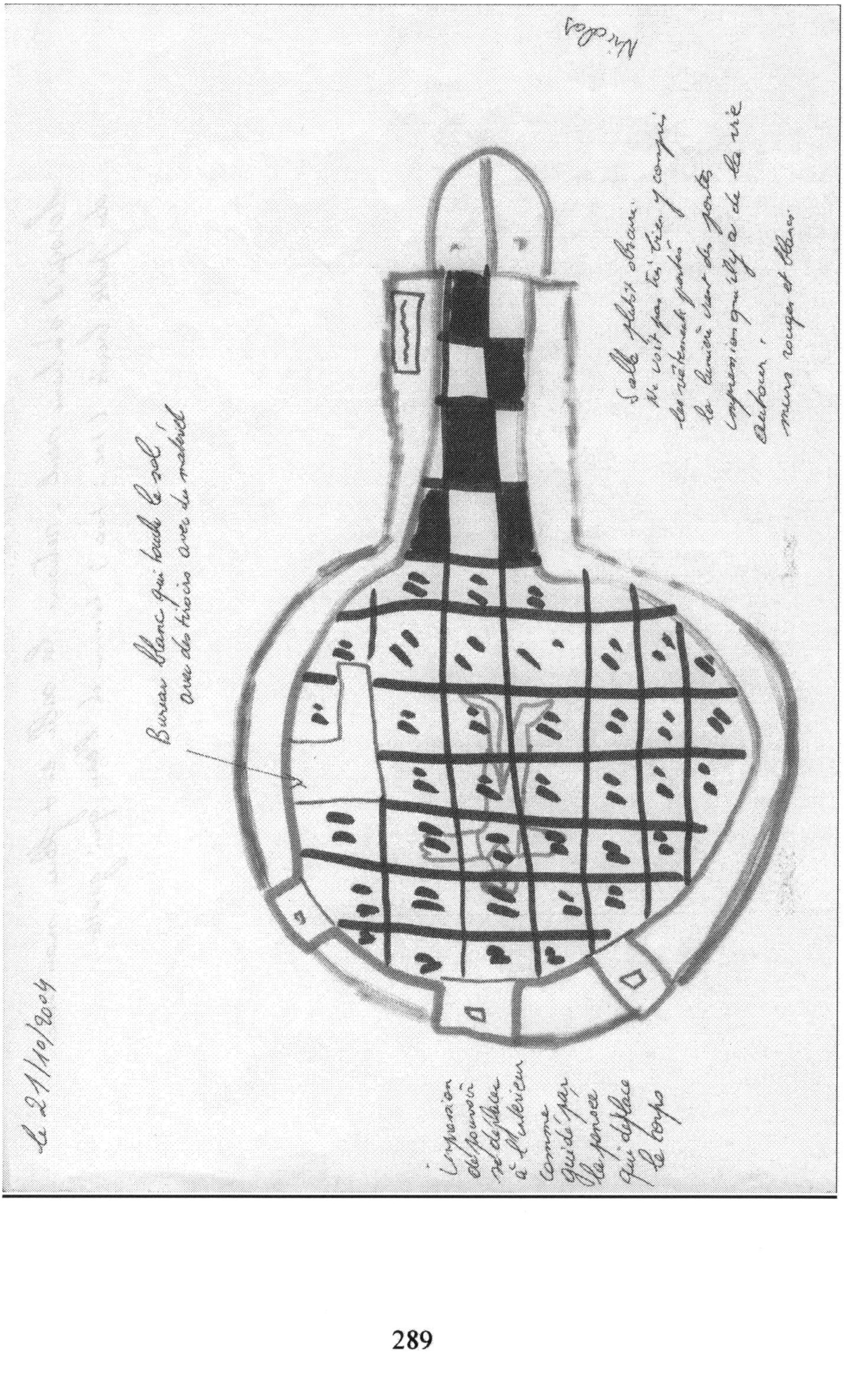
le 21/10/2004
Bureau blanc qui touche le sol, avec des tiroirs avec du matériel
Nicolas

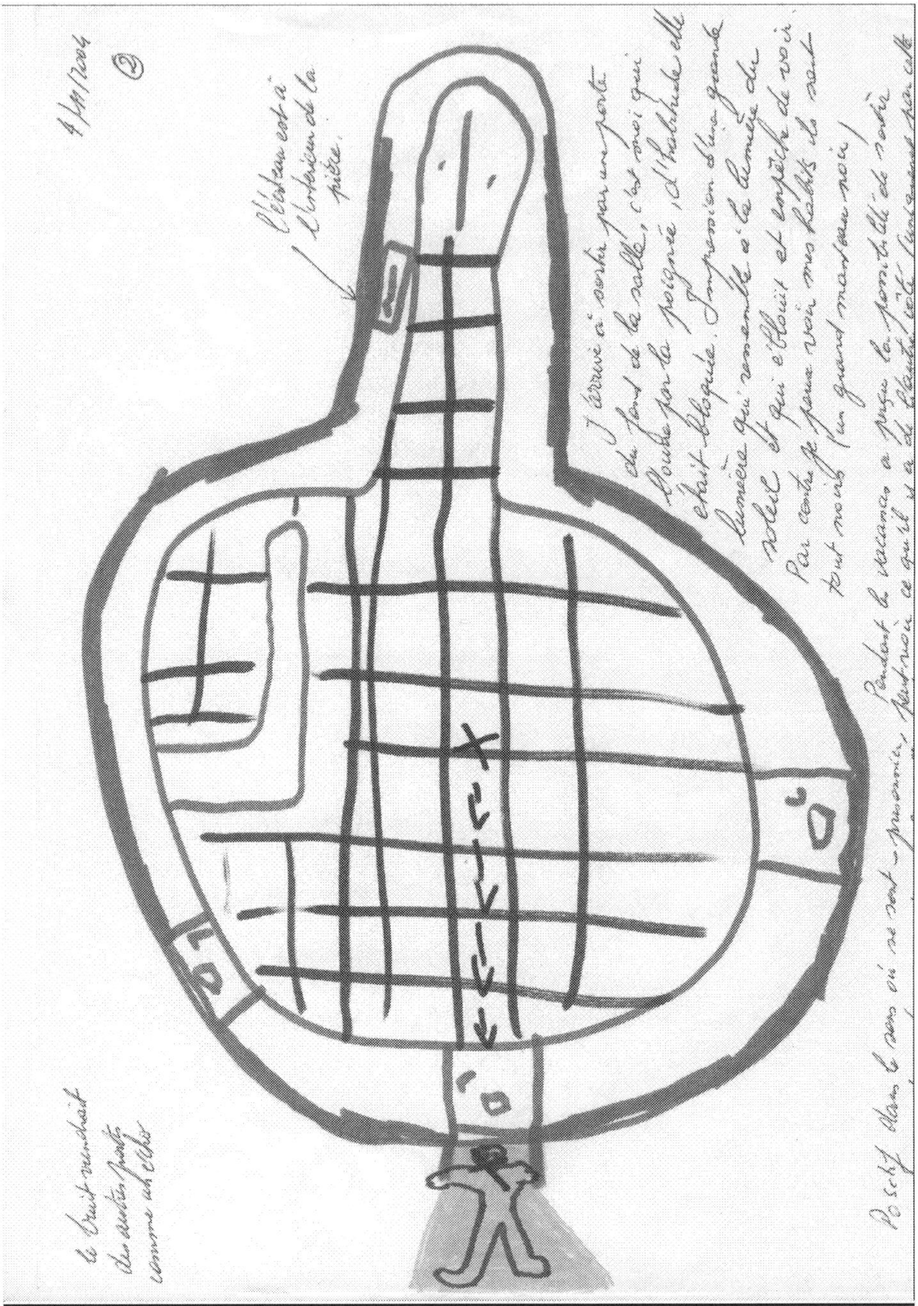

4/11/2004
②
L'écran est à l'intérieur de la pièce.
Le bruit rendait des autres pièces comme un écho
J'arrive à sortir par une porte du fond de la salle, c'est moi qui l'ouvre par la poignée, d'habitude elle était bloquée. Impression d'une grande lumière qui ressemble à la lumière du soleil et qui éblouit et empêche de voir. Par contre je peux voir mes habits ils sont tout noirs (un grand manteau noir)

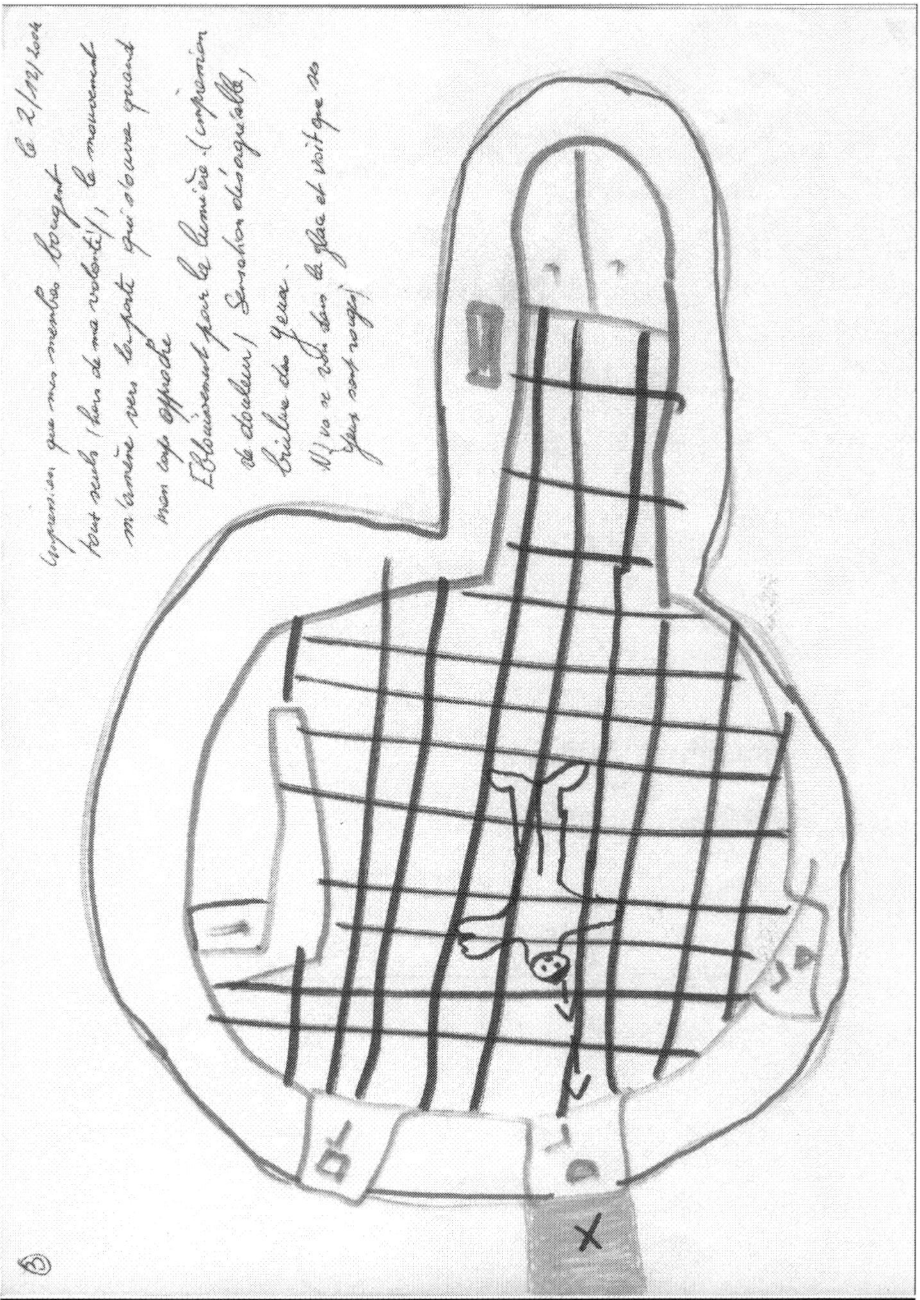
le 2/12/2004
Impression que mes membres bougent
tout seuls (hors de ma volonté), le mouvement
m'amène vers la porte qui s'ouvre quand
mon corps approche
Éblouissement par la lumière. (impression
de douleur) Sensation désagréable,
brûlure des yeux.
Il va se voir dans la glace et voit que ses
yeux sont rouges.

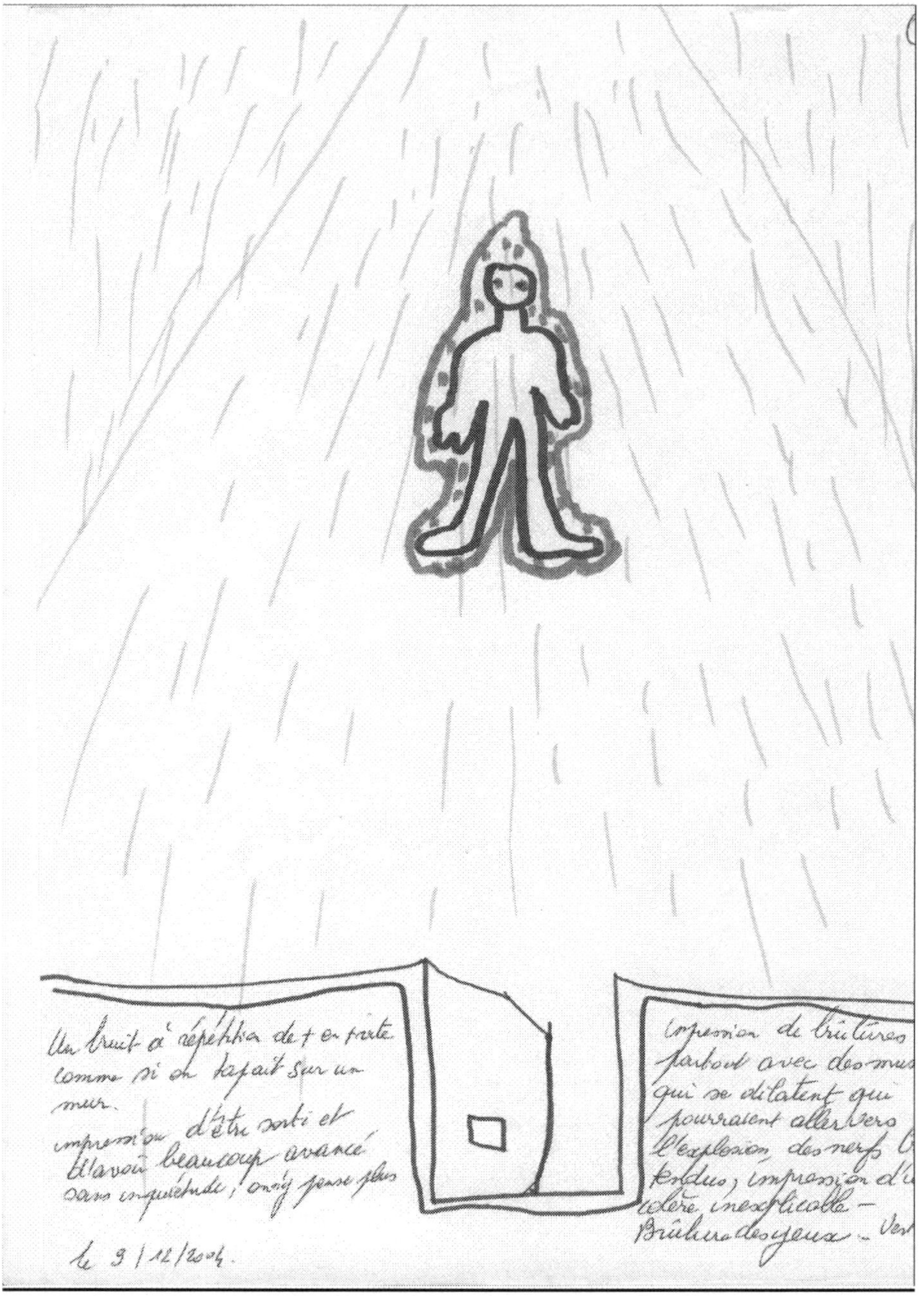
Un bruit à répétition de + en forte
comme si on tapait sur un
mur.
impression d'être sorti et
d'avoir beaucoup avancé
sans inquiétude, on n'y pense plus
le 9 / 12 / 2004.
impression de brûlures
partout avec des mus
qui se dilatent qui
pourraient aller vers
l'explosion des nerfs
tendus, impression d
colère inexplicable –
Brûlure des yeux –

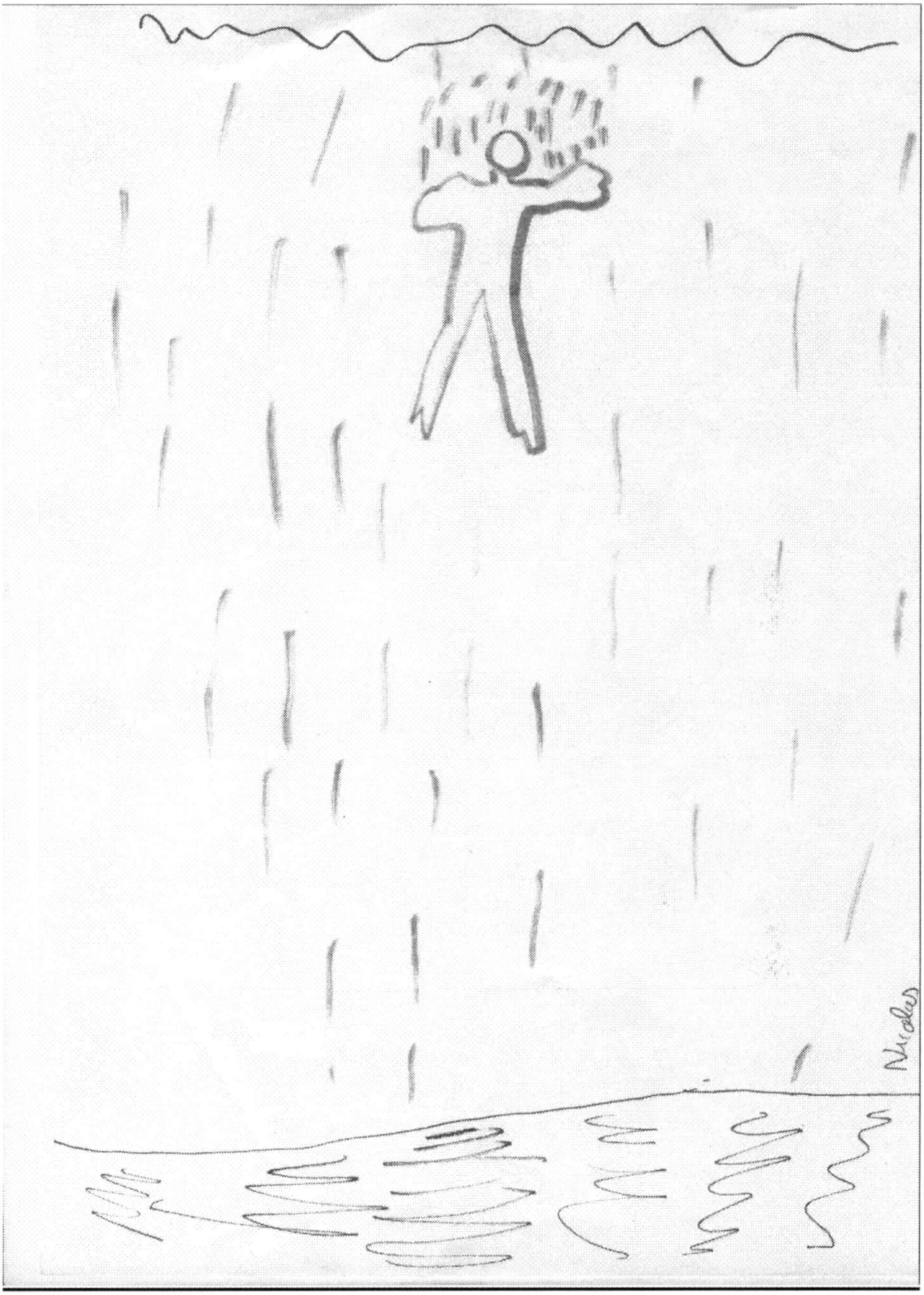
Nicolas

Commentaire des dessins

Dessin du 14/10 : L'écriture précise les lieux (un couloir, un bureau, des portes grises, un sol en carrelage noir et blanc, un panneau où les écritures sont floues).

Dessin du 21/10 : La représentation du corps apparaît. Evocation d'un intérieur, d'un extérieur avec une limite plus constituée. Le corps se déplace mais P. ne maîtrise pas le déplacement.

Dessin du 4/11 : L'écriture traduit le mouvement, l'action : « J'arrive à sortir par une porte, c'est moi qui ouvre la poignée, d'habitude, elle était bloquée », des sensations kinesthésiques « impression d'une grande lumière qui éblouit et empêche de voir, perception d'un bruit régulier », des états affectifs « je me sens prisonnier puis impression positive ».

Dessin du 2/12 : L'écriture ne traduit plus que des sensations corporelles « les membres qui bougent tout seuls, hors de la volonté. Eblouissement douloureux de la lumière. Sensation désagréable.

Dessin du 9/12 : Accès à la verticalité. « Impression d'être sorti et d'avoir beaucoup avancé. Sensations de brûlures avec des muscles qui se dilatent et qui pourraient aller vers l'explosion. Des nerfs très tendus, impression d'une colère inexprimable ». Expression de l'écorché vif.
P. me dit avoir vécu cette avancée sans inquiétude.

Dessin du 13/01 :
« Impression d'une interminable chute, d'un vide vertigineux. Cela a un côté impressionnant, mais c'est agréable de flotter dans les airs sans être attaché ou relié. »
P. me dit avoir l'impression d'une libération, comme dans les rêves qu'il fait actuellement.

RELAXATION ET BEGAIEMENT

Martine Cotton
Orthophoniste, scénothérapeute, formée à la relaxation psychothérapique par le Dr Wintrebert (IFERT)
Le Bouscat

Résumé :
Utilisation de la relaxation chez des enfants et adultes présentant un bégaiement.
Dans le cadre de prises en charge orthophoniques, j'utilise fréquemment différents types de relaxation :

- la méthode des mouvements passifs (Docteur Wintrebert) avec des enfants
- une relaxation à induction verbale avec des adolescents et des adultes
- la relaxation du Dr Le Huche, dite les yeux ouverts.

Quel est l'apport de ces pratiques dans un abord « sur mesure » des patients ?
On compare souvent le bégaiement à un iceberg, la part émergée est ce qu'on voit, ce qu'on entend : blocages, prolongations, pauses, répétition..., sous-jacent, c'est le sujet, avec son histoire au sein de sa famille, les liens familiaux...
Pour certains auteurs, le bégaiement est un symptôme, c'est en particulier le point de vue psychanalytique avec différentes hypothèses selon les auteurs.
François Le Huche évoque aussi la composante neurologique. Sous cet angle, le bégaiement s'inscrit dans les dystonies focalisées.
Henry Wintrebert pensait que le bégaiement était un symptôme tout en s'intéressant à sa dimension neuromusculaire. Cette double approche me semble intéressante.
Je vous ferai part de ma pratique avec certains patients et des réflexions et questions qu'elle entraîne.

Mots-clés : bégaiement, relation, relaxation, tonicité

PARTIE THEORIQUE

Je travaille depuis plusieurs années avec des patients de tous âges, jeunes enfants, adolescents, adultes qui présentent un bégaiement.
Je souhaite rendre compte de ma pratique de la relaxation dans ce cadre particulier.

QU'EST-CE QUE LE BEGAIEMENT ?

Le bégaiement s'exprime principalement par un trouble de la fluidité de la parole. Il apparaît dès l'enfance, selon Lena Rustin, 27 % avant 3 ans, 68 % entre 3 et 7 ans et 5 % après 7 ans.
Les garçons sont atteints 3 ou 4 fois plus souvent que les filles par ce trouble.
Ce trouble n'apparaît qu'en présence de l'autre, pour bégayer, il faut être au moins 2. Le bégaiement se traduit principalement par des répétitions ou des blocages.
La répétition peut concerner différents éléments du langage : phonèmes, syllabes, mots, segments de phrases, phrases entières. Les répétitions évoquent un bégaiement lorsqu'elles sont très fréquentes et engendrent une perte du rythme de la parole.
Les blocages : la parole peut être bloquée dès le démarrage de la phrase, peut donner l'impression que le sujet manque d'air et qu'il est obligé de faire un énorme effort des muscles phonatoires et de tous ceux qui participent à la communication s'il veut poursuivre.
Les prolongations : il s'agit le plus souvent de prolongations de voyelles, mais elles peuvent affecter également des consonnes.
Les pauses : caractérisées par un moment d'absence de sonorisation François Le Huche parle de sidération. Le corps tout entier paraît comme figé sur place mais un léger frémissement des lèvres entrouvertes et de discrètes oscillations du tronc trahissent une tension intérieure importante.
Les mots d'appui : il s'agit de l'introduction dans la parole de mots monosyllabiques exemple bon, et puis donc, mais en fait.

CONCERNANT L'ORIGINE DU BEGAIEMENT

Il n'y a pas unanimité sur le sujet. Pour certains auteurs, dit le Dr François Le Huche phoniatre, le bégaiement serait d'origine purement affective et correspondrait à un désir de dire, contrecarré par un interdit de dire. Il aurait la signification d'une défense (inconsciente) contre ce désir de dire justement ce qu'il n'est pas possible de dire sans risquer de détruire l'autre ou la relation que l'on a avec un autre proche dont on souhaite conserver l'amour. L'enfant projette son agressivité contre la mère tout en craignant de détruire celle dont il dépend. Il est dans une ambivalence.

Comme Annie Anzieu l'affirme : parler est le signe de l'humain. La verbalisation n'est pas seulement chez l'enfant, un moyen d'expression de soi de ses désirs, de ses refus. C'est aussi un signe de conformité au milieu humain. Ce milieu manifeste à l'enfant l'exigence du contrôle sphinctérien... Ce que l'enfant bègue va intérioriser de ses parents est une image surmoïque particulièrement exigeante. Lorsque l'exigence dépasse les limites tolérables pour celui à qui elle s'adresse, elle atteint un point de persécution. D'après cet auteur, le bégaiement s'installe sur ce registre. Elle fait l'hypothèse d'un fonctionnement oral réinvesti sur un mode anal et évoque l'angoisse de castration qui peut se reporter sur tous les orifices du corps y compris la bouche et provoquer des régressions de formes orales. Pour ma part, j'ai pu repérer chez mes patients que la sphère orale n'a souvent pas été synonyme de plaisir dans les premiers mois de leur vie.
E. Vincent, orthophoniste, auteur de *« La parole désorchestrée »,* évoque plutôt une émotivité, une méconnaissance, une difficulté à mettre des mots sur des ressentis non identifiés qui se transforment alors en angoisse et viennent faire irruption dans la parole en la désorganisant.
D'autres auteurs incriminent le système nerveux. François Le Huche dit que si on se place sous cet angle, le bégaiement s'inscrit dans le chapitre des dystonies focalisées, à côté de la crampe des écrivains, de la crampe des trompettistes.
Des chercheurs, Freeman et Ushimata (1978), ont enregistré l'activité électromyographique des muscles intrinsèques du larynx. Ces auteurs ont constaté au cours des épisodes de bégaiement un niveau anormalement élevé d'activité musculaire. En effet celui-ci était aussi élevé en phonation que pour les comportements protecteurs des voies respiratoires au cours de la déglutition et de la toux. Par ailleurs, ils ont pu observer la perte de la réciprocité normale entre les muscles abducteurs et adducteurs du larynx. Ces phénomènes anormaux de contractions étaient fortement corrélés aux épisodes de bégaiement.
Les tenants d'une origine organique situent le siège des lésions dans les noyaux gris centraux dans la mesure où ceux-ci ont un rôle dans la motricité automatique.
Les défenseurs de l'origine psychologique signalent en revanche que les troubles dystoniques apparaissent fréquemment dans un contexte de stress et affectent des sujets présentant une certaine rigidité psychologique ainsi qu'une tendance à résoudre les problèmes de la vie d'une façon volontariste.
Les indications de la relaxation dans les bégaiements chez l'enfant nous paraissent à l'expérience très difficiles à poser. Mais, il est des cas où le bégaiement fait partie d'un tableau plus général de maladresse gestuelle, de lenteur empesée et d'une posture guindée avec séquelles notamment

articulatoires d'un retard de la parole. Chez ces enfants, on retrouve souvent des difficultés dans tout ce qui concerne l'organisation temporelle. De même on constate assez fréquemment l'existence d'une organisation particulière de la latéralité. Dès lors, la relaxation nous paraît pouvoir apporter ici une sorte d'occasion donnée de vivre à nouveau l'instauration, la mise en place des fonctions toniques du corps propre dans son unité, et de permettre la restauration d'un nouveau mode de relation entre le thérapeute et l'enfant à travers cette tonicité retrouvée. « Le dialogue tonique » me semble ici un aspect de la cure des plus essentiels.

Le Dr Yves Ranty, psychiatre psychanalyste, dans son livre *« Le corps en psychothérapie de relaxation »* évoque le bégaiement dans le chapitre "les troubles psychomoteurs" (avec le tremblement émotionnel et la crampe de l'écrivain). La relaxation lui semble importante dans cette problématique de la parole. Elle diminuera l'anxiété et permettra de mieux se maîtriser dans des circonstances particulières. Il affirme : le bégaiement est un trouble psychomoteur du langage lié souvent à la somatisation d'un doute à propos de la parole qui doit être prononcée avec la crainte d'une punition renvoyant à la crainte de la castration. Il évoque également la fréquente présence d'un père autoritaire qui explicitement ou implicitement imposait le silence. La relaxation lui paraît utile pour la maîtrise du stress à partir de la prise de conscience des tensions et des sensations. Son deuxième intérêt lui semble la découverte de l'histoire affective ainsi révélée.

Marie Claude Monfrais-Pfauwadel, phoniatre, souligne que les muscles servant à la production de la parole sont les seuls muscles de l'organisme ne possédant pas de fuseaux de contrôle de l'étirement (fuseaux de Golgi) car ils servent à déplacer ces parties du corps dans 3 dimensions et pas seulement dans 2. Elle précise : « On ne peut donc relaxer directement les muscles impliqués dans la production de la parole comme on peut relaxer les grands muscles squelettiques ».

H.Wintrebert pensait que le bégaiement était un symptôme tout en s'intéressant à sa dimension neuromusculaire. Il préconisait la relaxation, lui le créateur de la méthode des mouvements passifs. Dans la mesure où l'enfant ne peut s'exprimer immédiatement par la parole, on aura avantage à ne pas s'attaquer directement au symptôme mais à commencer plutôt une désinhibition générale du corps qui diminuera progressivement son excitabilité et ses tensions neuromusculaires et permettra l'autorégulation respiratoire.

H.Wintrebert explique que l'analyse tonique permet de comprendre pourquoi certains personnes ont des tensions localisées ou généralisées. Il cite le cas d'un garçon de 20 ans ayant un bégaiement, suivi en relaxation, il observe lors du bilan du tonus : c'est dans le haut du corps que certains blocages se

manifestent : retenue dans la chute des membres supérieurs, rigidité des épaules et du cou. Il commente : on ne manquera pas de rapprocher ces contractures du contexte psychologique, retrait du sujet de son monde social, difficulté pour lui à s'insérer dans le groupe et à communiquer avec les autres que ce soit dans le milieu familial ou professionnel.
Outre les problèmes toniques et sociaux, les malaises neurovégétatifs qui ont leurs points de départ dans l'épigastre peuvent remonter jusque dans la gorge. On observe également des difficultés respiratoires, il inspire alors qu'il devrait souffler.
Dans ce cas 3 sortes de phénomènes :

- ✓ Malaises neurovégétatifs,
- ✓ Symptôme du bégaiement,
- ✓ Les tensions périphériques toniques qui se manifestent dans le haut du corps.

Dans le domaine gestuel, les difficultés d'expression se marquent par l'inertie, le corps étant totalement figé lorsque le sujet doit réciter une poésie.
En outre, les conflits parentaux jouent un rôle de renforcement car ils augmentent le bégaiement. L'émergence des signes pathologiques qu'ils soient biologiques, psychiques ou sociaux montrent qu'ils dépendent à la fois du vécu du sujet et de l'influence du milieu dans lequel il vit, mais aussi du contenu somatique sans cesse fragilisé et remanié comme le montre le déplacement des symptômes neurovégétatifs de l'estomac vers la gorge.
Dans les séances de relaxation, il est essentiel pour le bègue d'abandonner une identité dévalorisée à la suite d'une série de renforcement dans toute l'enfance et l'adolescence pour en affirmer une nouvelle et recréer une meilleure image de soi.

PARTIE PRATIQUE

PREMIER CAS.

Le jeune JP, 7 ans, m'est adressé pour bégaiement. Il doit entrer en CE1 après le bilan du 29/08/06. Il a une sœur qui a 2 ans de plus que lui. Ce garçon est né prématuré à 6 mois avec un poids de naissance de 1,250 kg. Il a passé 2 mois en couveuse sans séquelles.
Sa maman explique qu'il a rattrapé un poids et une taille normaux, il est cependant très fluet. Gardé par sa maman jusqu'à l'âge de 6 mois, il est entré ensuite à la crèche. Il a marché comme sa sœur à 16 mois. La propreté a été acquise à 2 ans et demi. Aucun retard d'apparition du langage n'est signalé. Il n'a pas eu de difficultés d'adaptation lors de l'entrée à l'école maternelle. Par contre, en grande section, il a vu un orthophoniste pour sigmatisme interdantal (trouble articulatoire). Cette même année scolaire, sa grand-mère

paternelle est décédée. Ensuite, 8 jours après la rentrée au CP, il a fait un eczéma, était angoissé, a beaucoup parlé de la mort. Il avait des maux de ventre, les maîtresses ont signalé un manque de confiance en lui. C'est au cours de cette année de CP que le bégaiement a démarré. Surtout en début de phrases, sous forme de répétition de syllabes.
JP était triste, angoissé. Il a fait une petite dépression sans doute consécutive au décès de sa grand-mère paternelle et au stress du CP. Il a été suivi pendant 2 ou 3 mois par un pédopsychiatre, ça s'est arrangé. Ses parents le décrivent comme très perfectionniste. Malgré un très bon travail scolaire, en CP, il disait : « je suis nul, je ne suis pas bon » ; déjà, à l'école maternelle s'il dépassait les contours d'un coloriage, il le vivait mal. Quand il commence quelque chose, il voudrait déjà avoir terminé et que ce soit parfait. Il lui est difficile d'admettre que sa grande sœur réussisse un cran au-dessus de lui. C'est sa demi-sœur et une semaine sur deux, elle va chez son père et JP vit mal ces séparations. Depuis plus d'un an, les parents se sont aperçus qu'il fallait expliquer pourquoi sa sœur partait un week-end sur deux et la moitié des vacances scolaires chez son père ; ça c'est mieux passé après.
JP a du mal « à en placer une » avec sa sœur qui est très bavarde. Il lui dit : « et moi quant est-ce que je parle ? »
Dans la famille il y a des anxieux et des stressés comme son père. Ce dernier a lui-même bégayé et zozoté. Il a subit des moqueries et a vu une orthophoniste pendant quelques séances.
Les parents de JP travaillent tous les deux dans une banque. Ils ont l'impression de courir en permanence ; leur emploi du temps est surchargé. Vouloir faire tout en un temps trop court fait partie des facteurs favorisant du bégaiement. Le décès de sa grand-mère, l'entrée au CP ont sans doute, constitué des facteurs déclenchant du bégaiement.
Après l'entretien initial avec les deux parents, la maman de JP le questionne pour savoir s'il est d'accord avec la prise en charge orthophonique ; il se montre surpris de la démarche et réticent.
J'explique qu'on peut faire le bilan et quelques séances d'essais, JP accepte, peu enthousiaste. Le bilan s'est déroulé sur deux séances en présence de son père (il ne voulait pas rester seul avec moi). Je l'ai enregistré mais il a parlé si doucement que je n'ai pas pu évaluer le pourcentage des mots bégayés. Pour la première séance de rééducation, il refuse de quitter son père ; ce dernier en est extrêmement contrarié et fait cette remarque blessante : « tu me fais honte ». JP fait encore plus la tête. Je fais donc la relaxation des mouvements passifs en présence de son père. Je m'autorise à lui faire remarquer que sa remarque « tu me fais honte » ne va pas aider son fils, qu'il faut, maintenant, respecter.

Pendant que nous faisons la relaxation le père de JP consulte son agenda électronique. A la fin de la pratique de relaxation des mouvements passifs JP est plus détendu, il esquisse un sourire. Père et fils tombent dans les bras l'un de l'autre, temps des retrouvailles, moment intense. Quelque chose a changé. Pendant les séances ultérieures, JP accepte de rester seul avec moi et de poursuivre la prise en charge. Nous reprenons la pratique de relaxation des mouvements passifs du Dr Wintrebert. Je lui propose également un travail sur le souffle avec expiration active, inspiration passive sur ch f s j v z. pour les séances suivantes relaxation, souffle et des techniques de fluences (parler tout doux, Erasm).
A la 4ème séance, la maman qui l'accompagne explique qu'il va beaucoup mieux, il a raconté des blagues devant un cercle de famille élargi (13 personnes). Il n'avait jamais fait ça auparavant. Il lui arrive encore de bégayer mais il prend plus facilement la parole de façon plus fluente.
Les séances ultérieures comprennent un temps de relaxation ou des étirements, un travail de souffle, avec des exercices de maîtrise du souffle comme la pompe, exercice inventé par François Le Huche. Cet exercice se pratique couché sur le dos. Il s'agit de respirer en 4 temps. Pendant le 1er temps, l'enfant élève les bras à la verticale en inspirant. Pendant le 2ème temps (passif) il retient pendant quelques secondes sa respiration (sans bloquer la glotte) en gardant sans effort les bras levés. Et au 3ème temps, il descend tranquillement ses bras en même temps qu'il expire.
François Le Huche a prévu un 4ème temps où il propose de rester quelques secondes sans respirer, les bras posés le long du corps et détendu.
Avec JP, je n'ai proposé que les 3 premiers temps.
Un travail de lecture des comptines lui a permis ensuite d'améliorer la prononciation des consonnes constrictives.
Nous avons travaillé aussi la voix, la puissance vocale.
A la moitié des séances, il a exprimé le souhait d'arrêter, j'ai refusé, cet arrêt me paraissait prématuré. Nous avons effectué une vingtaine de séances. A l'issue de ces séances, son père a souhaité que JP retourne chez le collègue qui l'avait pris en rééducation en grande section d'école maternelle pour un sigmatisme. Ce collègue m'a appelé pour me demander mon accord bien sûr je ne m'y suis pas opposée dans la mesure où le bégaiement n'était plus présent.
La première séance de relaxation de JP, effectuée en présence de son père, a été déterminante. Habituellement, je prends seul un enfant de 7 ans. Là, j'ai tenu compte de sa difficulté de séparation en acceptant que son père soit présent. Je me suis également permis de dire à son père que sa réflexion "tu me fais honte" n'allait pas aider son fils. Le bégaiement étant déjà vécu comme une honte, il était important de respecter l'enfant là où il en était.

Malgré la situation tendue, JP a pu ressentir une certaine détente en fin de relaxation et trouver le sourire. H. Wintrebert explique : la découverte du corps détendu et de la sensation qui en découle est nécessaire car elle conduit le sujet à opérer en lui une transformation ; en effet, dans cet instant où il est détendu, il rend présent son corps et fait l'expérience de ce qu'il est « un » en harmonie avec le monde extérieur.
En rééducation il y a renforcement du Moi si la motivation de l'enfant se développe non à partir de l'exigence de ses parents mais du désir profond de l'enfant. JR. Lacoste cite F. Roustang qui parle de l'hypnose –un laisser faire de la vie en nous- cet ajustement du rapport de soi avec son entourage.
Le père de JP n'est pas resté figé dans son dénigrement, dans cette atteinte à l'image idéale d'un fils fort, capable de séparation.
L'action sur le tonus peut être le point de départ d'un changement d'attitude du sujet. Ce processus n'est pas forcément rapide. Pour Anne Marie Simon, deux ans de prise en charge est une moyenne. Comme dit HW, plus le traitement est précoce plus il a de chance de réussir.

DEUXIEME CAS.
Julien, 14 ans au moment du bilan initial, en 4ème.
Cet adolescent présente un bégaiement depuis plusieurs années, il date sûrement de la petite enfance, de la période où il a commencé à faire des phrases vers 3-4 ans. Il a des blocages et des prolongations de syllabes. Il vient accompagné par sa tante qui l'élève (tante paternelle).
Ce garçon a en effet une histoire familiale difficile. Ses parents sont séparés, avec sa sœur Marine, ils ont été confiés par leur mère à leur père, mais ce dernier du fait d'un état dépressif et d'un alcoolisme n'a pas pu assumer son rôle. Leur mère qui venait les voir régulièrement n'a plus donné signe de vie. Julien et sa sœur ont été confiés chacun à une tante côté père. Julien voit régulièrement son père. Ce père a lui-même un bégaiement mais se définit comme ancien bègue. Il dit avoir trouvé un rythme et un geste pour s'aider à parler de façon fluide.
Julien a un bégaiement qui se traduit surtout par des prolongations de syllabes et de blocages. Il redoute la consonne R qui correspond à la première lettre de son nom. Il se plaint d'une difficulté à sélectionner les mots qu'il va dire. La lecture à voix haute est plus facile, Julien explique qu'il n'a pas besoin de réfléchir.
Pour cet adolescent, j'ai proposé dans un premier temps la relaxation des mouvements passifs avec un travail de souffle. Le haut de son corps était extrêmement tendu, en particulier les bras et les épaules. L'examen du tonus montrait une hypertonie importante, peu d'expansibilité.
Comme le souligne H. Wintrebert, c'est par le tonus que s'est construit notre

mode de relation avec autrui et que s'est développée une attitude en face du milieu. Le tonus permet à la réaction émotionnelle de s'organiser selon un schème de réponses particulier qui dépend du sujet.
Il y a des états tonico-émotionnels qui témoignent de l'organisation d'un stress permanent comme la tension anxieuse. A ces états correspond un mode de défense particulier, destiné à équilibrer à la périphérie, l'angoisse et l'anxiété par l'augmentation de la résistance tonique (armature ou cuirasse protectrice de Reich). Les résistances locales telles que contractures sont liées à toutes les inhibitions venant du milieu.
Après 3 mois de prise en charge (à raison d'une fois par semaine), j'ai proposé que ce garçon ait en parallèle des séances de kinésithérapie axée sur le relâchement. Il avait également des difficultés à se maintenir debout en ayant le poids réparti également sur les deux pieds, donc à être stable pour les exercices de souffle.

Outre la relaxation des mouvements passifs, il a effectué la respiration ramée, exercice de contrôle du souffle qui a un effet détente. Julien a également bénéficié d'une psychothérapie avec un pédopsychiatre.
Le travail en rééducation a comporté des exercices de souffles, de fluences. Progressivement, il a pu accéder à un relâchement musculaire.
Après 2 ans de prise en charge, le bégaiement s'est nettement atténué. Julien s'est découvert un goût pour l'écriture de nouvelles. La poursuite d'une double prise en charge orthophonique et psychothérapique a nécessité quelques mises au point.

TROISIEME CAS.
Jean, presque 13 ans au moment du bilan initial.
Cet adolescent présente un bégaiement qui est apparu tardivement. Il a coïncidé avec l'entrée en 6ème. A cette période, son père se déplaçait beaucoup pour son travail et ce fait a peut-être constitué le facteur déclenchant.
Ce garçon avait déjà était suivi en orthophonie pour un retard de parole et de langage. Jean a parlé tard, avec des difficultés de prononciations et de vocabulaire. Sa maman d'origine espagnole est arrivée en France en 1993. Son père est de Saumur. A la maison elle parle souvent espagnol. Il a un petit frère de 4 ans.
Jean en 6ème a subi des violences de la part de certains élèves. Sur le plan de la santé, il a des problèmes ORL, terrain allergique, inflammation chronique des sinus.
Jean présente un bégaiement qui n'est pas constant et se traduit par des blocages. En 5ème, la pose de bagues par l'orthodontiste a amené une

accentuation du bégaiement. Il lui arrive de changer certains mots, il redoute davantage certaines consonnes : les "constrictives" s, z et le r.
Pour un récit d'une histoire en image, les éléments parasites comme "euh !" sont très fréquents. L'analyse quantitative du bégaiement donne un pourcentage de 15,5 % d'accrocs.
La maîtrise du français oral est à améliorer. Jean n'aime pas lire sauf des magazines et des BD. Comme activité de loisirs, il fait de la clarinette, du hip hop et il s'est découvert une passion pour la magie que pratique son oncle paternel. Ce gaucher est également habile de la main droite.
Le bilan du tonus révèle une hypertonie. La mobilisation des bras pour l'évaluation du ballant amène un freinage. Jean n'a pas apprécié la relaxation des mouvements passifs, c'est une pratique difficile pour lui. J'accueille ses résistances, elles ont peut-être à voir avec les agressions verbales dont il a été victime. Je lui propose des formes de relâchement corporel où il est plus actif, ce qui lui convient : relaxation les yeux ouverts du Dr Le Huche. Ce dernier donne comme objectif, la maîtrise de tension psychomotrice, cet objectif de maîtrise convient à Jean qui me semble redouter une position passive.

RELAXATION LES YEUX OUVERTS.

Elle consiste à une pratique quotidienne courte (moins de dix minutes) les yeux ouverts, faite d'une respiration particulière (thoracique et abdominale peu profonde) par soupirs entrecoupés de pause. Dans certaines de ces pauses de longueur variable, le sujet est amené à réaliser une manœuvre dite de crispation - des tempes localisées intéressant successivement chaque membre, en étant attentif aux sensations éprouvées, en veillant à éviter la diffusion de la tension aux membres non concernés, en respectant autant que possible l'absence de respiration entre les soupirs malgré la glotte ouverte, à la recherche de l'apnée confortable. C'est comme une sorte de promenade où le sujet est amené dans son propre corps par le rééducateur, dans son corps en action aux prises avec la difficulté qu'il y a à manipuler sa propre énergie psychomotrice en obtenant la sensation d'équilibre respiratoire et de bien être tout en respectant les contraintes de l'exercice.

Autres pratiques proposées :

- ✓ Respiration ramée empruntée au yoga
- ✓ Fonctionnement synchrone geste et inspiration expiration avec des temps d'apnée.
- ✓ Taï Chi Chuan, tout début de l'enchaînement en position debout.

Cette prise en charge n'est pas terminée.

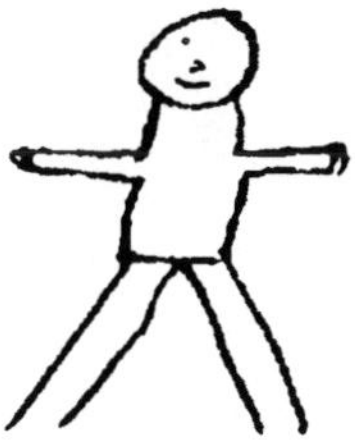

dessin 1

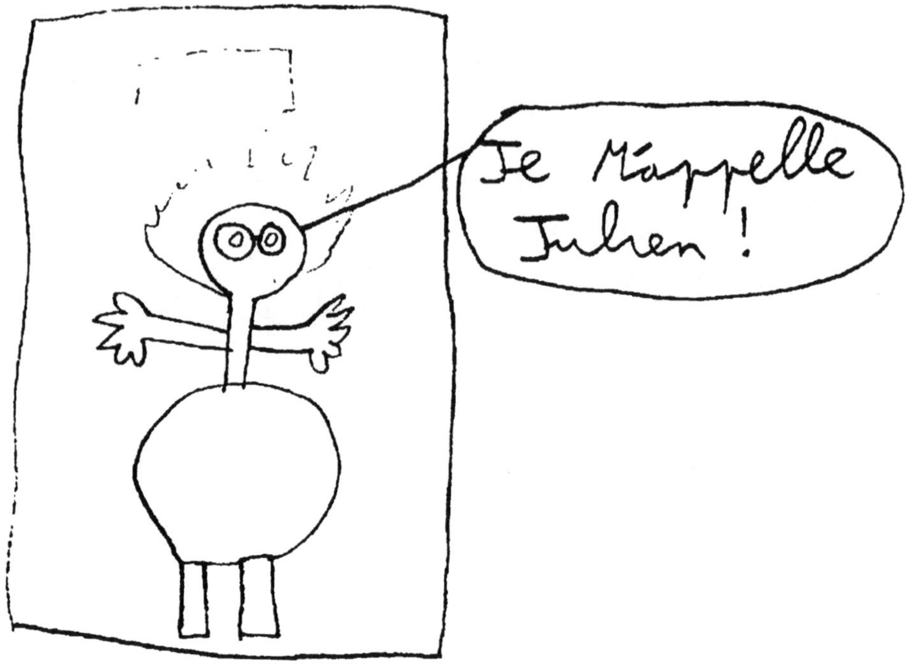

dessin 2

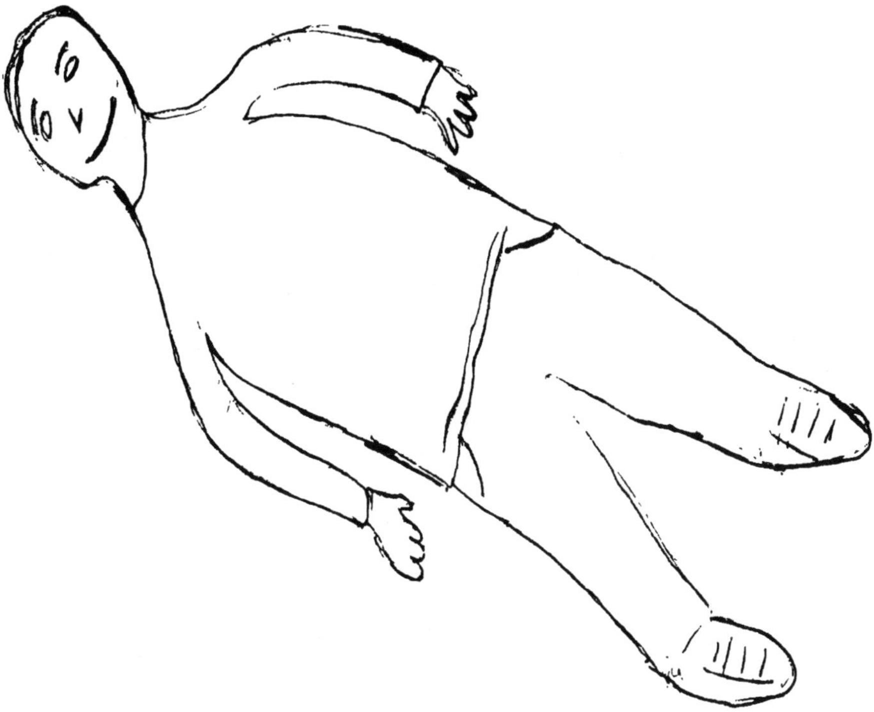

dessin 3

RESUMES DES POSTERS

LES « IMAGES INDOMPTEES » EN RELAXATION : PEUT-ON SORTIR DE LA REVIVISCENCE TRAUMATIQUE VERS LA GUERISON ?

A PROPOS D'UNE OBSERVATION

Philippe Nubukpo (1), Philippe Anton (2)

(1) Psychiatre, SHU de Psychiatrie, CH Esquirol, 15, rue du Dr Marcland, 87025 Limoges

(2) Etudiant en psychologie du travail, CNAM, Université de Limoges, 87000 Limoges

Résumé :
Introduction
Les images produites par le patient en relaxation psychothérapiques peuvent constituer un levier thérapeutique, la voie d'un changement à condition qu'avec l'aide du relaxateur, le travail d'élaboration qui va conduire le relaxé de l'association « sensation/image » à l'association « sensation/image/pensée » ait lieu.
Méthode
A partir d'une vignette clinique, nous essayons de montrer que la relaxation peut être une bonne indication dans les états de stress post-traumatiques (ESPT).
Résultats
Une jeune fille de 18 ans, dépressive et anxieuse, présente au cours des séances de relaxation psychothérapique, des convulsions sur le divan avec des contractures de tout le corps, des mouvements de déhanchement, parfois très érotisés et de grosses larmes silencieuses. Elle verbalise à la fin des séances qu'elle a re-visualisé la scène de l'agression sexuelle dont elle a été victime quelques années plutôt ; une fois, elle a revu l'image d'un de ses agresseurs, lui lacérer le visage et se rappelle soudain l'origine d'une cicatrice oubliée.

Commentaires
Les images en relaxation peuvent être douloureuses ou agréables ; elles peuvent constituer une perception contemporaine à la séance, sensation nouvelle au travers d'une projection sur le relaxateur. Mentales ou corporelles, elles peuvent représenter aussi le retour d'une représentation

refoulée et sont alors chargées d'affect.
Freud avait dénommé « images indomptées », des images mnémoniques qui continuent à engendrer le même émoi que celui provoqué par l'expérience perceptive concrète, à susciter des affects, à activer des tendances à la décharge. Ces images, témoin de la reviviscence d'éprouvés psychocorporels anciens, peuvent-elles aussi être considérées comme d'authentiques hallucinations ?

Mots clés : images, relaxations, sensation, ESPT, élaboration

LA RELAXATION PSYCHOTHÉRAPIQUE AU COURS DE LA DEPRESSION DU SUJET ÂGÉ

Philippe Nubukpo* et Yves Ranty**
*Centre Universitaire de Psychiatrie du sujet âgé et CMRR du Limousin, CH Esquirol, Limoges France. SFRP
** 5 rue Dupuytren Limoges, France. SFRP

Cet article a fait partiellement l'objet d'une communication orale au 6ème Congrès National Infirmier des Soins à la Personne Agée à Paris, le 19 mars 2007.

Résumé :
Après avoir présenté brièvement le Training Autogène Progressif (TAP), technique de relaxation psychothérapique issue de la méthode de Schultz enrichie de concepts psychanalytiques, les auteurs rapportent la vignette clinique d'une femme de 70 ans souffrant de dépression et traitée par TAP pendant trois ans. L'analyse de cette observation permet d'aborder les aménagements du cadre du TAP, spécifiques au sujet âgé, les éléments de psychologie du vieillissement et les processus psychothérapiques en jeu dans le changement de cette patiente. Elle a réalisé à travers cette thérapie psychocorporelle, un véritable « lifting du Soi ».

Mots-clés : Training Autogène Progressif (TAP), sujet âgé, dépression, psychothérapie, corps

RELAXATION PSYCHOTHERAPIQUE CHEZ DEUX PATIENTS SOUFFRANT DE SCLEROSE EN PLAQUES (SEP) :

La thérapie psychocorporelle aide à résoudre le déni d'une maladie grave

Philippe Nubukpo (1), Catherine Mousnier (2)

(1) SHU de psychiatrie adulte (Pr. Clément) CH Esquirol, Limoges, France

(2) La Souterraine (23), France

Résumé :

A partir de deux observations cliniques (une femme de 32 ans et un homme de 27 ans) présentant une sclérose en plaques (SEP) longtemps déniée ce travail met l'accent sur les fonctions de la relaxation psychothérapique de type Training Autogène Progressif (lexithymique, imageante, esthésique ...) et les différents types de transfert qu'elle permet (magique, maternel, oedipien...). Il souligne également son efficacité dans la prise en charge des somatisations lésionnelles. Ainsi, cette technique psychothérapique a permis à ces patients au bout de quelques années de cure, dans un va-et-vient entre psychothérapie et médecine somatique, d'accepter leurs maladies et d'adapter leurs existences au handicap inhérent.

Mots clés : Relaxation psychothérapique, Training Autogène Progressif, sclérose en plaques (SEP), somatisation lésionnelle.

LA RELAXATION PSYCHOTHÉRAPIQUE DE GROUPE DU SUJET ÂGÉ :
à partir d'une expérience au Centre Jean-Marie Léger

Philippe Nubukpo 1) (2)
(1) Centre Universitaire de Psychiatrie du sujet âgé et CMRR du Limousin,
CH Esquirol, 15, rue du Dr Marcland, 87025 Limoges
(2) Société française de Relaxation psychothérapique (SFRP).

Résumé :
Nous rapportons l'expérience de relaxation psychothérapique de groupe chez des sujets âgés hospitalisés et présentant des troubles psychiatriques, en utilisant le Training Autogène Progressif (TAP) qui est une technique de relaxation psychothérapique issue de la méthode de Schultz enrichie de concepts psychanalytiques. Nous abordons principalement la méthodologie et les aménagements du cadre du TAP, spécifiques au sujet âgé, ainsi que les contraintes institutionnelles de cette pratique et nous rapportons quelques résultats.

Mots clés : relaxation psychothérapique, sujet âgé, groupe, institution

SYNTHESE ET CONCLUSIONS

Par Dr Philippe NUBUKPO
et Dr Christophe PEUGNET

Durant deux jours, des intervenants venant de différents horizons, de France et de l'étranger (Hongrie, Roumanie, Italie, Japon, USA), ont confronté leurs idées sur la relaxation psychothérapique et ont réfléchi à ce qui en faisait une psychothérapie d'avenir. Les thèmes abordés ont été variés :

- Les techniques de relaxation psychothérapique : évolutions, disparitions.
- Les indications de relaxation psychothérapique en 2008
- Aspects de la pratique de la relaxation en 2008
- La formation des relaxateurs
- La relaxation psychothérapique 20 ans après : représentations, champ, dérives, passerelles

Enfin, deux tables rondes ont permis d'élargir le débat aux Sociétés de relaxation sur le thème

" Quel avenir pour la relaxation psychothérapique " ?

• Les liens de la SFRP avec les autres sociétés de relaxation psychothérapique
• La relaxation dans le monde

Premier thème : les techniques de relaxation psychothérapique, évolutions, disparitions

Après un bref état des lieux par les organisateurs, les différents types de relaxation ont été exposés souvent par des représentants officiels des sociétés savantes qui les enseignent : Training Autogène de Schultz (TAS), Training Autogène Progressif (TAP), Relaxation Statico Dynamique (RSD), Bionomie, Sophrologie, Hypnose Ericksonnienne, etc...

Pratiqué depuis les années 50, le TAS est le plus utilisé dans le monde - bien que peu en France - et de lui découlent les autres. Certaines techniques continuent d'être utilisées grâce aux Sociétés Savantes qui perdurent et parfois forment les relaxateurs (avec un aspect quantitatif faible, peut-être de part leur éclatement) : TAS, Ajuriaguerra, Bergès, RIV, RSD, Wintrebert, TAP. La sophrologie suit un schéma parallèle.

De nombreuses autres techniques de relaxation sont apparues, dont la liste sur internet est impressionnante : "médecines parallèles" ou "alternatives", développées autour d'une demande sociale, sans "contrôle" ; elles sont caractérisées par une absence de modèle explicatif validé. De même, la pratique de la relaxation dans le cadre du soin est en pleine expansion : kinésithérapie, thérapies comportementales, etc. (où c'est la détente corporelle qui est recherchée, différente de la relaxation de la personne). La question de l'évolution des techniques accompagne tant la représentation du soin que la représentation du terme relaxation, et nous sommes parfois très loin du concept de (psycho)thérapie.

La relaxation, dans la mesure où elle sous-tend une réflexion (relaxation psychothérapique), est probablement la plus complexe des thérapies, qui prend en compte la totalité de l'ensemble corps-psychisme. En psychothérapie bionomique de Schultz, un parcours d'autoréalisation à travers plusieurs étapes existentielles va conduire le relaxé avec l'aide de son relaxateur vers l'individuation de son propre plan de vie.

En sophrologie, les états de conscience sophronique et les pratiques de relaxation dynamique peuvent aller jusqu'aux « transes-danses-thérapie » au cours desquelles, le corps et l'activité psychique sont relaxés. Le but est de laisser surgir chez le sophronisant, des sensations, des émotions, des images.

La relaxation d'inspiration systémique et l'hypnose Ericksonienne dont elle reprend des éléments, recherchent d'abord l'utilité du dysfonctionnement. Cette utilité est paradoxale mais fondamentale et explique les résistances fréquentes au changement thérapeutique lorsque celui-ci est voulu sans tenir compte du contexte de vie. Le "recadrage" privilégie davantage, comparativement aux autres psychothérapies, une prise en compte de l'avenir.

Le biofeedback permet de construire des cures de relaxation qui comportent des "spécificités de signification" incluses dans un parcours où la démarche subjective reste centrale et la relation thérapeutique essentielle, articulant un travail entre corporel et psychique, en ajoutant une dimension d'objectivation.

Concernant les liens entre médicaments et psychothérapie, il a été souligné qu'après plusieurs années de dogme de part et d'autre, le discours est en train de changer et une association utile entre ces types de soins différents, apparaît afin d'approcher les mécanismes de l'esprit et des comportements.

Dans une thérapie de relaxation, interviennent de nombreux phénomènes collatéraux, tandis que s'enclenchent des processus plus importants : modification de la conscience, confrontation avec l'inconscient, régression complexe, symbolisation corporelle, projection transférentielle, immersion dans l'imaginaire. Dans ces processus résident les raisons cliniques de pratiquer une thérapie de relaxation, le "pourquoi" de la relaxation. Les stratégies permettant d'opérer sur ces phénomènes constituent le "comment" de la relaxation. Les techniques ne renvoient pas à l'indication, mais à des opérations relatives aux stratégies qu'une psychothérapie met en œuvre : parole ou silence, détachement ou contact, absence ou présence, séduction symbolique ou geste séducteur. Le "comment" configure l'identité d'une psychothérapie.

Deuxième thème : les indications de relaxation psychothérapique en 2008

Des communications autour de la relaxation en lien avec les thérapies brèves, ont démontré comment la relaxation du relaxateur, en développant ses qualités (empathie, authenticité, éthique) influe positivement sur la manière d'accueillir le patient, particulièrement dans l'urgence. Les indications de la relaxation en pathologie d'urgence ont été exposées.

Les bases biophysiopsychologiques de l'anxiété et l'indication de la relaxation ont été traitées. Yves Ranty a souligné qu'une thérapie qui crée des états modifiés de conscience comme la relaxation ne peut pas être autre chose qu'une biophysiopsychothérapie.

Initialement, travail d'une réponse corporelle au stress dans une application de techniques orientales, puis réflexion psychothérapique avec des indications privilégiées (affections psychosomatiques, etc), les indications du TAS concernent actuellement toutes les pathologies (y compris les psychoses ou la névrose obsessionnelle). Il est également utilisé en urgence, en victimologie, en thérapie brève.

On peut noter que la relaxation dite psychothérapique, avec la réflexion sur ses indications, est peu connue ou reconnue. Par contre la relaxation dite non psychothérapique semblerait ne pas nécessiter d'indication réelle, considérée comme un traitement adjuvant de peu de spécificité le plus souvent, voire extérieure aux propositions de soins (yoga, etc).

Les deux formes de relaxation sont malheureusement allègrement confondues, sans qu'il y ait de redéfinition d'un statut de thérapie ou de soin (à l'opposé des "médecines parallèles"). L'indication est aujourd'hui, plus fonction du désir du soignant (voir du patient), d'une prescription du médecin généraliste, que d'un référentiel théorique, d'où un effet des plus aléatoires.

Cela peut être mis en parallèle avec l'accentuation des préoccupations (et symptômes) corporelles dans notre société de plus en plus "opératoire", de plus en plus adolescente, que suit la multiplicité des propositions d'abord corporel, sans réel discernement (culte du corps), de réponses "magiques".

Troisième thème : la pratique de la relaxation en 2008, pratique en groupe, à plusieurs thérapeutes, pratique libérale ou en institution, pratique en association (place des relaxateurs).

La pratique de la relaxation est le plus souvent individuelle. Il existe pourtant un intérêt majeur dans la dynamique particulière au groupe (Méthode Bergès par exemple) : enjeux relationnels, élaboration et circulation de la pensée, circulation des références autour des sensations.

Le problème, lié aux techniques et indications, de la place de la relaxation dans l'institution, a été soulevé en ces termes : quelle relaxation et pourquoi faire ? Il n'y a souvent pas de reconnaissance du statut de thérapeute, d'une dimension psychothérapique, de la place du relaxateur ; la relaxation est souvent posée comme "activité". Les intervenants ont également discuté de la question de la relaxation en cours d'hospitalisation, en foyer ou ailleurs.

La pratique de la relaxation en activité libérale, pose la même question du statut officiel du relaxateur, compte tenu des propositions à la "consommation" multiples, souvent très éloignées du soin ("médecines alternatives").

Quatrième thème : la formation des thérapeutes, fond et forme, contrats et organismes, université et accréditation.

Dans notre idée, la formation est de conduire le soignant à être un jour un thérapeute et surtout un psychothérapeute. La question est de savoir comment devient-on un psychothérapeute, un psychothérapeute spécialisé en relaxation ? Comme le disait Michel Sapir, nous formons les soignants *à* et *par* la relaxation. Le formateur est le responsable de tout ce travail qui doit se passer au cours de la formation. Il y aura obligatoirement de bons et moins bons formateurs. Le bon formateur sera d'autant meilleur qu'il aura eu la possibilité d'avoir lui-même été bien formé. Il y aura donc des chaînes de bonne formation et des chaînes de moins bonne formation.

Dans la formation de relaxateur, il y a d'une part la référence à une méthodologie bien codifiée qui va jouer un rôle très important dans la transmission, et d'autre part la référence à une façon de penser, d'agir, de comprendre, d'écouter, qui est celle du psychothérapeute. Le formateur doit être le garant de cette double transmission.

Enfin, on ne peut pas passer sous silence l'accréditation de nos formations pour les soignants non-médecins et non-psychologues. Où en est la loi sur les psychothérapies ?

Cinquième thème : représentations, champs, dérives de la relaxation psychothérapique en 2008 ; passerelles avec les autres thérapies corporelles.

L'idée semble établie aujourd'hui d'une société stressée dont la relaxation est une réponse (non un soin). La compréhension des symptômes somatiques se fait dans une conception psychosomatique simpliste ; il n'y a par exemple pas de réelle différenciation entre conversions, somatisations, réactions physiologiques adaptatives. La relaxation est une activité, à la mode.

Son champ qui couvre actuellement les espaces non-soignants (souvent des méthodes orientales ou dérivées, nombreuses, comme pour les arts martiaux), les traitements comportementaux à composante corporelle, la relaxation psychothérapique, et même certaines pratiques de sorcellerie, rend tout abus possible. Le terme *relaxation*, comme le terme *dépression*, a perdu aujourd'hui son sens, sa spécificité.

La reconnaissance d'un statut pour certaines techniques (thérapie) est nécessaire à la possibilité de recherche, soit d'un cheminement personnel (relaxation psychothérapique), soit de la mise en jeu du langage corporel (relaxation), soit d'un apaisement des tensions physiques (massages, etc.), laissant à chacun un réel choix, qu'il soit soignant ou patient.

Enfin, il a été suggéré l'intérêt de regrouper des spécialistes de Sociétés de formation dans un "annuaire".

Table ronde " Quel avenir pour la relaxation psychothérapique ": les liens de la SFRP avec les autres sociétés de relaxation psychothérapique

Les principales sociétés savantes ont participé au débat à travers leurs représentants :

AEPPC : Association pour l'Enseignement de la Psychothérapie psychanalytique corporelle.

AREFFS : Association de Recherche, d'Etude et de Formation pour la Fonction Soignante

ARTEA : Association de Relaxation Thérapeutique chez l'Enfant et chez l'Adulte

IFERT : Intergroupe de Formation et d'Etudes en Relaxation Thérapeutique

Table ronde " Quel avenir pour la relaxation psychothérapique ": la relaxation dans le monde

Les relaxateurs venus de l'étranger ont enrichi le débat de leur expérience respective :

Claudio Widmann, Carmine Grimaldi, Walter Orrù (Italie) ;
Magda Szönyi (Hongrie) ; Johanna Hegyi (Roumanie) ;
Kazuyoshi Koike (Japon) ;
Paul Lehrer (Etats-Unis)

Ateliers Cliniques

Les présentations de cas cliniques sur le thème du Colloque ont été riches : relaxation et psychose, vécu obèse, alcoolisme, en médecine générale...

Groupes de pratique

Les séances de "training" ont permis aux participants d'expérimenter en pratique, différentes techniques de relaxation :

TAP (training autogène progressif)
RIV (relaxation à inductions variables)
RSD (relaxation statico-dynamique)

Pour conclure, ce colloque nous a permis de poser les jalons d'une renaissance de la relaxation. C'est une psychothérapie de l'avenir, de part la pertinence de son abord, la justesse de ses hypothèses, la richesse et la variété de sa transmission, et l'étonnante actualité des recherches qu'elle doit conduire, au regard de l'évolution de la société et de ses symptômes.

La relaxation doit reprendre en France sa place dans le dispositif des psychothérapies. Peut-être que l'heure est venue du regroupement des sociétés de relaxation (déjà anticipé il y a quelques années par Yves Ranty et Jean Bergès), pour défendre leur place et leur valeur, car paradoxalement elles courent le risque de disparaître dans la banalisation sociale.

Le Onzième Colloque International de Relaxation
a été placé sous la Présidence du professeur Jean-Pierre Clément
Service Hospitalo-Universitaire de Psychiatrie Adulte
Centre Hospitalier Esquirol de Limoges
et sous la Présidence d'Honneur
des professeurs Quentin Debray et Bernard Granger
Unité de Psychiatrie Adulte
Hôpital Cochin-Tarnier (Paris)

Les actes du Onzième Colloque International de Relaxation
ont été rassemblés et organisés par Yves Ranty
avec la collaboration d'Isabelle Montet, Philippe Nubukpo, Christophe Peugnet et l'aide de toute l'équipe de la S.F.R.P. - I.F.E.R.T.

REMERCIEMENTS

Comité d'Organisation
Docteur Philippe Nubukpo
Docteur Christophe Peugnet
Docteur Yves Ranty

Secrétariat du Colloque:
Madame Isabelle Montet
Du Service Hospitalo-Universitaire de Psychiatrie, dont le dévouement et la compétence ont été pour beaucoup dans le succès de cette manifestation et dans l'élaboration de ces Actes.

Le Directeur du CH Esquirol de Limoges :
Monsieur Antoine Pacheco **et son équipe**

Pour leur lecture et corrections des textes :
Madame Marie-josé Hissard, Docteur Franck Suzzoni et Madame le Docteur Catherine Mousnier

Tous les membres de la Société française de Relaxation psychothérapique (S.F.R.P.)

Tous les étudiants du diplôme universitaire (DU) de Relaxation psychothérapique de Limoges.

Tous les laboratoires participants : Lilly, Biocodex, Janssen, Bristol Myer Squibb, Therval Ardix Médical

Le Conseil régional du Limousin
L'Imprimerie Atelier Graphique
L'Office du Tourisme
La Librairie Anecdotes

Tous les participants
Pour la richesse des échanges aussi bien en séances plénières, en ateliers cliniques, en ateliers pratiques et pour la qualité des communications orales ou affichées (posters).

TABLE DES MATIERES

Dr Nubukpo
Dr Peugnet

L'HARMATTAN, ITALIA
Via Degli Artisti 15 ; 10124 Torino

L'HARMATTAN HONGRIE
Könyvesbolt ; Kossuth L. u. 14-16
1053 Budapest

L'HARMATTAN BURKINA FASO
Rue 15.167 Route du Pô Patte d'oie
12 BP 226
Ouagadougou 12
(00226) 76 59 79 86

ESPACE L'HARMATTAN KINSHASA
Faculté des Sciences Sociales,
Politiques et Administratives
BP243, KIN XI ; Université de Kinshasa

L'HARMATTAN GUINÉE
Almamya Rue KA 028
En face du restaurant le cèdre
OKB agency BP 3470 Conakry
(00224) 60 20 85 08
harmattanguinee@yahoo.fr

L'HARMATTAN CÔTE D'IVOIRE
M. Etien N'dah Ahmon
Résidence Karl / cité des arts
Abidjan-Cocody 03 BP 1588 Abidjan 03
(00225) 05 77 87 31

L'HARMATTAN MAURITANIE
Espace El Kettab du livre francophone
N° 472 avenue Palais des Congrès
BP 316 Nouakchott
(00222) 63 25 980

L'HARMATTAN CAMEROUN
BP 11486
Yaoundé
(00237) 458 67 00
(00237) 976 61 66
harmattancam@yahoo.fr

606696 - Mai 2015
Achevé d'imprimer par

1livre.com
du rêve à la réalité !

Made in United States
Orlando, FL
04 November 2026

90207653R00184